예비간호사를 위한

성공취업전략

이상복 · 송명경 저

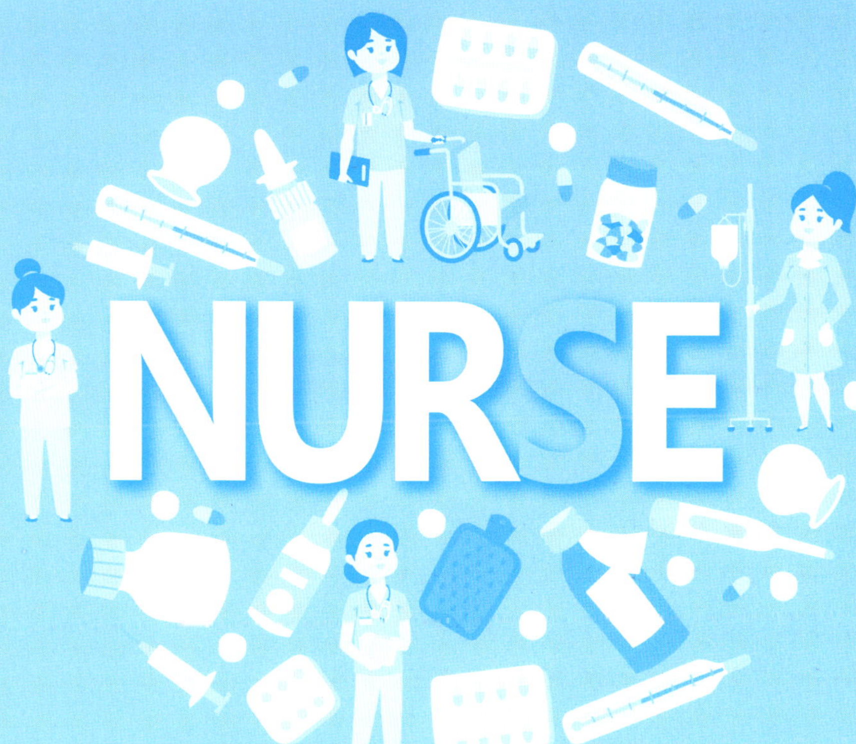

의학교육

머리말

인터넷 포털 사이트에서 '간호사'로 검색하면 여러 종류의 구직 사이트와 공무원 학원 등 취업 준비와 관련된 정보를 가장 먼저 접할 수 있다. 간호사는 다른 직종보다 취업이 수월함에도 불구하고 취업 관련 정보가 많다는 것은 취업과 관련해서 자유로울 수 있는 직종은 없다는 말이다.

간호사는 병원임상뿐 아니라 다양한 분야로 취업이 가능하며 새로운 영역으로 진출이 확장되고 있다. 그러나 기존 취업 관련 서적들은 대부분 병원에 초점이 맞추어져 있어 정보가 매우 제한적이다. 이 책은 이러한 점을 보완함으로써 예비간호사들의 진로 및 취업에 관한 지침서가 되고자 하였다. 간호 대학생뿐 아니라 간호사가 되기 위해 간호학을 전공하려는 학생들의 진로탐색과 준비에 도움을 주려고 노력하였다. 또한 자녀들의 진로에 대해 함께 고민하고 탐색하는 학부모들도 참고할 수 있도록 하였다.

이 책은 먼저 간호사가 취업 가능한 분야를 소개함으로써 간호분야와 관련한 진로탐색이 가능하도록 구성하였고, 다음 단계에서 취업을 위해 무엇을 어떻게 준비해야 할지에 대하여 기술함으로써 대학생활 동안 취업 준비를 위한 기반을 다질 수 있도록 하였다. 또한 취업에 임박한 실제 취업단계에서의 지원서 작성법, 면접전략을 비롯하여 이미지메이킹, AI 면접, 직무 및 인성면접 등에 대한 최신 트랜드를 반영함으로써 취업실전에 도움이 되도록 하였다. 특히, 최근 우수기관에 성공적으로 취업한 졸업생들의 도움을 받아 그들이 실전에서 준비했던 노하우들을 해당 내용 중간 중간에 '선배가 알려주는 꿀팁'으로 정리하여 실질적인 도움을 받을 수 있도록 하였다. 또한 최근 선호하는 병원에 입사한 선배 간호사들의 생생한 취업 후기를 제시함으로써 취업에 대한 동기부여 및 롤 모델로 삼을 수 있도록 구성하였다. 마지막 장에는 취업 성공 후 새내기 간호사로의 마음가짐과 준비물, 태도 등을 다룸으로써 취업 후 성공적인 적응에 도움을 줄 수 있도록 하였다.

예비간호사 여러분들이 꿈을 향해 내딛는 발걸음에 동행하게 되어 기쁘게 생각하며, 여러분의 행복한 미래에 미약하나마 도움이 되기를 소망한다.

이 책이 세상에 나오기까지 새내기 간호사로서 힘든 가운데에도 기꺼이 후배들을 위해 소중한 시간을 내어 애써주신 졸업생들께 진심으로 감사드리며, 여러 가지 도움을 주신 의학교육 임직원 여러분께도 감사의 마음을 전한다.

2022.02.

저자 이상복, 송명경

목 차

제1장 진로탐색
: 간호사가 취업 가능한 분야

제3장 취업실전

: 실제 취업단계에 도움 되는 팁

※ 부록

제1장 진로탐색

간호사가 취업 가능한 분야

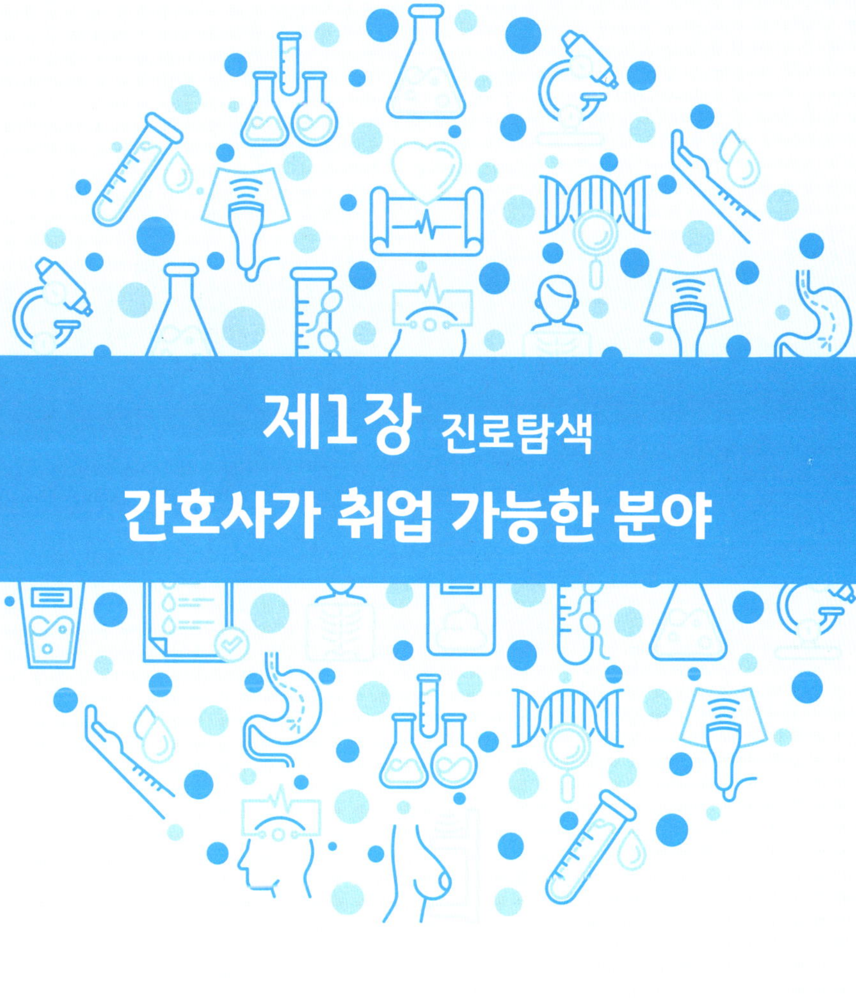

01 진로탐색 : 간호사가 취업 가능한 분야

I 병원임상 분야

병원간호사는 상급종합병원, 종합병원, 병·의원, 요양병원, 전문병원 등의 의료기관에서 근무한다. 분야별로는 일반병동, 외래, 수술실, 투석실, 중환자실, 응급실, 신생아실, 여성건강, 상처/장루/실금, 감염관리, 한방 등이 있다. 병원은 졸업 후 대부분의 졸업생이 취업하는 첫 직장인만큼 간호학과 재학 중 경험하는 임상실습 시 본인에게 맞는 분야를 염두에 두는 것이 바람직하다. 병원임상 분야 외의 진로를 생각하는 경우에도 대부분은 병원임상 경력을 요구하므로 병원임상 분야는 예비간호사가 거쳐야 하는 필수 과정으로서도 중요하다고 할 수 있다.

1. 일반간호사

1) 병동 간호사

병동 간호사는 병동의 병상을 담당하며 환자의 건강과 안녕에 핵심적인 역할을 수행한다. 낮번(day), 밤번(evening), 야간번(night)의 3교대로 근무하며 24시간 환자 곁에서 치료적 돌봄을 제공한다. 그러므로 병동 간호사가 되고자 하는 예비간호사는 이러한 근무 형태를 고려하여 자신이 교대근무를 할 수 있는 사람인지를 먼저 생각해볼 필요가 있다. 병동 업무는 활력징후 측정, 섭취량과 배설량 확인, 투약 및 검사를 위한 조치를 취하며 수술 전후의 간호를 실시하고, 보호자 응대 및 교육과 설명을 제공하는 '다양한 업무의 합'이라고 할 수 있다.

2) 중환자실 간호사

중환자실은 심각한 질환으로 생명이 위독한 환자들의 생명을 유지시키고 중요한 장기들의 손상을 최소화하기 위해 집중치료가 시행되는 곳이다. 환자 상태를 관찰하는 감시장치 등 집중치료에 필요한 첨단 의료장비를 갖추고 전문의료진에 의한 중환자 치료 계획에 따라 집중치료를 한다. 그러므로 중환자실 간호사는 교대근무를 하면서 24시간 동안 환자에게 밀착 간호를 제공한다.

개인위생, 체위변경, 영양섭취, 가래 흡인 등의 기본 간호 업무는 물론 기도 유지를 위한 간호, 인공호흡기 간호, 혈액학적 모니터링 간호, 심폐소생술 등을 능숙하게 제공하고, 환자들의 치료를 위해 부착 또는 사용하는 각종 장비, 기구, 삽관 등을 다룰 수 있는 지식과 기술을 가지고 있어야 한다.

3) 응급실 간호사

응급실 간호사는 전문적이고 체계적인 사정과 분석으로 대상자의 문제를 빠르게 발견하고 우선순위에 따라 신속히 문제를 해결하는 역할을 한다. 진단이 내려지지 않은 상황에서 응급환자를 신속히 관찰하는 것에서부터 사정과 중재를 동시에 수행함으로써 생명을 구할 수 있도록 하는 것이 일차적이고 기본적인 역할인 것이다. 즉, 다양한 유형의 응급환자의 요구를 충족시켜 주기 위해 거의 모든 분야의 간호 업무를 적용하면서 정확하고도 신속한 간호를 제공해야 하는 영역으로 특히 전문적인 지식과 기술이 요구된다.

활력징후, 정맥주입 간호와 같은 일반병동에서도 시행하는 기본적 간호 업무에서부터 심전도 판독, 각종 기계 모니터링, 환자와 가족에 대한 정서적 지지, 각종 기록 및 응급약물 투여 및 위기중재와 같은 전문적 간호 실무를 담당한다. 응급실 간호사는 언제 발생할지 모르는 응급상황에 대비하며 24시간 근무체계로 교대근무를 하며 응급간호를 수행한다.

4) 수술실 간호사

수술실 간호사는 수술실에서 의사의 수술을 지원 및 보조하는 역할을 수행한다. 수술 전 수술실에 들어가 정리정돈을 하고, 물품 배치, 기구 배치, 기구 작동시범, 환자 체크를 담당한다. 또 수술실에서의 감염을 방지하기 위해 멸균복과 장갑, 마스크를 착용하고, 수술 중 외과의사를 보조하며 기구와 봉합사를 건네주는 등 멸균 물품과 장비를 무균적으로 관리하는 소독간호사의 역할을 수행한다. 그리고 수술실 내 활동을 조정하고 환자에게 안전한 환경을 유지하며 환자간호를 수행하는 순회간호사의 역할도 수행한다.

수술실 간호사는 특별한 일이 없는 한 아침에 출근해서 저녁에 퇴근하는 규칙적인 생활을 할 수 있다. 그러나 모든 수술이 정해진 시간에 끝나는 것은 아니므로 연장근무를 하는 경우도 있고, 대형병원의 경우에는 응급수술 등을 위해 교대근무를 하는 경우도 있다.

2. 전문간호사

전문간호사는 보건복지부장관이 인정하는 전문간호사 자격을 가진 자로서, 해당 분야에 대한 높은 수준의 지식과 기술을 바탕으로 환자와 가족에게 상급 수준의 전문적 간호를 제공한다(의료법 제78조). 주로 환자에 대한 전문간호와 특성화된 교육 및 상담을 하며, 의사의 감독 하에 수술지원 업무, 환자 처방 관련 업무 등을 수행하기도 한다. 이처럼 전문간호사는 의사 및 간호사의 중간에 위치하여 역할을 수행한다고 할 수 있다.

전문간호사는 간호사 면허를 가진 간호사로서 대학원 석사과정으로 개설된 교육과정을 이수한 후 보건복지부가 시행하는 전문간호사 자격시험에 합격하면 보건, 마취, 정신, 가정, 감염관리, 산업, 응급, 노인, 중환자, 호스피스, 종양, 임상, 아동 등 13개 분야의 전문간호사가 될 수 있다.

Ⅱ 지역사회 분야

간호사는 병원임상 이외에도 공무원, 공공기관, 일반기업 등 다양한 분야로 진출이 가능하다. 가장 선호하는 공무원뿐 아니라 공공기관, 일반기업의 산업간호사 등에 대하여 안내하고자 한다.

1. 공무원

간호사가 지원 가능한 공무원 분야는 소속은 행정안전부이지만 업무 관련 소관부서는 보건복지부인 간호직, 보건진료전담, 보건직과 행정안전부 소속인 소방직, 법무부 소속인 교정직 공무원 등이 있다.

1) 간호직 공무원

간호직 공무원은 국가에서 운영하는 의료 관련 기관 즉, 보건소, 보건의료원, 보건지소 등에서 진료 보조, 의료기구 및 의약품 관리, 정신보건시설 및 정신질환 관리, 의료기술 업무를 수행한다. 간호직 공무원은 8급으로 채용하며, 응시자격은 간호사 면허소지자로 임상경력을 요구하지는 않는다. 간호직은 서울시와 기타 지역의 시험 과목이 다르다. 서울시의 경우는 3과목(생물, 간호관리학, 지역사회간호학)이며, 그 외 지역은 5과목(국어, 영어, 한국사, 간호관리학, 지역사회간호학)이다. 서울시의 경우 직접 운영하는 국공립병원 혹은 시립병원이 있는 관계로 타 지역과는 다르게 신규 발령 시 서북병원, 은평병원, 어린이병원 등으로 발령이 나기도 한다. 병원으로 발령을 받으면 대략 약 3년간 3교대 근무를 하며 임상업무를 하므로 이러한 점을 감안해야 한다. 그 외 지역은 교대근무 없이 일반 공무원과 동일하게 정시 출 · 퇴근한다.

2) 보건진료전담 공무원

보건진료전담 공무원은 '농어촌 등 보건의료를 위한 특별조치법'에 따라 의사가 배치되어 있지 않고 계속하여 배치하기 어려울 것으로 예상되는 의료 취약지역에서 질병 예방, 건강증진, 지역사회 개발 등의 1차 보건의료와 보건의료행위 업무를 수행한다.

보건진료전담 공무원의 자격조건은 간호사 · 조산사 면허를 소지한 사람으로 보건복지부 장관이 실시하는 24주 이상의 직무교육을 받은 사람이다. '농어촌 등 보건의료를 위한 특별조치법'에 근거하여 배치하므로 근무지 특성상 보건진료소 내에 숙식이 가능한 공간이 갖추어져 있다.

3) 보건직 공무원

보건직 공무원은 일반직 공무원과 달리 기술직 공무원으로 분류되는 전문직으로, 보건복지부 산하 각 기관, 보건소, 시 · 군 · 구청, 병원 및 의료원 등에서 행정 업무와 함께 보건위생 검열 등의 업무를 담당하는 공무원이다. 주요 업무는 보건 및 의료행정의 종합계획 수립, 조정 및 집행에 관한 업무, 각종 감염병 예방을 위한 예방접종, 검사시험에 관한 병역업무 및 감염병균의 국내 침입과 국외 전파를 막는 검역 업무, 산업병 예방에 관한 산업보건 업무, 환경위생 · 식품위생 업무 등이다.

정시에 출 · 퇴근하므로 3교대로 근무하는 불편함이 없어 삶의 질이 향상된다. 보건직 공무원은 간호사만 응시 가능한 것은 아니지만 간호사 면허소지자의 경우 가산점이 부가되어 간호직보다 유리한 점이 있다.

4) 소방직 공무원

소방직 공무원은 화재를 예방 및 경계하거나 진압하고 화재, 재난 · 재해, 그 밖의 위급한 상황에서 구조 · 구급 활동 등을 하여 국민의 생명, 신체 및 재산을 보호한다. 따라서 구급, 구조, 응급, 기타 영역에 대하여 일반공개 채용과 경력 채용을 통하여 채용한다. 간호사 면허소지자의 경우 구급부분 경력직으로 응시 가능하며, 간호사 면허 취득 후 2년 이상 응급의료, 간호 업무를 수행한 경력이 있어야 한다. 간호사가 경력직으로 응시한 경우 시험과목은 국어, 생활영어, 소방학개론의 3과목만 치르면 되므로 일반공채보다 유리하다. 필기시험 합격 후에는 실기시험이 있으므로 소방직 공무원이 되고자 한다면 체력시험도 미리 준비해두어야 한다. 악력, 배근력, 앉아 윗몸 앞으로 굽히기, 제자리 멀리뛰기, 윗몸 일으키기, 왕복 오래달리기 등이 체력시험의 평가항목에 해당된다. 참고로 소방직 공무원은 그동안 지방직 공무원이었으나 2020년 4월 1일 국가직으로 전환되었다.

5) 교정직 공무원

교정직 공무원은 법무부 산하 교정본부 소속의 공안직군 공무원으로, 흔히 '교도관'이라고 부른다. 담당 업무는 구치소, 교도소, 보호감호소 및 보안감호소 등의 교정기관에서 재소자를 관리하고, 교정 및 교화에 관련된 제반 업무를 수행한다. 일반공채와 특채로 채용하며, 간호사 면허소지자는 간호사 특채로 응시 가능하다. 응시과목은 기본간호학과 교정학개론으로 2과목에 대해서만 시험보면 되므로 공채보다 유리하다. 필기시험 후에는 체력검사 실기시험이 있으므로 체력단련도 중요하다. 체력검사 항목은 20미터 왕복 오래달리기, 악력, 윗몸 일으키기, 10미터 2회 왕복 달리기 등이다.

2. 공공기관

1) 건강보험공단

국민건강보험공단은 국민의 질병 · 부상에 대한 예방, 진단, 치료, 재활과 출산, 사망 및 건강증진에 대하여 보험급여를 실시함으로써 국민보건을 향상시키고 사회보장을 증진하기 위한 목적으로 설립된 보건복지부 산하기관이다. 건강보험공단의 직렬에는 행정직, 건강직, 요양직, 기술직, 전산직 등이 있으며, 이 중 간호사 면허가 필요한 곳은 건강직과 요양직이다. 건강직은 국민의 건강 유지와 증진을 도모하기 위한 건강검진, 검진기관 관리, 보건교육, 생활체육 지원, 건강상담, 의료이용 편익정보 제공, 만성질환관리자 건강지원서비스, 건강검진 사후관리 등을 기획 및 관리하는 건강관리 업무를 담당한다. 요양직은 고령이나 노인성 질병으로 혼자서 일상생활을 하기 어려운 노인들에게 신체활동 또는 가사지원 등의 장기요양급여를 사회적 연대원리에 따라 제공하는 사회보험제도를 지원하는 장기요양 업무를 담당한다.

지원 자격에서 병원임상경력이 필수 조건은 아니나 서류전형 시 경력을 고려하므로 임상경력이 있으면 유리하다고 볼 수 있다. 지역의 경우는 지원 가능 지역에서 학교(초 · 중 · 고 · 대학교 중 하나라도 가능)를 다녔거나 3년 이상 그 지역에 거주하였다면 지원할 수 있다.

채용절차는 4차에 걸쳐 진행되는데, 1차 서류전형에서는 응시자격(지역, 간호사 면허)에 부합하는지 자기소개서, 자격증, 경력 등을 평가하며, 채용 예정 인원의 7배수를 선발한다. 경력이 서류전형에 포함되어 있는 만큼 병원임상경력이 가산점으로 평가된다. 2차 필기전형에서는 NCS 기반 직업기초능력평가와 인성검사를 실시하며, 채용 인원의 약 2.5배수를 선발한다. 참고로 공인어학시험 성적표는 행정직에만 해당된다. 3차 면접은 공단 본부인 강원도 원주에서 실시하며 직무수행능력 평가를 위한 BEI(경험행동면접)로 실시하며, 실기시험은 전산직에만 해당된다. 마지막 신체검사는 기본적인 검사이니 면접시험까지 합격하였다면 특별한 건강문제가 없는 한 대부분 합격으로 봐도 무방하다.

채용공고는 연 2회 상반기와 하반기에 각각 실시된다. 상반기는 3월 말에 원서접수를 하고 4월 말에 필기시험을 보며 5월 중에 면접시험을 보고 최종 합격자는 5월 말에 발표한다. 하반기는 9월 말에 원서접수를 하고 11월 초에 필기시험을 보며 11월 중에 면접시험을 보고 최종 합격자는 12월 초에 발표한다. 채용 관련 상세 정보는 부록을 참고하기 바란다.

2) 건강보험심사평가원

건강보험심사평가원(심평원)은 국민건강보험 관련 요양급여비용의 심사 및 요양급여의 적정성 평가 업무를 공정하고 효율적으로 수행하여 국민보건 향상과 사회보장 증진에 기여하기 위해 설립된 보건복지부 산하기관이다. 건강보험심사평가원의 직렬에는 행정직, 심사직, 전산직, 연구직 등이 있으며, 조직구성원 대부분이 심사직이다. 심사직은 심평원 사업의 중추 역할을 실행하는 직종이며 간호사가 절대 다수를 차지한다. 간호사는 심사직 5급에 지원 가능하며, 응시조건은 간호사 면허 취득 후 관련 업무에 1년 이상 근무한 경력자이어야 한다. 여기서 관련 업무란 종합병원급 이상 의료기관의 임상이나 심사 경력 또는 진료비 심사기관의 경력 등을 의미한다. 진료비 심사기관 인정 범위는 건강보험심사평가원, 국민연금공단 장애심사센터, 근로복지공단 산재의학센터 경력 등이다.

심사직의 업무는 요양기관에서 환자를 진료하고 청구한 요양급여비용이 관련 법령에서 정한 기준에 따라 정확하게 청구되는지에 관한 심사 업무, 요양급여가 의 · 약학적으로 타당하고 비용효과성 측면에서 정당하게 이루어졌는지에 관한 평가 업무, 의사의 진료행위를 분류하고 행위별 표준코드를 부여하며 적정한 가격 산정과 급여기준 등을 설정하여 관리하는 의료행위 관리 업무, 의료자원 현황(의료인력 · 시설 · 장비 등)을 의료공급자로부터 신고받아 전산 등록 · 관리하고 요양급여비용, 진료비 상환 등에 대해 사실관계 및 적법 여부를 확인 · 조사하며 그 결과에 따라 부당이득 환수 및 행정처분 등을 실시하는 의료정보관리 업무 등이다.

채용은 상반기와 하반기 연 2회 실시되며, 채용절차는 4차에 걸쳐 1차 서류전형, 2차 필기시험, 3차 인성검사, 4차 면접시험 순으로 진행된다. 간호사 임상경력 이 외에도 한국어능력인증, 한국사능력검정, 컴퓨터활용능력 및 워드프로세서 등의 자격이 있으면 가산점을 받을 수 있고, 복수의 자격증 소지 및 전문간호사 자격을 보유한 경우 토익, 토플, 텝스 등 공인영어성적이 있으면 유리하다. 채용 관련 상세 정보는 부록을 참고하기 바란다.

3) 국민연금공단

국민연금공단은 국민의 노령, 장애 또는 사망에 대하여 연금급여를 실시함으로써 국민의 생활 안정과 복지 증진에 이바지하기 위해 설립된 보건복지부 산하기관이다. 국민연금공단의 직렬에는 사무직, 심사직, 전산직, 기술직 등이 있으며, 간호사는 6급 갑 심사직에 지원 가능하다. 심사직이 담당하는 업무는 장애연금 심사, 장애등록 심사, 국민기초생활보장 수급자에 대한 근로능력평가 업무와 심사업무 수행 및 민원관리를 위한 자료를 관리하고 의학 자문회의를 운영 · 지원하는 사무행정 업무 등이다.

지원 자격은 간호사, 물리치료사, 임상병리사, 작업치료사 중 1개 이상 면허소지자로서 면허 취득 이후 병원급 의료기관의 임상경력 또는 국민연금공단 장애심사경력 1년 이상이어야 한다.

채용절차는 서류전형, 필기시험 및 인성검사, 면접전형, 신체검사로 진행된다. 1차 서류전형은 채용 예정 인원의 10배수를 선발하며, 필수 면허(간호사, 물리치료사, 임상병리사, 작업치료사) 외에 NCS 기반 역량 중심 자기소개서, 직무 관련 교육 사항 및 컴퓨터활용능력 2급 이상, 정보처리기사 · 산업기사, 사무자동화산업기사, 워드프로세서, KBS한국어능력 3급 이상, 한국사능력검정 3급 이상의 자격요건을 기준으로 한다. 2차는 필기시험과 온라인 인성검사로 진행되는데, 필기시험의 경우 다른 공단과는 달리 종합직무 지식평가로 실시되며, 시험 과목은 기초의학, 국민연금법 등 사회보장론 관련 지식이다. 필기시험에서 채용 예정 인원의 2배수를 선발하며, 온라인 인성검사 및 집단면접을 진행해 필기시험점수와 면접점수의 합산으로 최종 합격자를 선발한다. 면접은 전주혁신도시 공단 본부에서 진행된다. 채용 관련 상세 정보는 부록을 참고하기 바란다.

4) 근로복지공단

근로복지공단은 근로자의 업무상 재해에 대한 신속하고 공정한 보상과 재해 근로자의 재활 및 사회 복귀 촉진을 위한 보험 시설의 설치 · 운영, 재해 예방, 기타 근로자의 복지 증진에 기여하기 위해 설립된 고용노동부 산하기관이다. 채용은 연 1회 이상 공개경쟁방식으로 이루어지며, 일반적으로 상반기에 1회, 하반기에 1회 실시한다. 채용분야는 일반직(6, 7급), 심사직 6급, 재활직 6급, 전산직 6급의 직렬이 있으며, 간호사는 이 중 심사직 6급으로 지원 가능하다.

담당 업무는 업무나 업무 중 발생한 사고 등으로 인해 질병이 발생한 근로자 등이 요양 및 재활치료를 통해 건강하게 사회에 복귀할 수 있도록 지원한다.

채용절차는 서류전형, 필기시험, 면접시험으로 진행되며, 서류전형은 NCS 직업기초능력을 반영한 자기소개서 및 직무 관련 분야 교육이수, 전산자격(정보처리기사, 정보처리산업기사, 사무자동화산업기사, 컴퓨터활용능력 2급 이상, 워드프로세서), 국어능력(국어능력인정, 한국어능력인정, 한국실용글쓰기검정), 한국사능력(한국사능력검정), 전문자격(산업전문간호사)을 기준으로 선발한다. 필기시험은 직업성격검사, NCS 직업기초능력으로 평가하며, 이후 면접전형이 진행된다. 최종 합격자는 필기점수와 면접점수를 합산하여 결정한다. 채용 관련 상세 정보는 부록을 참고하기 바란다.

5) 의료기관평가인증원

의료기관평가인증원은 의료기관 인증제도 및 의료기관을 대상으로 실시하는 각종 평가업무를 통합 및 수행하여 의료의 질과 환자안전 수준을 향상시킴으로써 국민 건강의 유지 증진에 기여하기 위해 설립된 보건복지부 산하기관이다. 의료기관평가인증원의 직렬에는 행정직과 연구직이 있으며, 간호사는 연구직 6급 갑으로 지원 가능하다.

채용은 연 1회 이상 공개경쟁방식으로 이루어지며, 전형절차는 서류전형, 면접, 비위면직자 확인, 채용절차검증의 4단계를 거치게 된다.

입사 후 담당 업무는 의료기관평가인증제도 운영을 위한 대상자 확인, 조사시행 및 결과관리, 사후관리 및 평가분석, 인증(또는 평가)기준개발 및 기준의 이해 작성, 조사위원 교육 등 관리, 대상기관 관리와 환자안전과 관련된 환자안전사고 보고 자료 접수 및 관리, 환자안전사고 예방을 위한 매뉴얼 개발 및 교육, 환자안전사고 통계분석, 환자안전위원회 및 전담자 관리이다. 간호사 면허소지자인 경우 3점의 가산점이 주어지며, 토익 800점 이상, 한국사능력검정 2급 이상, 컴퓨터 관련 자격(컴퓨터활용능력 2급 이상, 정보처리기사, 정보보안기사, 사무자동화산업기사) 보유자에 대해서는 가산점이 주어진다. 채용 관련 상세 정보는 부록을 참고하기 바란다.

6) 건강증진개발원

건강증진개발원은 국민건강증진기금의 효율적인 운영과 건강증진사업의 원활한 추진을 통해 국민건강 증진에 기여하기 위해 설립된 보건복지부 산하기관이다. 건강증진개발원의 일반직 직렬은 5급인 건강증진사업일반, 전산, 경영기획과 6급인 전산, 세무회계, 인사행정 등이 있다. 간호사는 이 중 5급 건강증진사업일반으로 지원 가능하다.

채용은 일반직의 경우 연 1회 이상 공개경쟁으로 이루어지며, 간호사 면허소지자와 한국사능력검정 1급 소지자는 서류심사 만점의 3%의 가산점이 부여된다.

입사 후에는 사업기획(건강증진정책 및 사업 관련 현황을 파악하고, 분석하여 새로운 사업 기획), 사업전략 · 매체 개발(건강증진사업 전략 수립 및 콘텐츠 · 매체 개발), 사업홍보 및 의사소통(홍보 전략 수립 · 홍보, 의사소통 전략 수립 및 시행), 사업 수행 및 관리(건강증진사업 실행, 관리, 운영관리), 사업 평가(평가방법 선정, 지표개발, 평가, 환류 실시), 정책 개발 및 지원(지자체 혹은 중앙정부 차원의 보건정책 개발과 지원, 통계분석 및 보고서 작성) 등의 업무를 담당한다. 채용 관련 상세 정보는 부록을 참고하기 바란다.

3. 보건교사

보건교사는 초 · 중 · 고등학교 및 특수학교 등에서 학생과 교직원의 건강 유지와 증진을 위한 보건교육, 건강서비스, 학생 건강관리 및 상담을 주로 수행하는 교사이다. 보건교사가 되려면 교직이수과정이 개설되어 있는 대학의 간호학과에 입학하여 상위 10% 정도의 성적과 인 · 적성검사를 통과한 경우 교직과정이수자로 선발된다. 간호학 전공 관련 교과목 이외에 교육학 관련 이론과 학교현장실습, 교육봉사를 이수하고, 간호사 국가시험에 합격하는 경우 보건교사 자격을 취득할 수 있다. 국 · 공립학교의 보건교사가 되려면 임용시험에 합격해야 하는데, 시험에 응시하려면 한국사능력검정 3급 이상도 준비해두어야 한다. 보건교사 임용시험은 1차와 2차로 진행되는데 1차 시험은 전공 간호학(80점)의 경우 서답형으로 출제되고, 교육학(20점)의 경우 논술형으로 출제된다. 1차 시험 합격자에 한하여 2차 시험이 심층 면접 형태로 실시된다.

4. 산업간호사

산업간호사는 간호사 면허소지자로서 산업장의 근로자를 대상으로 근로자의 신체적, 정신적, 사회적 건강을 유지 및 증진시키기 위하여 근로자의 건강 관리, 산업위생 관리, 보건교육 등 1차 보건의료 수준에서 제공하며 적정기능의 수준향상을 목표로 하는 업무를 전담하는 전문요원이다. 산업간호사는 사업장에서 산업안전보건법에 의하여 선임한 보건관리자와 보건관리대행기관 및 근로자건강센터 등에서 종사하는 간호사로 나눌 수 있다. 대기업 등 일반기업에서는 개별 채용하므로 회사별 채용공고를 통해 지원하여야 한다.

5. 간호장교(간호 전문사관)

간호장교는 군인이면서 간호사로서 환자를 치료하고 간호하는 역할을 담당한다. 즉, 군대에서 민간병원의 간호사 역할인 환자 상태 파악이나 환자 건강관리, 투약, 수술 시 군의관의 수술 보조 등의 업무를 담당한다. 또한 후임자 간호장교 관리 및 업무지도와 기타 군병원 업무도 수행한다. 근무 체계는 일반간호사와 같이 3교대이다.

간호장교가 되는 방법은 두 가지가 있다. 첫 번째는 국군간호사관학교를 졸업한 후 임관하는 것이고, 두 번째는 간호대학 졸업 후 육군 간호 전문사관으로 지원하는 것이다.

지원 자격은 성별 무관하게 임관일 기준 만 20~27세이어야 하며, 4년제 대학 졸업(예정)자로 학사학위 이상의 간호사 면허소지자이다. 채용절차는 1차와 2차로 진행되며, 1차는 대학성적 15점, 자격증 2점, 한력 3점, 경력 30점, 2차는 면접 50점으로 총 100점 만점을 기준으로 한다. 모집 시기는 매년 8월이다.

간호장교의 경우 소위로 임관하게 되고, 전후방의 군병원에서 의무 복무기간인 3년간 근무한다. 채용 관련 상세 정보는 부록을 참고하기 바란다.

Ⅲ 기타

1. 조산사

조산사는 조산과 임산부 및 신생아에 대한 보건과 양호지도를 업무로 하는 간호사로, 조산사가 되기 위해서는 간호사 면허 취득 후 1년의 조산수련과정을 거치거나 외국에서 조산사 자격을 취득 후 국가시험을 통과하여야 한다.

업무는 의사의 감독하에 산모의 분만과 관련된 치료 및 보호를 담당하고 태아의 분만을 준비하며 태아 및 신생아의 건강관리를 준비하는 업무를 수행한다. 조산 수습과정을 수료할 수 있는 조산사 수습기관은 강북삼성병원, 서울의료원, 대전을지대학교병원, 안동성소병원이다. 조산사 면허 취득 후 조산원을 개업할 수도 있고, 여성병원이나 산부인과병동 등 여성 건강 관련 분야에서 근무할 수 있다.

2. 항공간호사

항공간호사는 항공사의 의료센터 또는 사무실에서 근무하며 항공사 직원 및 승객을 대상으로 예방적 간호 업무를 수행하는 간호사이다. 반드시 스튜어디스와 함께 비행하는 것은 아니고 응급상황이나 환자를 이송해야 하는 경우에만 비행기에 탑승한다.

치료 중심의 병원임상과는 달리 예방 업무에 초점이 맞춰져 있어 넓은 의미에서는 산업장간호의 한 분야에 해당된다. 상당히 높은 수준의 연봉이 보장되지만 정기적인 채용이 이루어지는 것은 아니고 필요할 때 채용하는 형태이다. 자격조건은 간호사 면허소지자로 3차병원 임상경력 1년 이상을 요구하며, 영어 및 제2외국어 실력을 갖추어야 한다. 경쟁률이 높은 국내 항공사 외에 외국 항공사도 함께 고려해보는 것이 유리하다.

3. 법무 간호사(의료소송 간호사)

법무 간호사 또는 의료소송 간호사는 병원의 법무팀에 소속되어 근무할 수도 있고, 법무법인 등의 법률사무소에 입사하여 근무할 수도 있다.

담당 업무는 병원 법무팀에서 일하는 경우 병원에 접수되는 의료분쟁을 조정하는 것이다. 즉, 각종 민 · 형사 소송 및 한국의료분쟁조정중재원, 한국소비자원으로 접수된 사건에 대하여 병원으로 연락이 오면 사건의 주요 쟁점을 파악하여 안건을 정하고, 해당 진료과로부터 경위서를 받아 준비서면을 작성한다. 법률사무소에 입사하여 근무하는 경우는 의료소송과 관련하여 병원 진료기록 분석, 의학 및 간호학 리서치, 서류 작성 등이 주된 업무이다. 의료소송을 담당하기 위해서는 기본적인 의학지식이 수반되어야 하지만 의사 출신 변호사가 아닌 이상 진료기록조차 파악하기 어려워 간호사를 채용하는 것이다. 법무 간호사로서의 업무를 수행하려면 풍부한 임상경력이 전제되어야 하므로 최소 5년 이상의 병원임상경력이 필요하다.

의료분쟁 건수가 증가하는 추세이고, 의료소송의 내용도 복잡해지고 있으므로 법무 간호사의 역할이 점차 확대될 것으로 전망된다. 법무 간호사의 채용공고는 해당 법무법인 홈페이지나 전문 채용사이트를 통해 확인할 수 있다. 부록의 법무법인 채용공고 사례를 참고하기 바란다.

4. 국회의원 보좌관

국회의원 보좌관은 4급 상당의 국회 별정직 공무원에 해당한다. 국회의원은 총 9명으로 구성된 보좌진을 꾸리게 되는데, 보통 4급 보좌관 2명, 5급 비서관 2명, 6급 · 7급 · 8급 · 9급 비서 각 1명, 인턴 1명이다. 국회의원은 4년간의 임기 동안 위원회별로 활동하며 해당 영역의 법안을 발의하고 예산을 심의하며, 행정부를 견제하는 역할을 한다. 국회의원 보좌관은 국회의원의 임기에 맞춰 최대 4년 동안 국회의원의 의정활동 전반을 보좌하기 위한 활동 기획과 다양한 방법을 동원하여 이를 수행하는 역할을 한다. 간호사는 주로 보건복지위원회 소속 국회의원 보좌관 또는 비서관으로 채용되어 일하게 되는데, 의료적인 지식과 임상경험을 바탕으로 보건의료계나 간호 관련 이슈 등 주요 사안을 검토하여 필요 시 활동 기획과 수행을 한다. 국회의원의 임기가 끝난 후 재신출되지 않거나 본인의 의사에 따라 다른 의원실로 이직이 가능하다. 또한 공무원 신분이므로 10년간 근무하게 되는 경우 공무원연금도 수령 가능하다.

채용은 공공기관처럼 분기별 공채 시스템이 아닌 국회 홈페이지 '의원실 채용' 메뉴를 통해 필요 시 채용공고가 게시된다.

제2장 취업준비

성공적인 취업을 위해 준비해야 할 사항

02 취업준비 : 성공적인 취업을 위해 준비해야 할 사항

I 대학생활

1. 학점

취업준비에서 가장 중요한 요소라고 할 수 있는 것이 학점이다. 대부분의 병원이 1차 서류전형 시 학점을 기준으로 선발하기 때문이다. 아무리 간호사로서의 소양을 잘 갖춘 예비간호사라고 하더라도 학점이 희망하는 기관의 기준에 부합하지 못하면 본인을 보여줄 수 있는 기회조차 얻을 수 없다. 또한 보건교사를 염두에 둔 경우라면 학점관리는 매우 중요하다. 앞에서 설명했듯이 교직이수자 선발은 상위권 성적의 학생들을 대상으로 신청을 받아 인 · 적성 검사를 실시한 후 통과한 학생들에 대하여 성적순으로 선발하기 때문이다.

학점은 단시간에 도달할 수 없는 부분이므로 체계적으로 장기적인 목표를 설정하여 준비해야 한다. 수도권 대학병원에 취업을 희망한다면 최소한 3점대 중반 이상의 학점은 취득하는 것이 좋다.

■ 고삐 풀린 망아지가 되지 말자!

많은 학생이 대학에 입학하면 힘들게 보낸 고3 시절에 대하여 스스로에게 보상이라도 하려는 듯 그야말로 가방만 들고 당면한 과제들만 그때그때 해결하며 시간을 그저 흘려 보내는 모습을 보인다. 그러다 3학년이 되어서야 정신을 차리고 본인을 돌아보는 경우가 허다하다. 그때라도 통철한 자기반성과 함께 본인에게 맞는 계획을 짜서 치열하게 노력한다면 어느 정도는 만회가 가능할 수도 있다. 그러나 이미 늦었다며 포기하고 목표치를 낮추어 국가시험만 통과하면 어디든 갈 수 있는 병원이 있을 거로 생각하는 경우도 많다. 어렵게 선택하여 입학한 간호학과인 만큼 1학년 때부터 취업을 희망하는 병원을 정해 그 기관에서 요구하는 목표 학점을 염두에 두고 대학생활을 한다면 고삐 풀린 망아지가 되는 일은 없을 것이다.

■ 교양과목도 소홀하게 생각하지 말자!

간호학과 학생이라도 1학년 때는 대부분 전인간호를 제공하는 간호사로서의 소양을 갖추도록 교육과정에 교양교과목을 편성해두고 있다. 굳이 전공과 교양 중 어느 과목에 더 비중을 두어야 하는지를 묻는다면 전공교과목이라고 대답할 수밖에 없지만, 교양교과목이라고 덜 중요하거나 소홀하게 대해도 된다는 말은 아니다. 교양과목도 성적에 포함되는 것이 그 이유이기도 하지만, 교양과목을 소홀히 한다면 1년을 의미 없이 보내게 될 가능성이 높기 때문이다. 간호학과는 학년이 올라갈수록 경쟁이 치열해지고 그만큼 성적을 올리기도 어려워진다. 누구나 열심히 하기 때문이다. 1학년 때부터 간호사로서 소양과 학점을 차곡차곡 쌓아간다는 마음을 가지는 것이 바람직하다.

2. 봉사활동

대부분의 대학은 재학생들이 학문적인 소양과 함께 사회구성원으로서의 인성적인 면을 갖출 수 있도록 봉사활동 시간을 정해두고 있다. 기준 시간을 설정하여 충족하는 경우에는 통과시키는 형식으로 운영하므로 부담이 많은 것은 아니다. 하지만 기준 시간에 도달하지 못하는 경우에는 졸업인정을 하지 않으므로 1학년 때부터 주말이나 방학을 이용하여 봉사할 곳을 정하여 꾸준하게 실행할 필요가 있다. 가급적 집과 가까운 거리에 있고, 본인이 평소에 관심을 두고 있는 분야로 선택한다면 장기간에 걸쳐 봉사할 수 있다. 또한 본인이 취업을 희망하는 기관에서 꾸준하게 봉사를 이어간다면 긍정적으로 작용할 수도 있다.

학과에서 과대표로서 활동하거나 학생회 활동을 하는 것도 도움이 된다. 리더십을 기를 수 있고, 동료 학생들 간의 의사소통뿐 아니라 교수와 학생 간의 가교 역할을 수행하므로 졸업 후 사회구성원으로서 협력하며 조직에 잘 적응할 수 있는 밑거름이 되기 때문이다. 또한 취업서류 작성 시 자기소개서 등의 좋은 소재거리가 되며, 심사위원들로부터 좋은 평가를 받을 수도 있다.

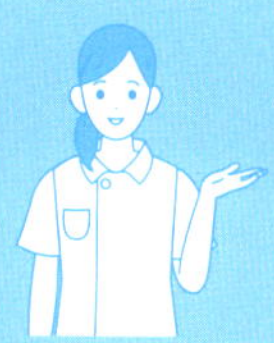

○○병원에서 자원봉사를 하며 낙상사고위험 환자 대상 낙상예방교육을 수행하여 환자안전에 기여한 바 있습니다. 또한 대학생활 3년 동안 반대표를 맡아 50명의 학생들과 협력하며 동행함으로써 행복한 조직문화를 형성하는 방법을 배웠습니다.

3. 동아리 활동

대학에 입학하면 다양한 동아리가 개설되어 있다. RCY(대한적십자사), CCC(대학생선교단체) 등과 같은 전국 단위의 동아리를 비롯하여 대학별로 설립된 봉사동아리, 댄스동아리, 밴드동아리, 운동동아리, 영어동아리, 전공학습동아리 등 활동 가능한 동아리들이 많다. 본인이 원하는 동아리가 없다면 마음 맞는 학생들과 동아리를 만들고 지도교수를 정하여 신고하면 활동이 가능하다. 최근에는 대부분의 기관에서 지원서에 동아리 활동을 기록하도록 하고 있으므로 가능한 1, 2학년 때 하나 이상의 동아리에 가입하여 활동하는 것이 좋다. 또한 동아리 활동은 자기소개서 작성 시 소재거리로 활용할 수 있다. 본격적인 전공수업과 임상실습이 시작되기 전 본인에게 맞는 동아리 활동을 하는 것이 힘든 간호학과 공부로 인한 스트레스 해소와 취업에도 도움이 되므로 바람직하다.

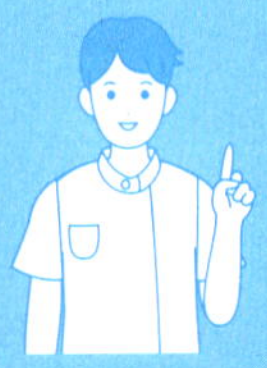

○○○○동아리 활동을 통해서 취약계층 노인 의료급여 수급권자를 대상으로 질환 및 운동법 등을 교육하였습니다. 처음에는 소극적인 태도를 보여 힘든 점도 있었으나 대상자 입장에서 고민해보니 교육 내용이 노인이 이해하기에는 어렵다는 것을 깨달았습니다. 이후 눈높이에 맞춘 쉬운 언어와 그림을 이용하여 대상자의 긍정적인 반응을 이끌어 낼 수 있었습니다. 이 활동을 통해 상대방에 대한 이해를 바탕으로 지식을 공유하는 방법을 배웠습니다.

Ⅱ 어학능력

대부분의 대학병원을 비롯한 대형 종합병원은 입사 지원 시 영어 성적을 요구한다. 채용공고에 기술되어 있지 않더라도 토익이나 토플 등의 영어 성적이 있는 경우 우대하는 것이 현실이다. 최근에는 대부분의 병원이 영어성적 기준을 상향 조정하는 추세이며, 삼성서울병원의 경우에도 2022년 신규간호사 채용공고에 2023년부터는 토익점수를 620점에서 730점으로 상향할 예정이라고 공지하였다. 채용공고에서 제시하는 성적은 최저기준이므로 합격을 위해서는 이보다는 높은 점수를 확보해두는 것이 좋다. 토익점수는 최소 650점 이상은 준비해두는 것이 좋고, 수도권 대학병원의 경우는 700점대 이상, 일명 Big 5에 해당하는 기관의 경우는 800점 이상을 확보해두는 것이 좋다.

영어 성적도 단시간에 확보할 수 있는 것이 아니므로 입학 시부터 계획하여 방학 중에 집중적으로 공부하거나 학교에서 개설하는 비교과 프로그램 등에 참여하여 미리 준비해두는 것이 좋다. 많은 대학이 정규교과와 비교과 프로그램으로 토익반을 운영하고 있으므로 의지를 가지고 노력한다면 큰 비용을 들이지 않고도 원하는 점수를 획득할 수 있다. 또한 일정 기준에 도달하는 경우 장학금도 주고 있으므로 본인의 노력 여하에 따라 토익점수도 얻고 동시에 장학금도 받을 수 있는 일석이조의 효과를 누릴 수 있다.

Ⅲ 자기소개서 준비

취업에 임박하여 지원서를 작성하는 학생들이 가장 힘들어하는 부분이 자기소개서이다. 그러므로 평소 자신에 대한 이야기 소재를 풍부하게 수집하여 기록으로 남겨 두는 것이 바람직하다.

자기소개서는 다른 사람에게 자신을 알리기 위하여 작성하는 것으로, 단시간에 자신의 역량 및 장점, 성격 등을 채용기관에 알림으로써 기관으로 하여금 원하는 인재인지를 판단할 수 있도록 한다. 그러므로 자신을 명확하고 진솔하게 보여줄 수 있도록 작성해야 한다. 채용기관이 지원자를 채용할 수밖에 없는 인재로 인식하도록 설득력 있게 작성해야 한다.

대부분의 경우 자기소개서는 채용공고를 보고 지원서를 작성할 즈음에 준비해서 작성하면 된다고 생각한다. 그러나 막상 지원서를 앞에 두고 자기소개서를 작성하려고 하면 아무리 머리를 쥐어짜도 무엇을 써야할지 막막하고 자신을 정확히 알릴 수 있는 소재를 떠올리기도 어렵다. 그렇기 때문에 자기소개서를 미리 준비해두어야 한다.

■ 자신만의 이야깃거리 기록해두기

대학생활을 하면서 많은 경험을 하게 된다. 수시로 본인이 경험하거나 느낀 특별한 일에 대하여 자료로 남겨두면 자기소개서를 위한 훌륭한 글감이 될 수 있다. 꼭 대학생활에서 경험한 것이 아니어도 좋다. 지난 일이라도 본인만의 특별함을 드러낼 수 있는 긍정적인 경험이라면 떠오를 때마다 기록으로 남겨두어야 한다. 임박해서 갑자기 쓰려고 하면 기억이 나지 않기 때문에 소재를 정리해 두는 것이 좋다.

컴퓨터에 폴더를 만들거나 전용 USB를 정하여 아르바이트하면서 부당한 요구를 하거나 억지 부리는 손님을 잘 응대하여 관리자로부터 칭찬받았던 일, 피나는 인내와 노력을 통해 목표를 달성한 경험, 새로운 아이디어를 제안하여 매출을 올리는 등의 긍정적인 결과를 도출한 경험, 동료 학생이나 가족, 친구 등의 문제해결에 도움을 준 경험, 군대생활에서의 의미 있는 경험, 동료 학생들과 선생님 또는 교수님들로부터 칭찬받은 경험, 봉사활동이나 동아리 활동, 임상실습 시 경험한 기억에 남는 일 등이 모두 소재가 될 수 있다.

입학 시부터 취업 포트폴리오를 만들어 틈틈이 정리를 해놓으면 도움이 될 것이다.

제3장 취업실전

실제 취업단계에 도움 되는 팁

03 취업실전 : 실제 취업단계에 도움 되는 팁

일반적으로 5월 중순에서 6월 초부터 일명 Big 5에 해당하는 병원부터 채용공고가 뜨기 시작하여 대부분의 대학병원은 여름방학 기간 중에 채용공고가 올라온다. 이를 감안하여 지원서 작성 시 필요한 서류와 이미지메이킹을 위한 메이크업, 헤어스타일, 면접의상 등을 미리 준비해두도록 한다.

의료기관의 일반적인 전형절차는 온라인 지원서 접수 → 서류전형 → AI 면접 또는 인 · 적성검사, 직무적합성 평가 · 필기시험(GSAT 등) → 1차 면접(실무진) → 2차 면접(경영진) → 채용검진 순으로 진행된다. 앞 단계의 전형에 통과한 지원자에 한해서 다음 단계의 전형에 참가할 수 있다. 지원서 작성 시 필요한 사진, 졸업예정증명서, 성적증명서, 외국어 점수, 장학금 확인서, 자격증 사본 등의 서류를 미리 준비해두고, 면접에 대비한 이미지메이킹, AI 면접 및 직무 · 인성 면접을 위한 준비도 병행하는 것이 바람직하다.

I 지원서 작성

지원서는 어떤 일이나 조직에 뜻을 두어 한 구성원이 되기를 바란다는 내용을 적어 제출하는 서류이다. 원하는 기관에 취업하려면 해당 기관에서 제시하는 양식으로 지원서를 작성하여 제출해야 한다. 기업이나 기관 등이 신규 인력을 선발할 때 세부적인 신상 파악 및 객관적인 자료를 확보하기 위해 이력서 대신 자체적으로 정한 항목을 작성하도록 한다. 지원서는 각 기관별 채용사이트에 가입한 후 온라인으로 작성하여 제출하면 된다. 대부분은 채용공고에 링크되어 있어 바로가기가 가능하다.

1. 지원서 작성 요령

지원서 항목은 기관마다 조금씩 상이하나 내용면에서는 거의 유사하다. 일반적으로 첫 화면은 지원자의 사진을 업로드하고 기본적인 정보를 입력하며, 외국어 점수, 수상경력, 학력 및 성적, 경력 및 자격사항, 가족관계 등과 자기소개서를 입력하도록 구성되어 있다.

1) 기본사항 및 인적사항

(1) 사진

지원서 첫 페이지의 기본사항(기관에 따라서는 인적사항으로 표기)에는 사진을 업로드하도록 되어 있다. 사진은 JPG파일로 준비하고 포토샵은 가급적 하지 않는 것이 좋다. 굳이 한다면 표시나지 않는 정도여야 한다. 면접 시 사진과 실제 얼굴이 다를 경우 부정적인 인상을 줄 수도 있기 때문이다. 최근 삼성서울병원과 고려대학교 의료원의 경우는 블라인드 채용으로 전환하고 사진을 업로드하는 칸을 삭제하였으므로 준비하지 않아도 된다.

(2) 주소

일반적으로 주민등록상 주소를 적으면 된다. 기관에 따라서는 실제 거주 중인 거주지 주소를 묻는 경우도 있고, 두 가지 주소를 모두 기록하도록 하는 경우도 있다. 거주지 주소를 묻는 경우에는 주민등록상 주소와 상관없이 현재 실제 거주 중인 주소를 적으면 된다.

(3) 취미 및 특기

취미가 간호사로서 근무할 때 어떤 도움이 될지를 생각하며 작성해야 한다. 간호사는 체력이 뒷받침되어야 좋은 간호를 제공할 수 있고, 오래 근무할 수 있으므로 운동과 관련된 취미를 기록하는 것도 도움이 된다. 등산, 배드민턴, 자전거, 수영 등 구체적인 종목을 적도록 한다. 이 외에도 피아노나 바이올린 등 음악과 관련된 취미나 그림, 댄스 등의 취미를 적고 이러한 취미를 통해서 스트레스를 관리함으로써 좋은 간호를 제공할 수 있다는 식으로 연결시킬 수도 있다. 컴퓨터를 활용한 PPT 자료 작성이나 동영상 제작 및 편집 등도 간호사로서 업무를 수행할 때 도움이 되므로 기록하면 좋다.

(4) 동아리 활동

동아리 활동은 무조건 적는 것이 좋다. 동아리 활동을 한 경우 동아리명을 적고 괄호에 동아리의 성격까지 기록하는 것이 바람직하다. 예를 들어 '램프'라는 동아리명만으로는 어떤 동아리인지를 파악할 수 없기 때문이다. '램프(간호학과 의료봉사 동아리)'라고 입력해야 제대로 평가받을 수 있다.

앞에서 설명한 '대학생활'에서도 입학 후 1, 2학년 때 동아리 활동을 할 것을 권유하였다. 그러나 동아리 활동을 하지 않았다고 하더라도 '활동하지 않음'으로 작성하는 것은 바람직하지 않다. 동아리 활동을 열심히 한 사람을 선호하기 때문에 지원서에 입력란을 만들어 놓은 것인데 그렇지 않은 사람을 좋아할 리는 없다. 이런 경우에는 간호학도로서 4년간의 대학생활 동안 수많은 과제를 수행한 경험을 떠올려 본인이 속했던 '조명'과 '교과목명'이라도 적는 것이 좋다. 예를 들어 '건강해조(성인간호학 연구)'라고 적는 것이다. 단, 면접 시 동아리 활동과 관련한 질문을 받을 경우를 대비하여 본인 나름의 논리를 만들어 두어야 한다. '언제 어떠한 목적으로 활동하였고, 어떤 과정을 거쳐 어느 정도의 결과를 도출했는지'와 '이러한 경험이 간호사로서 근무할 때 어떤 도움이 될 수 있는지' 등에 관한 답변을 준비해두어야 한다.

(5) 희망부서

임상실습 등을 통해 본인과 잘 맞는 부서라고 생각되거나 꼭 근무해보고 싶은 곳을 기록하면 된다. 기관에 따라서 보통 2~3지망 정도까지 작성하도록 하고 있다. 가장 근무하고 싶은 부서를 우선순위로 하여 통일성 있게 작성한다. 예를 들어 내과와 관련된 부서에서 근무하고 싶다면 1순위 내과 중환자실, 2순위 내과병동 등과 같이 작성하는 것이 좋다. 만약 1순위 내과 중환자실, 2순위 신경과 중환자실 등으로 적는다면 지원하는 병원에 입사하고 싶은 것이 아니라 중환자실에서 근무하는 싶은 것으로 보여 좋지 않은 인상을 줄 수도 있으므로 주의한다.

2) 외국어 점수

영어의 경우 대부분의 병원이 최소 토익 600점 이상의 성적을 요구한다. 최근에는 기준을 상향 조정하는 추세이므로 수도권 대학병원 이상을 희망하는 경우에는 700점 이상을 준비해 두는 것이 좋다. 삼성서울병원의 경우도 2023년 채용 시 부터는 730점 이상으로 상향하겠다고 예고하였다. 열심히 노력했는데도 토익점수가 600점 이하인 경우 점수를 입력하지 않는 것보다는 기록하는 것이 유리하다. 다만, 500점 이하의 점수는 오히려 불리할 수도 있으므로 기록하지 않는 것이 좋다. 토익성적은 최근 2년 이내에 취득한 점수만 인정하므로 확인 후 공인증명서를 준비해두도록 한다.

최근에는 외국인 환자를 위한 국제병원이나 국제병동 등을 운영하거나 다양한 국적의 외국인 환자를 만날 기회가 점차 증가하고 있다. 그러므로 영어 이외에 중국어, 일본어, 러시아어, 아랍어 등의 공인어학 점수를 보유한 경우 지원자격을 갖춘 것으로 인정하는 병원들이 늘어나는 추세이다. 영어에 자신이 없다면 본인이 잘하는 언어를 선택하여 공인 어학 점수를 확보해두는 것도 방법이다.

3) 수상경력

주관기관명, 수상 내역, 수상일자 등을 확인하여 정확하게 기록한다. 수상경력이 여러 건인 경우에는 우선순위를 고려하여 작성하도록 한다. 교내보다는 외부기관을, 하위의 상보다는 상위의 상을 먼저 기록하고, 인지도가 높은 기관에서 받은 상을 우선순위에 둔다.

장학금 관련 내역을 기록하는 항목이 별도로 없을 경우에는 국가장학금을 제외한 장학금을 수여 내역에 기록하면 된다.

4) 학력사항

초등학교 졸업부터 가장 최근의 학력까지 시간의 흐름에 따라 순서대로 기록한다. 중퇴했거나 이미 졸업한 이력이 있다면 모두 기록한다.

5) 성적

성적은 기관에 따라 지원 시까지의 전체 평균을 한 번만 기록하기도 하고, 1학년부터 학년별, 학기별로 기록하기도 한다.

채용기관 입장에서 가장 선호하는 성적 양상은 중상위권 이상의 학점을 1학년 때부터 유지하는 경우이다. 차순위는 저학년 때는 성적이 낮았지만 점차 향상되어 지원 당시의 전체 평균이 기관에서 원하는 기준에 도달한 경우이다. 학과나 전공에 점차적으로 잘 적응하였듯이 입사 후 지속적으로 발전할 가능성이 있는 '발전형 인재'로 평가받을 수 있기 때문이다.

6) 자격사항

공인된 기관에서 발급된 자격증을 입력한다. 자격증번호(취득번호)까지 모두 적는다. 컴퓨터 관련 자격증, 병원코디네이터, 병원커뮤니케이션, 웃음치료, 상담 관련 자격증 등을 입력하면 된다. BLS는 자격증이 아닌 수료증에 해당되나 자격사항 칸에 적어도 무방하다. 입력 시에는 간호사로서 업무할 때 도움이 되는 자격증을 우선순위에 두고 기록하도록 한다.

7) 경력사항

해외봉사, 해외 인턴십 등 해외 경험이나 국토대장정 참가, 간호 관련 국제행사 참가, 수상은 못했지만 참여했던 공모전이나 대회 등을 기록한다. 단, 해외연수 항목이 따로 있는 경우 해외에서의 경험은 해당 항목에 기록한다.

기관에 따라 교육연수 항목이 따로 있는 경우 경력사항 칸에는 공식적으로 취업한 경력만 적도록 하고 없으면 적지 않아도 무방하다.

8) 교육연수

간호학과 입학 시부터 교내 · 외에서 주최한 교육 프로그램이나 연수에 참여한 내역을 모두 기록한다. 교육기관, 교육 내용, 교육기간 등을 그때그때 기록으로 남기고 이수증이나 수료증을 정리해두어 지원서 작성 시 누락하지 않도록 한다.

9) 해외연수

해외봉사, 해외 인턴십, 어학연수, 교환학생 등의 해외 경험을 기록한다. 증명을 위한 수료증이나 이수증 등의 서류를 준비해두도록 한다.

10) 가족사항

최근에는 개인정보보호 등으로 채용과 직접적인 연관이 없는 가족사항에 대한 정보는 수집하지 않는 추세이다. 하지만 여전히 입력 항목이 있는 경우도 많다. 직계가족만 기록하면 되고, 특이사항에 대해서는 정해진 원칙이 없으므로 본인이 기록 여부를 판단하면 된다. 솔직하게 작성하고 실제 면접 시 이에 대한 질문을 받았을 때의 답변을 생각해두는 것을 추천한다.

2. 자기소개서 작성 요령

앞에서 설명한 자기소개서 작성을 위해 미리 준비해둔 '자신만의 이야깃거리'에서 지원하고자 하는 의료기관에 적합한 소재를 찾는다. 그리고 다음에서 제시하는 구체적인 작성방법을 참고하여 초안을 작성한다. 작성된 초안은 지도교수를 비롯한 대학 내부 또는 외부 전문가에게 여러 번 첨삭을 받아서 완성해가도록 한다.

지원서류 중 가장 힘들어 하는 부분이 자기소개서이므로 여러분들의 막막함을 덜어주기 위해 합격한 선배들이 실제 작성한 자기소개서를 부록에 첨부하였으니 참고하기 바란다.

1) 평범함을 특별함으로 스토리텔링하기

지원하고자 하는 기관의 미션과 비전, 전략 등을 확인하여 본인이 지향하는 가치와 가장 잘 맞는 키워드를 선정한다. 수집해 둔 이야깃거리와 유사한 키워드를 선정하여 스토리텔링 한다.

스토리텔링이란 상대방에게 알리고자 하는 내용을 이야기로 설득력 있게 전달하는 것을 말한다. 따라서 지원자 자신을 구체적인 사례를 들어 육하원칙(5W1H)에 따라 재미있고 공감할 수 있는 이야기로 풀어서 전달하면 된다. 즉, 삼성서울병원에 지원하고자 한다면 삼성서울병원 홈페이지의 미션, 비전, 슬로건, 전략 등을 확인하고 자신과 가장 잘 맞는다고 판단되는 키워드 하나를 선정한다. 선정한 키워드를 중심으로 수집해 둔 본인의 경험을 연결하여 진정성 있고 재미있게 엮어 가면 되는 것이다.

삼성서울병원은 '환자의 행복' 추구와 '환자 중심', '공감', '함께하는 것(협력)', '혁신' 등의 키워드로 기관을 소개하고 있다. 이 중 '공감'과 '환자 중심'이라는 키워드를 적용하여 '지원한 직무를 잘 수행할 수 있는 이유'를 작성한 사례를 제시하면 다음과 같다.

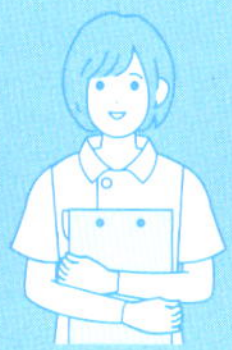

'공감이 이끌어낸 소중한 가치'
실습할 때 극심한 어지러움을 호소하는 메니에르 환자를 만났습니다. 틈나는 대로 찾아가 지지하고 이야기를 들어주려 노력한 덕분에 신뢰관계를 형성할 수 있었습니다. 훈련법을 알려주며 어지러움에 적응하도록 함으로써 점차 증상이 개선되도록 도왔습니다. 이후 고통에서 벗어난 대상자의 감사의 마음이 담긴 편지를 받았고, 친절한 간호사로 추천도 해주셨습니다. 간호사로서 진심으로 공감하며 다른 사람을 대하는 것의 소중함을 몸소 배울 수 있는 계기가 되었고, 보람 있는 일이라는 것을 새삼 느꼈습니다.
작은 배려가 누군가에게는 기쁨과 위로가 될 수 있음을 알기에 공감을 실천하며, 감동을 주는 간호사가 되겠습니다. 언제나 '환자 중심'에서 생각하고 그들의 호소에 귀 기울이는 간호사가 되겠습니다.

2) 구체적이고 매력적인 소제목 달기

소제목은 심사를 하는 인사 담당자의 관심을 끌어 시선을 잡아두는 데 중요한 역할을 한다. 본인을 잘 드러낼 수 있는 구체적이고 매력적인 소제목을 붙여둔다면 그 자체만으로도 긍정적인 결과에 가까이 갈 수 있다. 키워드와 연결하여 소제목을 작성하고, 해당하는 스토리를 엮어 가면 된다.

'행복'과 '협력'이라는 키워드를 적용하여 '지원동기와 입사 후 이루고 싶은 바'를 작성한 사례를 제시하면 다음과 같다.

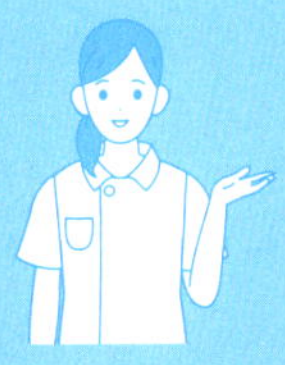

'행복한 삶에의 기여'

귀 원은 선진적인 중환자 치료 시스템 구축을 통하여 질병 치료뿐만 아니라 환자의 행복까지 책임지는 병원으로 알고 있습니다. 삼성서울병원의 중증치료센터에 관한 보도 자료를 통해 최상의 간호 제공으로 행복한 삶에 기여하고자 하는 귀 원의 미션과 저의 가치관이 일치한다고 생각하여 지원하였습니다.

입사 후 간호부서뿐만 아니라 타 부서와의 협력을 통해 '함께하는 것'의 가치를 실현하겠습니다. 대상자 입장에서 최상의 서비스를 제공하여, 빠른 회복과 정상적인 지역사회로 조기복귀할 수 있도록 돕는 간호사가 되겠습니다.

3) 간결하지만 임팩트 있는 문장으로 작성하기

문장은 전달하고자 하는 내용만을 넣어 간결하게 작성한다. 인사 담당자나 면접위원들은 수많은 지원자의 자기소개서를 읽어야 한다. 지나치게 긴 문장은 읽는 사람으로 하여금 지루함을 느끼게 하고 때로는 무슨 의미인지 선뜻 파악하기 어려울 때도 있다. 이러한 자기소개서는 인사 담당자의 호감을 얻거나 자신의 매력을 어필하기가 어렵다. 반면, 짧고 간결한 문장은 전달력이 강하여 임팩트를 주는 데 유리하다. 만연체의 문장을 선호하는 지원자라면 문장을 간결하게 작성하는 연습이 필요하다.

* 만연체 문장 *

학기 초에 반대표로서 동기들과 함께 다수결로 조별 과제 시 복불복으로 조를 편성하기로 하는 학급 규칙을 정했습니다. 규칙을 적용해 조를 편성했는데 조가 마음에 들지 않는다며 친한 친구와 붙여 달라고 하는 친구가 있어서 몰래 명단을 수정해 바꿔줄 수 있는 상황이었지만, 함께 정한 학급 규칙을 지키는 것은 공동체 목표를 달성하기 위한 중요한 약속이었기 때문에 반대표로서 신뢰를 지켰습니다. 어떤 문제로 조를 바꾸고 싶은 것인지 이야기를 들어보았더니 조별 과제 무임승차가 이유라는 것을 알게 되었고, 조별 과제 시 지켜야 할 기본 에티켓을 작성해 모두에게 공지했습니다. 그 결과, 학급 규칙은 그대로 적용할 수 있었고 조원들은 기본 에티켓을 지키며 조별 과제를 성공적으로 마무리할 수 있었습니다.

* 간결한 문장 *

학기 초 반대표로서 학급 동료들과 함께 규칙을 정했습니다. 조별 과제를 위해 무작위로 조를 편성하기로 한 것입니다. 편성된 조가 마음에 들지 않는다며 다른 조에 배정해 달라는 친구가 있었습니다. 마음 같아서는 명단을 수정해서 조를 바꿔주고 싶었습니다. 하지만 함께 정한 학급 규칙을 지키는 것은 공동체의 목표 달성을 위한 중요한 약속이었으므로 반대표로서의 신의를 지켰습니다. 친구가 조를 바꾸고 싶은 데는 이유가 있을 거로 생각하여 원인을 알아보았습니다. 무임승차를 하기 위한 것임을 알게 되었고, 조별 과제 시 지켜야 할 에티켓을 작성하여 공지했습니다. 그 결과, 학급 규칙은 그대로 준수할 수 있었고, 조원들은 에티켓을 지키며 성공적으로 과제를 마무리할 수 있었습니다.

Ⅱ 면접 전략

1. 이미지메이킹

1) 이미지메이킹의 이해

(1) 이미지메이킹의 정의

현대사회는 이미지 관리가 경쟁력의 키워드로 간주될 정도로 중요하다. 자신을 표현하는 커뮤니케이션 수단으로서의 의미도 가지기 때문이다. 그러므로 개인의 역할에 따른 이미지를 올바르게 관리하고 표현하기 위한 능력이 요구된다.

이미지메이킹은 자신의 이미지를 상대방 또는 일반인에게 각인시키는 것으로, 개인이 추구하는 목표에 도달하기 위해 이미지를 통합적으로 관리하는 행위이다. 즉, 어떤 상황이나 목표, 시대의 흐름에 부합하도록 의도적으로 매력적이게 돋보일 수 있도록 표현하는 기술이라고 할 수 있다.

신규 간호사 채용 시에도 면접시험은 당락을 결정하는 중요한 절차이다. 서류전형이나 필기시험을 통해서는 지원자의 성실성, 잠재적 능력, 업무 적합성, 조직 적응력, 유연한 사고 등을 파악하기 힘들기 때문이다. 자신의 장점 및 긍정적인 이미지를 최대한 전달하기 위해서 체계적이고 효율적인 준비가 필요하다.

(2) 이미지메이킹의 구성 요소

이미지메이킹은 자신을 상대방에게 어떠한 방식으로 어떻게 전달할 것인가를 생각하고 표현하는 것이다. 그러므로 이미지를 형성하는 요소들을 확인하여 자신이 원하는 이미지를 만들어 놓고 다른 사람에게 각인되기 전에 적극적으로 표현하고 설득할 필요가 있다.

① 이미지 형성 요소

한 개인의 이미지를 형성하는 주요 요소는 표정, 태도, 말씨, 용모 등이다. 이미지 형성 요소를 이해하고, 긍정적인 느낌을 주는 이미지를 형성하도록 노력한다.

구 분	내 용
표정	표정은 눈과 입의 모양에 따라서 각기 다르게 표현된다. 미소를 띤 얼굴은 첫인상을 좋게 하고, 밝고 부드러운 인상은 진실한 성품을 지닌 사람으로 표현된다.
태도	태도는 인격을 나타내는 중요한 요소이다. 대화를 나누지 않고도 자연스러운 태도를 보인다면 상대방을 따뜻하고 편안하게 해 줄 수 있다.
말씨	개인의 말씨는 인성과 인격을 느끼게 하는 중요한 역할을 한다. 말 한마디로 자신의 이미지를 더욱 좋게 하여 상대에게 좋은 인상을 줄 수 있기 때문이다. 대화 시 경어를 사용하면 상대방을 존경하는 마음을 전할 수 있다.
용모	용모는 헤어스타일과 메이크업, 패션스타일 등을 표현하는 요소이다. 단정한 이미지는 상대에게 신뢰감과 친근함을 느끼도록 한다.

② 이미지 관리 요소

긍정적인 이미지메이킹을 위해 관리해야 하는 요소에 대하여 이해하고, 각각의 요소를 고려하여 일상생활에서 지속적으로 관리함으로써 바람직한 이미지를 갖도록 한다.

구 분	내 용
표정 관리	좋은 이미지를 형성하려면 평소 입가에 미소를 띠는 습관을 길러야 한다. 거울을 보며 의식적으로 입꼬리를 위로 향하도록 반복 연습하여 밝고 부드러운 인상을 가지도록 노력한다.
상대방에 대한 배려	상대방을 배려하는 사람은 매력적으로 보인다. 세련되고 호감을 주는 매너의 연출은 다른 사람에게 만족감을 주면서 존경심을 불러일으키고, 성공적인 업무 수행 뿐 아니라 원만한 대인관계 형성에도 긍정적으로 작용한다.
커뮤니케이션 능력	효과적인 커뮤니케이션을 위해서는 표정, 제스처, 태도 등의 시각적 이미지가 크게 작용한다. 미소 띤 표정으로 상대의 말에 귀를 기울이면서 존중하는 태도는 매우 효과적인 커뮤니케이션을 가능하게 한다.
목소리 훈련	매력적인 목소리는 외모보다 중요하다고 알려져 있다. 상대방과 대화할 때는 본인의 기분을 좋은 상태로 유지하려 노력하여 긍정적인 느낌을 주도록 하고, 품격 있는 목소리를 갖도록 지속적으로 노력한다.

(계속)

구 분	내 용
보디랭귀지 표현	제스처는 말의 전달력을 높이므로 대화 내용에 부합하는 적절한 제스처를 효과적으로 활용한다. 세련된 커뮤니케이션을 위해서는 바른 자세를 취하고, 말로 표현하는 언어적 커뮤니케이션과 함께 비언어적 커뮤니케이션(보디랭귀지)을 적절하게 사용하도록 한다.
용모 · 복장 관리	자신에게 어울리는 헤어스타일과 메이크업을 찾아서 깔끔하고 단정한 의상으로 코디하고, 자신감 있는 시각적인 컬러로 스타일을 연출한다.

2) 이미지를 결정하는 첫인상

면접시험에서 첫인상은 매우 중요하다. 극히 짧은 시간에 이미지가 결정될 뿐 아니라 합격 여부에도 결정적인 영향을 미치기 때문이다. 면접시험 상황이나 소요되는 시간을 감안한다면 실제 첫인상에 의해 합격이 좌우된다고 해도 지나치지 않다.

미국의 심리학자인 매라비언(Mehrabian)에 의하면 개인의 첫인상을 결정하는 가장 중요한 요소는 몸짓, 표정, 자세 등의 시각적 요소가 55%를 차지한다고 한다. 다음으로 목소리의 억양과 말투 등의 청각적 요소가 38%이고, 7%만이 전달하고자 하는 대화 내용에 의해 첫인상이 각인된다고 한다(그림 1). 즉, 말을 통해 전달되는 메시지보다는 몸짓이나 표정, 용모 등의 보여지는 이미지와 발음, 억양, 목소리 톤 등의 청각적인 요소가 커뮤니케이션의 효력을 90% 이상 좌우한다는 말이다. 이러한 점을 고려하여 면접시험 대비 전략을 짜야할 것이다.

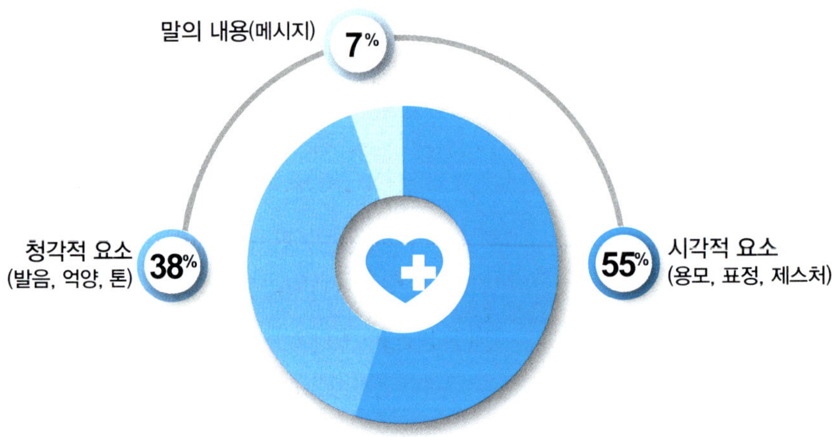

그림 1 **매라비언의 법칙**

첫인상에는 다음과 같은 몇 가지 특징이 있다. 이를 염두에 두고 면접시험을 준비하도록 하자.

① 일회성

좋은 첫인상을 줄 수 있는 기회는 한 번뿐이라고 생각하고 철저하게 대비한다. 먼저 들어온 정보가 나중에 들어온 정보보다 전반적인 인상 형성에 더욱 강력한 영향을 미치기 때문이다.

② 신속성

첫인상은 순간적으로 각인된다. 첫인상이 형성되는 시간은 불과 몇 초에 불과하므로 이를 놓치지 않도록 한다.

③ 일방성

첫인상은 대부분 일방적으로 형성된다. 처음 보는 사람들에 의해 동의도 없이 제각기 느끼고 판단해버리기 때문이다. 이러한 일방성을 염두에 두고 대비해야 한다.

④ 연관성

사람은 본인의 과거 경험이나 기존에 형성된 이미지로 새로운 대상을 마음대로 상상하거나 유추한다. 지나치게 튀는 이미지보다는 무난하고 편한 느낌을 주도록 한다.

3) 나의 이미지 점검하기

개인의 이미지는 고착되는 것이 아니라 선택과 의지에 따라 변화가 가능하다. 현재의 모습이 과거에 본인이 선택한 이미지라면 이후의 모습은 지금부터의 선택에 따라 얼마든지 달라질 수 있다.

좋은 이미지를 가지려면 먼저 자신의 현재 상태를 확인하고 변화하기 위해 노력하는 것이 중요하다. 다음의 체크리스트로 현재 자신의 모습을 점검해보자.

구 분		내 용	체 크
표정		평상시 미소를 띤 웃는 표정을 짓는가?	
		처음 만나는 사람에게 주로 밝은 표정을 짓는 편인가?	
		평상시 손짓이나 눈짓 등 비언어적 신호들을 사용하는가?	
태도	인사	인사는 상대방보다 자신이 먼저 하는가?	
		인사할 때 인사말을 함께 사용하는가?	
		인사는 마음을 담아 진심으로 하는가?	
	자세	서 있는 자세는 바른 편인가?	
		앉은 자세는 예의 바른 편인가?	
		걷는 자세는 당당하고 바른 편인가?	
말씨		상대방의 이야기를 잘 듣는 편인가?	
		습관적으로 사용하는 단어나 문장이 있는가?	
		말할 때 발음은 정확한가?	
		대화를 나눌 때 시선은 주로 어디에 두는가?	
		경어는 항상 바르게 사용하는가?	
용모		옷차림은 시간과 장소와 상황에 따라 적절한가?	
		화장은 상대방의 시선을 끌 정도로 진한 편인가?	
		헤어스타일은 얼굴형에 어울리며 단정한가?	

4) 이미지메이킹 전략

이미지메이킹은 자신을 변화시키는 과정이다. 이미지는 받아들이는 입장에 따라 왜곡될 수 있는 지극히 주관적인 것이다. 그러므로 개인의 인상을 긍정적으로 만들거나 타인에게 보여지는 자신의 이미지를 원하는 방향으로 이끌기 위해서는 그만큼 많은 노력이 필요하다.

이미지 형성 요소인 표정, 태도, 말씨, 용모를 관리함으로써 원하는 이미지를 만들어가도록 한다.

(1) 표정 관리

표정은 마음의 거울이라고 할 정도로 감정이나 심리 상태가 드러나는 얼굴의 모습이다. 이처럼 표정은 개인의 심리 상태를 나타낼 뿐 아니라 상대방에게 호감을 주기도 하고 불쾌감을 주기도 한다. 그러므로 면접관에게 친근감과 호감을 줄 수 있는 밝고 긍정적인 표정을 만들기 위해 노력해야 한다.

① 표징의 중요성

표정은 첫인상과 이미지를 결정하는 가장 중요한 요소이다. 첫인상은 만난 지 2~3초 안에 형성되고, 30초 후면 최종 결론이 내려진다고 한다. 그러므로 특히 짧은 시간 동안 진행되는 면접시험에서 좋은 인상을 주려면 표정 관리에 신경을 써야 한다.

② 나의 표정 점검하기

자신의 표정은 어떠한지 다음의 체크리스트로 점검해보자. 부정적인 항목에 해당하는 경우 보완하도록 노력해야 한다.

구분	내용	체크
1	자신의 웃는 얼굴이 마음에 드는가?	
2	자신의 표정은 돌아서면서 굳어지는 편인가?	
3	자신의 표정에서 입은 가볍게 다물고 있는가?	
4	자신의 표정에서 양쪽 입꼬리가 올라가 있는가?	
5	평상시 당황하면 혀를 내미는 습관이 있는가?	
6	평상시 자연스러운 미소를 짓고 있는가?	
7	평상시 시선은 부드럽고 편안한 편인가?	
8	말을 할 때 눈을 너무 자주 깜박거리지 않는가?	
9	혼자 있는 시간에도 항상 표정 관리에 신경을 쓰는가?	
10	너무 긴장하면 입술을 물거나 오므리지 않는가?	
11	턱을 너무 들고 있거나 혹은 너무 숙이고 있지 않은가?	

(계속)

구 분	내 용	체 크
12	눈동자가 불안정하게 움직이지 않는가?	
13	웃고 있는 입술이 한쪽으로만 올라가지 않는가?	
14	웃을 때 습관적으로 입을 가리지는 않는가?	
15	웃는 얼굴에 대해 칭찬받은 적이 있는가?	
16	얼굴 표정이 부드럽고 편안하다고 생각되는가?	
17	얼굴 표정을 웃는 얼굴로 바꾸고 싶은가?	
18	웃을 때의 입 모양과 치아에 자신이 있는가?	
19	자신도 모르게 습관적으로 미간을 찌푸리는가?	
20	자신의 표정이 매우 다양하다고 생각하는가?	

③ 밝고 긍정정인 표정 만들기

밝고 긍정적인 표정이라고 하면 당연히 미소 짓는 얼굴이 떠오른다. 얼굴은 좋은 표정을 결정하는 최고의 요소인 것이다.

심리학자 다처 켈트너(Dacher Keltner)는 입꼬리가 올라가고 눈이 빛나며 눈가에 주름이 잡히도록 웃는 '진짜 미소'를 보여주면 상대방도 미소 지을 수밖에 없다고 하였다. 극도로 긴장되는 면접장에서 마주 앉은 면접관을 미소 짓게 할 비장의 무기는 바로 웃는 표정인 것이다.

밝은 표정을 만들기 위한 몇 가지 사례를 소개한다.

■ 화난 것처럼 보여요

얼굴에 불만이 가득하고 마치 화난 것처럼 보이는 사람은 입꼬리가 아래로 처진 경우가 많다. 얼굴의 하관이 넓고 턱 주변 근육이 발달하면 입꼬리 근육을 아래로 잡아당겨 입이 아래로 처진 인상을 만들게 된다. 이런 경우에는 의도적으로 입꼬리를 올리는 연습을 하는 것이 좋다. 가장 좋은 훈련법은 '위스키', '와이키키' 발성법이다. 위스키나 와이키키를 소리 내어 정확하게 발음하는 것이 포인트이다. 공부하다가, 화장실에서, 자기 전 침대에 누웠을 때 등 틈날 때마다 의식적으로 반복한다. 2개월 정도 연습하면 입꼬리 근육이 발달해 예쁜 입매를 만들 수 있다.

■ 눈과 입이 따로 웃어서 어색해요

입은 웃고 있어도 눈이 웃지 않는 경우 가식적인 느낌을 줄 수 있다. 눈과 입이 같이 웃는 표정을 만들려면 연습이 필요하다. 가장 좋은 방법은 '하회탈 표정 만들기' 트레이닝이다. 하회탈 표정은 입꼬리가 올라가고 눈매는 내려간 최고의 표정이다. 인터넷 검색이나 유튜브 등을 참고하여 꾸준히 반복적으로 연습한다.

■ 예쁘게 웃어지지가 않아요

가장 예쁜 미소는 윗니가 8~10개 정도 보이면서 입꼬리는 살짝 올라갈 때라고 한다. 이런 미소를 지으려면 '모나리자 미소 짓기'를 연습한다. 모나리자 미소는 실제 면접관들이 선호하는 표정이기도 하다. 과하게 웃지 않으면서도 부드러운 인상을 줄 수 있기 때문이다. 수업을 듣거나 혼자 공부하면서도 의식적으로 모나리자 미소를 지으려 노력하자. 점차 표정이 부드럽게 변하고, 본인의 웃는 얼굴에 익숙해질 수 있다. 자신이 닮고 싶은 미소를 짓고 있는 사진을 크게 확대하여 보면서 따라하는 것도 좋은 방법이다.

④ 밝은 표정 효과

스페인 바르셀로나대학 안토니오 아즈날 박사의 연구에 따르면 사람들은 무표정하거나 우울한 얼굴보다 밝은 얼굴을 더 빨리 인식해 대응하는 것으로 나타났다. 표정이 환한 사람에게 빨리 다가서고 마음을 잘 연다는 것이다. 이 외에도 밝은 표정은 마인드 컨트롤 효과가 있다. 밝은 표정을 지으면 덩달아 기분이 좋아진다고 한다. 또한 밝은 표정은 감성이입 효과가 있어 자신의 기분은 물론 상대의 기분까지 좋게 만든다. 마지막으로 상호간의 밝은 표정은 업무 효율을 증진시켜 신바람 효과를 가져오기도 한다.

(2) 태도 관리(인사 · 자세)

태도(attitude)는 사람의 행동에 대한 마음가짐을 표현한 단어로, 마음가짐에 따라 변화할 수 있다. 인간은 타인에 대해 생각하는 마음이 다르기 때문에 태도도 사람마다 다를 수 있다. 따라서 태도를 살펴보면 개인의 타인에 대한 마음을 알 수 있다. 사람의 태도는 인사와 자세를 통해 드러나므로 면접 시 예의 바르게 인사하고 반듯한 자세를 취하도록 해야 한다.

① 인사

인사는 자신을 상대방에게 알리는 첫 번째 단계로 상대방에 대한 호의와 존경심, 친근함을 표현하는 마음가짐의 외적 표현 양식이다. 인사는 인간관계의 시작이자 끝이라고 할 수 있다. 마음에서 우러나오는 인사로 면접관을 감동시키도록 한다.

인사의 기본자세

인사할 때의 자세는 성별에 따라 조금 다르다.

구분		자세
여자	손 위치	오른손을 왼손 위로 올린다.
	발 모양	뒤꿈치를 붙이고, 앞부리는 20도 벌린다.
	시 선	시선은 정면을 향한다.
	표 정	자연스럽고 부드러운 미소를 짓는다.
남자	손 위치	왼손을 오른손 위로 올린다.
	발 모양	뒤꿈치를 붙이고, 앞부리는 30도 벌린다.
	시 선	시선은 정면을 향한다.
	표 정	자연스럽고 여유 있는 미소를 짓는다.

인사하는 방법

- 밝은 표정으로 상대방의 눈을 바라보며 바르게 선다.
- 가슴과 등을 자연스럽게 곧게 펴고 허리부터 숙인다.
- 숙인 상태에서 1초 정도 멈춰서 공손함을 더 표현한다.
- 상체를 천천히 일으켜 세운다.
- 똑바로 서서 상대의 눈을 보며 미소와 함께 인사말을 전한다.

② 자세

자세란 인체의 모든 근육과 관절 등의 종합적인 기능과 조화에 의하여 이루어지는 것으로, 자세가 바르지 못하면 맵시 나게 옷을 차려 입어도 어둡고 소극적으로 보여 좋은 이미지를 주지 못한다. 바르고 당당한 자세를 갖도록 노력한다.

선 자세

모든 동작의 기본은 선 자세에서 비롯된다. 선 자세에서 중요한 것은 양쪽 다리에 체중을 균등하게 실어 체중이 어느 한쪽에 치우치지 않도록 한다.

- 가슴은 펴고 등은 곧게 하여 호흡을 가다듬은 후 똑바로 선다.
- 몸의 중심을 잘 잡고 두 발의 뒤꿈치는 나란히 붙인 후 앞부리는 남자의 경우 30~45도, 여자의 경우 15~30도 정도로 벌리고 선다.
- 입은 자연스럽게 다물고 시선은 정면을 향한다.
- 고개는 반듯하게 들고 턱은 살짝 당겨 바닥과 수평이 되도록 한다.
- 허리는 일직선으로 세워 상체와 하체가 기울지 않게 한다.
- 아랫배는 안으로 당기고 엉덩이는 힘을 주어 위로 끌어당긴다.
- 남자는 자연스럽게 주먹을 쥐고 바지 옆선에 붙인다. 여자는 오른손이 위로 가게 하여 아랫배 위에 올려놓는다.
- 머리와 어깨는 움츠리거나 뒤로 젖히지 말고, 수평을 이루도록 한다.
- 전체적으로 위에서 끌어당기는 듯한 느낌으로 신체의 무게 중심을 바로 하고 편안하게 선다.

앉은 자세

- 어깨와 가슴을 펴고 허리는 반듯하게 세워 의자 깊숙이 앉는다. 옆에서 보았을 때 등받이와의 각도는 90도 정도가 되도록 한다.
- 시선은 정면을 향하도록 하고 면접관을 바라보며 편안한 자세를 취한다.
- 어깨와 턱에 힘을 주지 말고 고개를 바로 하며 턱은 아래로 당겨준다.
- 남자는 무릎과 발꿈치도 90도가 되게 세운 후 다리를 어깨넓이로 벌려서 앉는다. 이때 발의 모양은 11자 형태가 되게 한다. 여자는 다리를 가지런히 모아 수직으로 세우거나 약간 기울인다. 발끝은 가지런히 모아 정면을 향하도록 하고 조금 앞으로 내민다.
- 남자는 두 손의 힘을 뺀 후 계란을 쥔 모양으로 가볍게 주먹을 쥐고, 허벅지 위에 자연스럽게 올려놓는다. 여자는 두 손을 다소곳이 모으고 가볍게 무릎 위에 얹는다.
- 마음을 편안하게 갖고 다리를 꼬거나 떨지 않는다.

(3) 말씨 관리(커뮤니케이션)

말씨는 말하는 태도나 버릇으로, 말에서 느껴지는 감정 따위의 색깔이 말씨를 통해 드러난다. 즉, 보이지 않는 마음씨가 밖으로 표출된 것이 말씨인 것이다. 그러므로 올바른 말씨 관리는 면접시험 준비에 필수이다. 말씨 관리는 결국 커뮤니케이션 태도를 말하는 것이므로 면접에 도움이 되는 커뮤니케이션에 대하여 알아본다.

① 커뮤니케이션의 정의

커뮤니케이션은 정보, 의견, 감정을 서로 주고받는 것으로, 일반적으로 의사소통이라고 한다. 사람들은 대부분의 시간을 다른 사람과 끊임없이 상호작용하면서 살아가므로 면접의 당락은 커뮤니케이션 능력에 달려 있다고 볼 수 있다.

② 커뮤니케이션의 유형

커뮤니케이션은 소리를 통해 들리는 언어적 커뮤니케이션과 표정이나 목소리의 음색, 제스처 등 시각 · 청각적으로 나타나는 비언어적 커뮤니케이션이 있다. 언어적 커뮤니케이션과 비언적 커뮤니케이션이 일치할 때 좋은 결과로 나타난다.

언어적 커뮤니케이션	비언어적 커뮤니케이션
• 말과 글자라는 상징을 사용하여 의사소통과 상호작용을 하는 커뮤니케이션을 말한다. • 생각이나 느낌 등 전하고자 하는 메시지를 비교적 정확하게 표현할 수 있게 한다.	• 대화 시 표정이나 제스처, 목소리 등으로 의식적 또는 잠재의식적 감정이나 희망, 태도 등을 표현하는 것을 말한다.

③ 좋은 커뮤니케이션을 위한 태도

면접 시 호감을 주기 위한 또 다른 요소는 말할 때의 태도이다. 면접에 임박해서 수정하려고 하면 원하는 만큼 개선되기가 어려울 수 있으므로 평소에 의식적으로 노력할 필요가 있다.

- 미소를 띠고 면접관의 눈을 부드럽게 응시한다.
  눈이 마주치는 것이 부담스럽다면 미간이나 코끝을 바라본다.
- 등을 곧게 펴고 바른 자세를 취한다.
- 면접관의 말을 귀기울여 듣고, 질문의 의도를 파악한다.
- 답변 시 자연스러운 제스처를 사용한다.
- 정확한 발음으로 천천히 또박또박 말한다.
- 올바른 경어를 사용한다.
- 크고 자신감 있는 목소리로 말한다.
- 말끝을 흐리지 않고 분명하게 마무리한다.
- 기억에 남을 수 있는 임팩트 있는 답변을 하도록 애쓴다.

④ 나의 커뮤니케이션 태도 점검하기

자신의 커뮤니케이션 태도를 점검하여 수정 및 보완해 나가도록 한다.

구분	내용	체크
1	밝고 자연스러운 음성으로 말하는가?	
2	말하는 표정과 자세는 상황에 적당한가?	

(계속)

구 분	내 용	체 크
3	말하는 속도가 적절하고 발음이 정확한가?	
4	상대방이 이해할 수 있도록 쉽게 설명하는가?	
5	핵심 내용을 친절하게 전달하는가?	
6	상대방이 이야기하기 쉽도록 편안한 분위기를 만드는가?	
7	상대가 말할 때 시선을 맞추고 성의 있는 태도를 보이는가?	
8	상대방의 말을 중간에 끊지 않고 끝까지 들어주는가?	
9	이야기를 듣는 중 경청하고 있다는 표현(추임새, 끄덕임)을 하는가?	
10	사람들이 항상 당신과의 대화를 편한 마음으로 한다고 생각하는가?	

⑤ 커뮤니케이션을 위한 목소리

상대방에게 호감을 주는 중요한 요소 중 하나가 목소리이다. 외모가 다소 호감을 주지 않는다고 하더라도 목소리가 좋으면 호감도는 상승하게 된다.

목소리는 개인의 생각과 습관에 의해서 만들어지고 마음 상태와 전반적인 컨디션에 영향을 받으므로 면접 시 좋은 목소리를 가지도록 노력한다.

- 바른 자세를 유지한다. 가슴을 펴고 배는 집어넣는 것이 기본이다.
- 서 있는 경우에는 양발에 체중을 균등하게 배분하고, 앉아 있을 때는 다리를 꼬지 않는다.
- 답변 내용에 따라 목소리 톤을 다양하게 사용한다.
- 생동감 있는 목소리로 말한다.
- 목소리의 크기는 너무 작거나 어색할 정도로 크지 않게 한다.
- 목소리의 높낮이는 하이톤보다 다소 낮은 경우에 더 신뢰감을 줄 수 있다.
- 피로는 음성을 거칠게 만드는 첫 번째 요소이므로 피곤하지 않도록 한다.

⑥ 상황별 커뮤니케이션 화법

상황에 맞는 적절한 화법은 면접 시 긍정적인 영향을 준다. 상황별로 적절한 화법을 구사할 수 있도록 반복하여 연습한다.

구 분	내 용
기본 인사말	• 안녕하십니까? OOO입니다. • 반갑습니다. OOO입니다.
긍정할 때	• 네~ 잘 알겠습니다. • 네. 그렇습니다. • 네. 저도 그렇게 생각합니다.
부정할 때	• 네~ 그렇게 생각을 하셨군요. • 죄송합니다만, 저는 이렇게 말씀드리고자 합니다. • 죄송합니다. 그 부분은 이렇습니다.
맞장구 칠 때	• 아~ 네. 그러시군요. 그렇습니다.
거절할 때	• 정말 죄송합니다만… 양해를 부탁드립니다.
부탁할 때	• 부탁 말씀을 드리겠습니다. • 부탁드리겠습니다.
사과할 때	• 불편을 드려 대단히 죄송합니다. • 죄송합니다. 뭐라고 사과를 드려야 할지 모르겠습니다.
기다리게 할 때	• 죄송합니다만, 잠시만 기다려 주시겠습니까?
다시 물을 때	• 죄송합니다만, 다시 한 번 말씀해 주시겠습니까?
겸손을 나타낼 때	• 네, 감사합니다. 더욱 열심히 하겠습니다.
고마움을 나타낼 때	• 네, 감사합니다.
분명하지 않을 때	• 죄송합니다만, 지금으로서는 확실치가 않습니다.
끝인사말	• 안녕히 계십시오. 감사합니다.

(4) 용모 관리

면접에서 중요시되는 첫인상은 밝고 부드러운 미소와 단정한 옷차림, 헤어스타일 및 메이크업 등에서 결정된다. 면접 매너를 갖추고 자신의 내면을 보여줄 수 있도록 한다. 면접 이미지 연출에 도움 되는 메이크업 및 헤어스타일, 패션스타일에 대하여 알아보고 단정하고 긍정적인 이미지가 연출되도록 준비한다. 성별에 따라 참고할 사항을 정리하였다.

① 기본사항

면접에 임할 때는 정장을 입는 것이 원칙이다. 정장 차림을 한 지원자를 더 훌륭하고 책임감이 있다고 생각하는 경향이 있기 때문이다. 정장의 컬러는 검정색, 감청색, 회색계열이 일반적으로 좋다. 미리 자신에게 가장 잘 어울리고 잘 맞는 것으로 준비하고, 더러워지거나 구김이 없도록 한다. 신발은 깨끗하게 닦은 구두를 준비하고, 손톱은 청결하게 다듬으며, 매니큐어를 칠하지 않은 깨끗한 손을 보여주도록 한다. 시계를 착용하면 시간관리를 잘하는 사람이라는 긍정적인 이미지를 줄 수 있으므로 화려하거나 지나치게 눈에 띄지 않는 시계를 준비하는 것이 좋다.

② 여성의 이미지 연출법

면접 이미지는 첫인상에서 결정되는 만큼 성공적인 면접을 위하여 밝고 자연스러우며 간호사로서의 전문성을 최상의 이미지로 표현할 수 있도록 한다.

메이크업 스타일

- 자연스럽고 밝은 이미지로 자신의 분위기와 맞게 연출한다.
- 얼굴의 피부색은 자신의 피부보다 한 톤 밝게 연출한다.
- 목의 피부색과 비슷한 색의 파운데이션을 선택하여 번들거리지 않도록 바른다.
- 눈썹은 모발 색상이나 눈동자 색과 동일 계열 색상으로 자연스럽게 그린다.
- 아이섀도는 피부톤과 유사한 오렌지, 핑크, 피치 계열의 색상을 선택한다.
- 아이라인은 검정색 아이펜슬이나 액체 아이라이너로 자연스럽고 얇게 그린다.
- 볼 화장은 볼뼈 위에 은은하게 발라 혈색을 살려준다.

- 립스틱은 너무 어둡거나 진하지 않은 중간 색상을 칠한다.
- 과도한 화장이나 민낯은 바람직하지 않다.

헤어스타일

- 깔끔하고 단정한 생머리, 단발, 세미커트 스타일이 이상적이다.
- 일반적으로 파마보다는 생머리가 좋은 인상을 주며, 단발이나 커트머리가 활동적인 분위기를 준다. 긴 머리인 경우에는 망이 달린 머리핀 등을 이용해 뒤로 깔끔하게 묶어 주는 것이 좋다.
- 앞머리는 눈을 가리지 않도록 하고, 이마가 보이도록 하면 밝은 인상을 줄 수 있다.
- 헤어컬러는 자연 갈색이 무난하다. 밝은 갈색은 신뢰감이 떨어지며, 검은색은 무거워 보일 수 있다.
- 긴 얼굴은 단발머리가 좋고, 둥글거나 각진 얼굴은 층을 주어 부드러운 이미지가 되게 한다.

패션스타일

- 커리어우먼 이미지를 나타낼 수 있는 투피스를 착용하여 신뢰감을 준다. 일반적으로 바지보다는 치마 정장을 선호한다.
- 슈트는 심플한 디자인의 라인이 들어 간 것이 세련되게 보인다.
- 컬러는 검정색, 감청색, 회색 계열 등이 무난하다. 흰색이 잘 어울리는 경우에는 상의를 흰색으로 준비해도 좋다.
- 이너웨어는 블라우스나 셔츠, 탑이 좋으며 화이트, 아이보리 색상이 단정해 보인다.
- 스커트는 검정색, 회색, 베이지색 등이 좋으며 트임이 깊지 않은 무릎 중간 길이의 H라인이 무난하다.
- 바지 정장의 경우 일자바지가 좋고, 가급적 상의와 동일한 컬러가 적합하다.
- 스타킹은 피부색과 동일한 색상을 신는다.
- 구두는 단순한 스타일로 굽이 5~7cm 정도의 펌프스를 신는다. 발가락이 보이거나 뒤트임이 있는 신발은 피한다.
- 액세서리를 하는 경우 지나치게 시선을 끄는 것은 피하고, 귀걸이를 하는 경우 부착형의 작은 진주 귀걸이 정도가 좋다.

선배가 알려주는 꿀팁

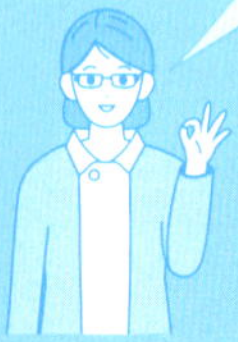

▶ 면접 복장은 정장이 원칙이나 병원에 따라서는 정장을 지양하는 경우도 있으므로 면접 안내문을 정독해서 준비하는 게 중요해요.

▶ 면접용 정장 전문점을 이용하면 편리해요. 저도 '더○○나인' 이라는 전문점에서 면접용 정장을 구매했어요. 그리고 구두는 대여했어요. 참고로 정장과 구두 모두 대여도 가능해요.

▶ 헤어와 메이크업은 본인이 할 수 있으면 직접 하면 좋겠지만 저는 자신이 없어서 면접 2주전 병원 근처의 샵을 알아보고 면접 때 헤어와 메이크업을 받았어요. 대신 면접준비에 집중했어요.

③ 남성의 이미지 연출

면접 시 남성의 복장은 슈트, 셔츠, 넥타이, 구두 등을 트렌드에 맞고 맵시 있게 연출 가능한 것으로 준비하여 호감 주는 이미지가 되도록 한다.

헤어스타일

- 깔끔하고 단정한 느낌을 주도록 약간 짧은 자연스러운 스타일이 좋다.
- 젤이나 왁스를 사용하여 단정하게 연출한다.
- 헤어컬러는 부드럽고 세련된 이미지를 주는 짙은 갈색이 좋다.

패션스타일

- 간호사로서 직무능력과 신뢰감을 줄 수 있는 복장으로 연출한다.
- 자신의 피부색과 체형에 적합한 색상을 선택하고, 상의는 단추가 2~3개 달린 싱글슈트가 바람직하며, 셔츠는 밝은색이 무난하다.
- 넥타이는 슈트 색상과 어울리는 것으로 코디한다.
- 면접을 위해 새로 구입한 정장은 미리 3~4번 입어서 면접 당일 자연스러운 느낌을 줄 수 있도록 한다.

- 슈트의 색상은 검정색, 감청색, 회색 계열이 깔끔한 이미지를 준다. 갈색, 베이지색, 카키색 등은 유약하고 자신감이 결여되어 보이므로 피하도록 하며, 광택 있는 소재 또한 피하도록 한다.
- 셔츠는 흰색, 아이보리, 연한 하늘색 등 밝은 색상을 선택한다. 피부가 흰 경우에는 흰색을 착용하고, 피부가 어두운 경우는 아이보리가 이상적이다.
- 넥타이의 경우 면접 시에는 스트라이프, 솔리드, 도트가 적당하다. 색상은 톤다운된 붉은색 계열, 청색 바탕에 어울리는 줄무늬가 적당하다. 폭은 7~9cm 정도가 적당하며, 폭이 너무 좁은 것은 피한다.
- 구두는 슈트 색상과 어울리는 색상을 선택한다. 발등을 덮는 스타일의 정장용 구두가 적합하며, 깨끗하게 손질하여 신는다.
- 양말은 바지 색과 동일하거나 한 톤 진한 색을 선택한다.

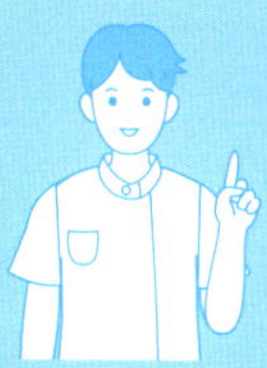

〈기억하기!〉

개인의 이미지는 태어날 때 결정되거나 순간적으로 만들어지는 것이 아니다.

성장과정에서 배우고, 좋은 인상을 만들기 위해 노력하면서 완성해 나가는 것이다. 자신이 가지고 있는 내 · 외적인 요소를 통합하여 개성에 맞게 연출함으로써 호감을 줄 수 있는 최상의 이미지를 갖도록 관리한다.

미국의 정신분석학자 에릭 번은 '과거와 타인은 바꿀 수 없으나 미래와 자신은 얼마든지 바꿀 수 있다'고 하였다. 이미지메이킹을 통해 자신을 명품화함으로써 꿈을 실현시킬 수 있도록 한다.

2. 면접화법

면접시험에서 답변을 어떻게 할지의 문제는 매우 중요하다. 면접관은 질의응답을 통해 지원자의 역량, 성품, 성장 가능성 등을 판단하기 때문이다. 따라서 면접의 질문 내용도 이러한 부분을 파악하는 데 초점이 맞춰져 있다. 질문을 받았을 때 면접관의 의도를 제대로 파악하고 정확하게 답변하는 면접화법을 익혀두도록 한다. 면접에서 중요한 것은 솔직함과 진실함이다. 그러나 자신의 의견을 잘 전달하기 위해서는 형식적 요소를 추가하는 '연출'이 필요하다.

1) 면접관의 의도를 파악하자

면접에서 나오는 질문은 지원자의 역량을 종합적으로 알아보기 위한 것이므로 일반적인 범주를 벗어나는 질문은 거의 없다. 따라서 질문자의 의도를 정확히 꿰뚫어 적절하게 답변하는 것이 중요하다. 면접장에서 짧은 시간에 면접관의 숨은 의도를 파악하려면 기출문제를 반복하여 보면서 분석하고, 바람직한 답변을 정리하여 수정 및 보완하는 연습이 필요하다.

2) 감동을 주는 답변을 하자

면접에서는 질문에 대한 완벽한 대답이 아니라 신뢰감과 감동을 주는 대답이 중요하다. 있는 그대로의 사실은 인정하면서 솔직하고 담백하게 답변하도록 한다. 그렇다고 자신의 단점을 먼저 부각시키거나 부정적 정보를 줄 필요는 없다. 면접관의 머리와 가슴을 동시에 공략하여 인정할 것은 인정하고 어떠한 노력을 하고 있는지를 전달하여 감동을 주도록 한다.

3) 압박질문에는 이렇게 대처하자

면접관은 일명 '압박질문'이라고 하는 기분 나쁜 질문을 던진다. 지원자의 진심을 알아보기 위함이다. 면접 시에는 어떠한 압박질문이 나오더라도 면접관의 질문에 감정적으로 대응하여 언쟁하는 느낌을 주어서는 안 된다. 면접관은 지원자가 압박 상황을 어떻게 이겨내는지를 보고자 하는 것이다.

예를 들어 "지원자 ○○○ 씨는 우리 병원에 어울리는 사람이 아닌 것 같은데, 만약 이번에 불합격한다면 어떻게 하시겠습니까?"라는 질문을 던진다. 누구나 이런 질문을 받으면 순간적으로 매우 당황스럽고 표정이 굳어질 정도로 기분이 언짢아질 것이다. 평소 충분한 연습을 통해 압박질문에 대비하도록 한다. 먼저 마음을 추스르고 “떨어진 이유를 분석해서 보완하겠다”고 대답하거나 “꼭 근무하고 싶은 병원이므로 합격할 때까지 재도전하겠다”고 답변한다면 좋은 평가를 받을 것이다.

4) 문제해결능력을 보여주는 답변을 하자

면접 시의 질문 유형은 지식을 측정하기 위한 것과 의견을 묻는 것으로 구분된다. 지식을 측정하는 질문은 지원분야의 업무에 대한 역량을 확인하기 위함이므로 아는 것을 정확하게 말하면 된다. 의견을 묻는 경우에는 자신의 의견을 솔직하게 피력하되 정답이 있는 것은 아니므로 ‘소통과 교감’에 초점을 두고 답변한다.

예를 들어 “지금껏 살면서 가장 힘들었던 일은 무엇이며, 극복하기 위해 어떠한 노력을 했습니까?”라는 질문은 답변이 정해져 있지 않은 의견을 묻는 질문이다. 각자 삶의 경험에 근거하여 다양한 답변을 하겠지만, 질문의 의도는 그러한 힘든 상황이 구체적으로 어떤 문제였는지, 극복하기 위해서 어떤 행동과 조치를 취했는지, 결과는 어떠했는지를 알고 싶은 것이다. 즉, 지원자의 문제해결능력을 파악하기 위함임을 염두에 두고 대답한다.

5) 실전에 활용 가능한 화법을 기억하자

면접도 커뮤니케이션의 일종이므로 면접관의 질문을 경청하여 의도를 파악하고, 자신의 의견을 명확하고 솔직하게 표현하는 화법이 필요하다. 면접 화법은 면접 당시의 말하기 태도에 관한 것으로, 면접관이 좋은 감정을 느낄 수 있도록 내용과 문장을 전달하는 요령이 필요하다.

(1) Yes, But 화법

면접관의 의견에 먼저 동의한 후 다른 의견을 말하는 방식이다. “네, 그 말도 맞습니다. 그런데 저는 조금 다른 관점에서 생각해보았습니다”라는 식으로 ‘선인정 후반박’하는 형식의 답변이다.

상대방이 공격적인 태도를 취하면 누구나 방어하려고 하고 움츠러들게 된다. 그런 상황에서는 상대의 의도에 부합하기보다 자신의 의견을 먼저 피력하려고 애쓰게 된다. 그러나 이성을 잃지 않고 상대의 의견에 집중하며, 인정할 것은 인정해야 설득력 있는 반론을 제기할 수 있다. 무조건적인 반박은 반대를 위한 반대라는 느낌을 주기 때문이다. 병원은 다양한 직종의 전문가들이 모여 함께 일하게 되므로 Yes, But 화법을 적절히 사용하여 좋은 의견은 공유하고, 그렇지 않은 것은 대안을 찾아 발전해 나갈 필요가 있다.

(2) 긍정 화법

주어진 상황이 좋지 않더라도 희망적이고 긍정적인 면을 찾아서 말하는 방식으로, 자신뿐 아니라 다른 사람의 열정을 불러일으킬 수 있다. 비슷한 상황에서 언제나 불평만 늘어놓는 사람이 있는가 하면, 밝고 긍정적인 생각으로 최선을 다해 노력하는 사람이 있다. 면접관은 당연히 긍정적인 사람을 선호한다.

성공한 사람들은 긍정적인 삶의 태도를 가지고 있다고 한다. 평소 긍정적으로 생각하며 자신의 삶을 성공적으로 이끌어 나가도록 노력해야 한다.

(3) 샌드위치 화법

말하고자 하는 핵심 내용을 먼저 전달하고, 이유와 예를 설명한 후 다시 정리하는 형식이다. 즉, 주장 → 이유 설명 → 사례 제시 → 재주장 및 재강조의 순으로 진행되는 말하기 기법으로 '양괄식'이라고도 한다. 이 화법은 지원자가 말하고자 하는 핵심 내용을 먼저 주장하면서 이야기를 전개하기 때문에 시간 제약으로 충분한 시간이 주어지지 않거나 중단되더라도 자신의 생각을 확실하게 전할 수 있으므로 유리하다. 다시 정리하면 ① 핵심적인 내용에 대하여 먼저 주장함으로써 강한 인상을 주고, ② 주장에 대한 이유를 설명한 후, ③ 적절한 예시를 제시하거나 관련 일화를 소개하여 객관성을 확보하고, ④ 다시 한 번 핵심을 강조하며 마무리한다.

(4) 침묵 화법

면접관의 질문에 대하여 한 치의 망설임도 없이 재빨리 답변하는 것이 언제나 바람직하지는 않다. 진정성 있는 답변을 요구하는 경우 짧게는 2~3초, 길게는 5~6초 정도 생각을 가다듬고 답변하는 것이 신뢰감을 주기 때문이다.

머릿속에 떠오르는 생각을 정리하고 호흡을 가다듬어서 신중하게 말한다면 본인도 무슨 말을 하는지 모를 정도로 횡설수설하거나 떠오르는 생각과 말이 불일치하는 상황을 피할 수 있다.

(5) 결론 & 부연 화법

먼저 '예' 또는 '아니오'라고 명확히 말한 후 부연설명을 덧붙이는 방식이다. 질문에 대한 정확한 답변은 하지 않고 무슨 이야기를 하는지 알 수 없도록 빙빙 돌려가며 말한다면 좋은 결과를 기대하기 어렵다. 그러므로 결론부터 말하는 연습이 필요하다.

예를 들어 "본인의 성격이 어떻다고 생각합니까?"라는 질문을 받았을 때 "글쎄요, 그때 그때마다 다른 것 같아요. 친한 친구들과 함께 있을 때는 활발하고 적극적인데, 잘 모르는 사람이나 처음 만나는 사람들을 대할 때는 소심하고 소극적이 되는 것 같습니다. 저도 잘 모르겠어요" 등의 답변을 해서는 불리하다. "제 성격은 대체로 적극적이 활발한 편입니다. 그러나 낯선 사람들을 만나면 소극적이 되기도 하여 이를 극복하기 위해 먼저 대화를 시도하려는 노력을 하고 있습니다"라고 대답하면 된다.

3. 실전면접

앞에서도 설명했지만, 의료기관의 일반적인 전형절차는 온라인 지원서 접수 → 서류전형 → AI 면접 또는 인 · 적성검사, 직무적합성평가 · 필기시험(GSAT 등) → 1차 면접(실무진) → 2차 면접(경영진) → 채용검진의 순으로 진행된다. 앞 단계의 전형에 통과한 지원자에 한해서 다음 단계의 전형에 참가할 수 있다(그림 2).

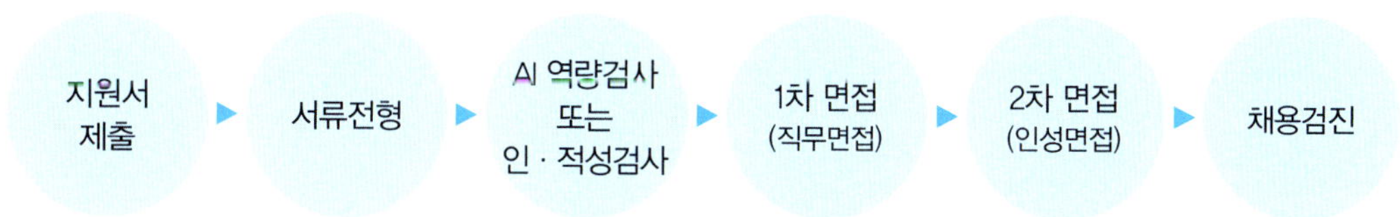

그림 2 채용 절차

1) AI 역량검사(AI 면접)

AI 역량검사는 흔히 AI 면접이라고 불리며, 빅데이터, 딥러닝 기술을 채용시스템에 적용한 것으로 한양대학교병원을 시작으로 점차 확산되고 있다. 비대면으로 진행되므로 코로나 팬데믹 상황에서의 채용방법으로 선호되고 있다. 또한 채용에 소요되는 시간과 비용의 절감이 가능하고, 더 많은 지원자에게 기회를 줄 수 있다는 장점이 있어 효율성 측면에서도 긍정적인 평가를 받고 있다.

AI 역량검사는 최근에 도입되어 기존 면접방법에 비해 정보가 부족한 편이므로 전반적인 과정에 대하여 안내함으로써 부담을 덜어주고자 한다. 그 절차는 지원한 병원의 참여 요청 안내로부터 시작되며 면접을 위한 환경설정 및 실제 면접으로 진행된다.

(1) 1단계 : AI 역량검사 참가 안내

AI 역량검사의 첫 단계는 지원한 병원으로부터 참가해달라는 안내를 받는 것이다. 일반적으로 이메일이나 문자메시지를 통해 url 주소나 사이트를 링크하여 주의사항과 함께 보낸다. 주의사항을 숙지하여 안내에 따라 진행하면 된다.

(2) 2단계 : AI 역량검사를 위한 사전준비

AI 역량검사를 위해서는 몇 가지 준비가 필요하다. 사전에 반드시 꼼꼼하게 확인하여 실제 면접 시 당황하는 일이 없도록 한다.

① 인터넷 환경 점검

인터넷은 가능한 한 유선환경을 이용하도록 한다

- Wi-Fi를 이용하는 경우 유선에 비해 불안정하고 중간에 끊김 현상이 발생할 수 있기 때문이다. 여러 번 연결이 끊어지는 경우 자격이 박탈되는 경우도 종종 있으므로 사전에 여러 번 점검한다. 불가피하게 무선을 이용하는 경우에는 접속자가 적은 새벽시간을 활용한다.

크롬브라우저를 미리 다운받아 작용되는지 확인해둔다

② 준비물 점검

컴퓨터

- 가능한 한 카메라와 마이크가 내장된 노트북을 준비하는 것이 좋다.
- 데스크 탑을 이용하는 경우에는 웹캠, 헤드셋 등을 준비한다.

키보드

- AI 게임의 경우는 스페이스바, 방향키 등의 키보드를 사용하므로 제대로 작동하는지 사전에 점검한다.

마우스

- 마우스를 사용하는 것이 노트북의 터치 패드보다 유리하다.
- 인성검사를 위한 성향분석질문이나 AI 게임의 경우 시간의 긴급성이 요구되므로 가급적 유선 마우스를 준비한다.

카메라

- AI가 안면인식을 잘할 수 있는지 카메라의 화질을 점검한다.

마이크

- 또렷한 목소리를 위해 사전에 점검하고, 이어폰 사용도 가능하다.

(3) 3단계 : AI 역량검사 실전

- AI 역량검사 실행단계는 일반적으로 본인확인 등록 → 기본질문 → 성향분석질문 → 상황대처질문 → AI 게임(전략게임) → 심층질문의 순서로 진행된다.
- 채용기관의 인재상에 따라 순서를 바꾸거나 구성요소를 생략하기도 한다.
- 소요시간은 대략 1시간 30분에서 2시간 정도이다.

① 지원자 본인확인 등록

얼굴인식 등록

- 카메라를 통해 모니터 상에 보이는 지원자의 얼굴을 AI가 인식하도록 등록하는 것이다.

- 안내에 따라 지원자의 얼굴이 화면 박스 안의 인식영역에 잘 나타나도록 조정한 후 인식버튼을 클릭한다.
- 얼굴이 어둡게 보이는 경우 스탠드 등을 조명으로 사용하여 밝기를 조절한다.

목소리 등록

- 소음이 없는 조용한 환경을 유지한다.
- 안내에 따라 적당한 크기의 목소리로 화면에 나타나는 예시문장을 소리 내서 읽고 등록한다.

② 기본질문

자기소개

- "1분간 자기소개를 해보세요"

성격의 장 · 단점

- "자신의 장점과 단점을 말해보세요"

지원동기

- "우리 병원에 지원한 동기를 말해보세요"
- "귀하를 채용해야 하는 이유를 말해보세요"

선배가 알려주는 꿀팁

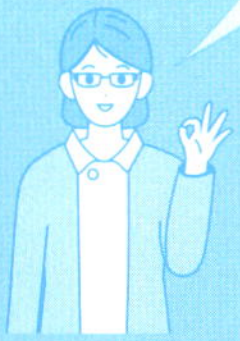

▶ 집중할 수 있는 조용한 장소를 선택하여 충분히 연습한 후 참여하세요. 유튜브 영상 등을 참고하면 도움이 돼요.

▶ 면접 복장에 대한 제한은 없어요. 그렇지만 실제 면접 전에 면접관이 Ai 면접 영상을 볼 수도 있어요. 좋은 이미지를 남기려면 메이크업과 헤어스타일을 단정하게 하고 세미정장 정도의 복장으로 참여하는 게 좋겠지요. 흰색 셔츠나 블라우스 정도면 무난해요. 저도 흰색 셔츠를 입었어요.

▶ 모르는 질문이 나와도 당황하지 말고 미소를 지으며 답변하도록 하세요. AI는 답변 내용보다 시선, 표정, 목소리 크기, 자세 등의 비언어적인 요소로 평가하거든요.

▶ 시선은 모니터를 향하는 게 좋아요. 시선이동이 잦으면 AI가 불안하다고 인식할 수 있으니까 대본보다는 말할 내용을 머릿속에 정리하여 휴대폰을 이용하여 연습하면 많은 도움이 돼요.

▶ 또렷하고 정확한 발음으로 말할 수 있도록 반복하여 연습하고, 답변은 20초 이상 해야 제출이 가능해요. '다시 시작하기'로 새로운 답변이 가능하지만 한 질문에 한 번만 가능해요.

▶ 답변한 내용을 기억하고 있어야 해요. 대면면접에서 일관되게 답변하는 것이 중요하니까요.

③ 성향분석질문

- 인성검사와 유사하며, 170~200문항 정도로 구성된다.
- 기관에 따라 문항 개수와 질문 내용이 다를 수 있다.
- 보통 한 번에 10문항씩 제시되며 시간제한이 있다.
- 6지선다형으로 6개의 답가지 중 하나를 선택하면 된다.

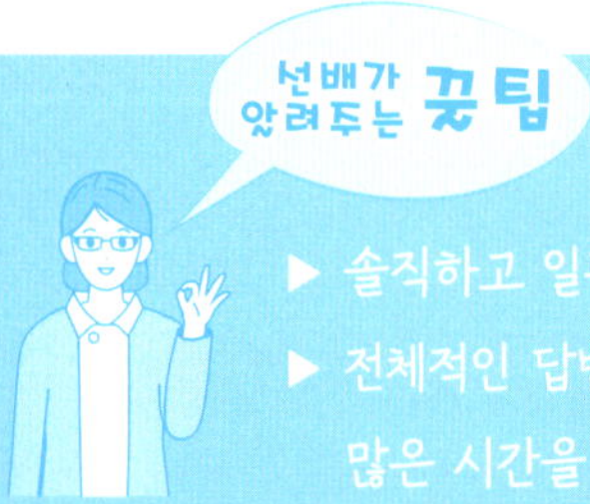

- ▶ 솔직하고 일관성 있게 답변해야 해요.
- ▶ 전체적인 답변을 통해 진실성을 보기 위한 것이니 문항 하나하나 많은 시간을 사용하기보다는 전체적인 맥락에 신경 쓰세요. 특히 부정문항에 유의하세요.
- ▶ 질문의 예를 들면 '나는 이기적이라는 소리를 자주 듣는다', '나는 사람들을 잘 믿는 편이다.', '어려운 일에 도전하는 편이다', '법과 질서는 사람들을 통제하기 위한 수단이다' 등이예요.

④ 상황대처질문

- 특정 상황을 제시하고 지원자의 답변을 듣는 방식이다.
- 주변에서 발생 가능한 상황을 제시하고 답변하도록 하는 것이므로, 윤리 · 도덕적이고 합리적인 관점에서 답변하면 된다.

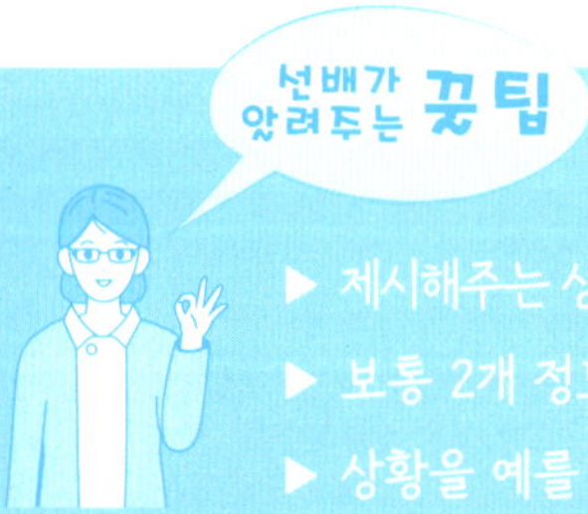

- ▶ 제시해주는 상황을 읽고 어떻게 대처할지 실제 상황처럼 말하면 돼요.
- ▶ 보통 2개 정도의 상황이 주어져요.
- ▶ 상황을 예를 들어볼게요.

- "친한 동료 간호사가 힘들어서 더 이상은 버티기 어렵다면서 그만두겠다고 이야기하면 어떻게 이야기 할지 실제 대화한다고 생각하고 말해보세요."
- "가족행사로 아버님의 생신파티가 약속되어 있는데, 갑자기 선배 간호사가 스케줄을 바꿔 달라고 한다면 어떻게 할 것인지 실제 대화하는 것처럼 말해보세요."
- "당신은 동사무소 업무를 봐주고 있습니다. 한 손님이 급한 업무가 있다며 자신을 먼저 봐달라고 할 경우 어떻게 할 것인지 실제 상황처럼 말해보세요."
- "당신의 애인과 음식점에서 밥을 먹고 있는데 애인이 종업원에게 화를 냅니다. 이때 어떻게 할 것인지 실제 상황처럼 말해보세요."

⑤ AI 게임(전략게임)

- AI 게임을 통해 지원자의 무의식적인 행동 패턴이나 수행 결과를 분석하여 지원자의 역량을 측정하는 방식이다.
- 지원자들이 가장 당황하고 어려워하는 유형이며, 시간제한이 있다.
- 심리검사에 이론적 기초를 둔 인 · 적성검사의 새로운 유형으로 일반적인 게임으로 생각하면 안 된다.
- 쉬운 것도 있지만 문제 자체를 이해하지 못하는 경우도 있으므로 게임 시작 전에 제시되는 규칙을 파악하도록 한다. 규칙을 말해주지 않고 패턴을 파악해서 선택하는 게임도 있으나 대부분은 규칙을 보여준다.
- 일반적으로 6~10개 정도의 게임으로 구성된다. 기관마다 제시되는 게임이 다를 수 있고, 새로운 게임이 개발되어 추가되고 있다.

게임의 종류

- N-back 카드게임, 문자분류코드, 스트룹, 하노이 탑, 사람의 표정을 보고 감정 맞추기, 스마일 입길이 맞추기, 공 무게 맞추기, 퍼즐 맞추기, 행복카드 찾기, 날씨 맞추기, 풍선 불기, 블록 쌓기 등

게임을 통해 평가하는 요소

- 지원자의 무의식적인 행동 패턴, 수행 결과
- 의사결정방식
- 정보활용능력
- 집중력 변화
- 과제해결능력, 난이도 적응패턴 등

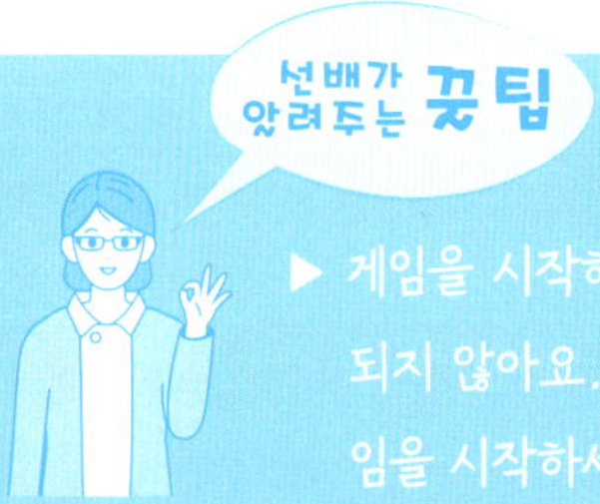

▶ 게임을 시작하기 전에 보여주는 규칙을 파악하는 시간은 카운팅되지 않아요. 차분한 마음으로 규칙을 읽고 패턴을 이해한 후 게임을 시작하세요.

▶ 게임 중 답이 없는 문제도 있지만, 정답이 있는 문제도 있어요. 이런 문제는 연습하면 맞출 수가 있어요.

▶ 게임을 잘하느냐 못하느냐로 합격이 결정되는 것은 아니에요. 단, 플레이하는 모습이 녹화되므로 언행에 주의하세요. 비속어나 불량한 행동 등은 금지예요!

⑥ 심층질문

- 앞에서 진행한 기본질문이나 성향분석질문을 바탕으로 심층적인 질문을 하는 형태이다.
- 일반적인 대면면접 시의 질문 내용과 비슷하고, 앞에서 답변한 내용과 관련하여 꼬리질문 형식으로 진행된다.

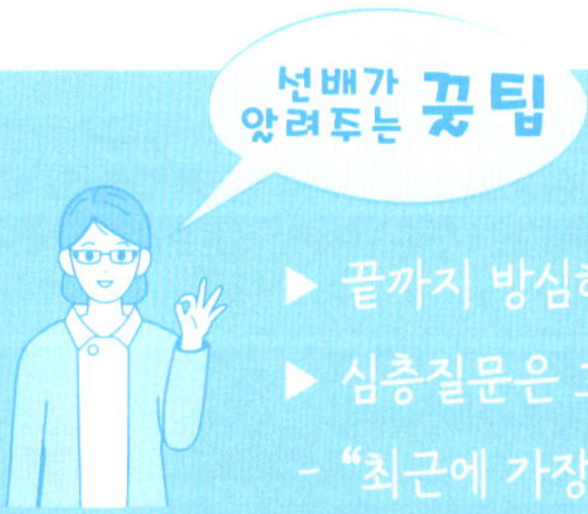

▶ 끝까지 방심하지 말고 미소를 띠고 답변하는 거 잊지 마세요!

▶ 심층질문은 꼬리에 꼬리를 물고 질문하는 것이 특징이에요.

- "최근에 가장 성취감을 느꼈던 경험은 무엇인가요?"
  - "이유는 무엇인가요?"(꼬리질문)
  - "그 성취감이 현재의 나에게 어떠한 영향을 주나요?"(꼬리질문)
- "어떤 부서에 배치받고 싶습니까?"
  - "그 부서에 가고 싶은 이유는 무엇인가요?"(꼬리질문)
  - "그 부서에서 일할 경우 본인과 병원의 발전에 어떠한 기여를 할 수 있나요?"(꼬리질문)
- AI 면접을 체험해볼 수 있는 사이트도 있어요. 무료사이트도 있으니 인터넷 검색을 통해 활용하면 도움이 돼요.

2) 인 · 적성검사

인 · 적성검사는 '인성검사'와 '직무적성검사'를 일컫는 것으로, 면접 전 지원자의 성향과 직무적합도 등 개인의 능력치를 알아보기 위한 검사이다. 즉, 지원자가 채용기관의 조직에 적합한 인성을 갖추고 있는지, 입사 후 담당하게 될 직무와 관련한 문제해결능력과 적절한 전공지식을 보유하고 있는지를 알아보기 위한 검사이다. 최근에는 AI 역량검사에 포함되어 이루어지고 있으나, 채용기관에 따라 온라인 또는 채용기관이나 학교 등의 장소에서 별도로 시행되기도 한다. 일반적으로 대기업이나 공기업 등에서는 필수적으로 실시되며, 특히, 삼성 계열의 기관에 취업을 준비하는 학생들은 '삼성병원 GSAT(global samsung aptitude test)'를 필수적으로 준비해야 한다.

인 · 적성검사는 인성검사와 직무적성검사로 구성되지만 반드시 두 검사가 함께 진행되는 것은 아니며, 기관에 따라서는 인성검사만 시행하기도 한다. 먼저 준비할수록 경쟁력을 갖춘 인재로 평가받을 가능성이 높아지므로 자신의 브랜드 가치를 향상시키기 위해 여유 있게 대비하도록 한다.

(1) 인성검사

지원자의 기본적인 됨됨이와 조직생활에서 요구되는 대인관계, 사회적 규범 등의 조직 적응력을 파악하기 위한 검사이다. 인성은 직무에 대한 동기유발에 영향을 미치고, 조직의 화합 측면에서도 중요하게 작용하기 때문에 채용기관 입장에서는 중요시하고 있다. 따라서 채용 시 인성검사를 실시함으로써 지원자의 인성을 파악하여 평가 시 참고한다. 인성검사 자체가 합격 여부를 가르는 기준은 아니지만 직무능력 문항을 막힘 없이 잘 해결했는데 합격하지 못했다면 인성검사에서 문제가 있었을 것이라는 합리적인 의심을 해볼 필요가 있다.

① 검사의 종류

일반적으로 MMPI, CPI 등의 도구를 활용하여 실시한다.

MMPI(minnesota multiphasic personality inventory)

MMPI(미네소타 다면적 인성검사)는 1943년 미국 미네소타 대학병원의 해서웨이(Starke

Hathaway)와 매킨리(J. Chamley McKinley)에 의해 개발되었으며, 현재 가장 널리 쓰이는 심리검사 중 하나이다. 개발 당시에는 군사들의 외상후스트레스장애(post-traumatic stress disorder, PTSD)를 빠르게 측정하기 위한 것이었으나, 현재는 성인의 성격특성 및 정신병리적 상태를 평가하는 검사로 발전하였다. 정신과 병원이나 상담센터 등에서 심리검사를 할 때 빠지지 않고 실시되며, 진단 및 상담뿐 아니라 학교, 인사 선발 및 관리, 교정이나 법정 등에서도 널리 사용된다.

CPI(california psychological inventory)

CPI(캘리포니아 인성검사)는 1956년 헤리슨 고프(Harrison Gough)에 의해 개발되었다. MMPI가 주로 정신의학적 개념에 근거하여 이상성격을 진단할 목적으로 개발된 것이라면, CPI는 정상인의 성격 특성을 이해하고 예측하기 위한 검사이다. 개인의 내부적 적응과 사회적 적응을 평가하며, 선천적인 특징보다는 태도, 대인관계 등 후천적인 사회학습 요인을 포함한다.

② 가이드

일반적으로 30~60분 동안 200~400개의 문제를 풀어야 하므로 생각할 시간이 거의 없다. 정해진 답이 있는 것도 아니다. 그러므로 질문에 소신껏 답변하면 된다. 다만, 동일한 내용의 질문을 말만 바꾸어 중복하여 물을 수 있으므로 솔직하고 일관성 있게 답변해야 한다. 지나치게 옳은 답을 찾으려고 사실과 다른 답가지를 선택하지 않도록 한다. 시작할 때는 긴장한 상태에서 집중하여 의도한 바대로 체크할 수 있지만, 검사가 진행되어 감에 따라 집중력이 떨어져 처음과 다른 답변을 할 가능성이 크기 때문이다. 특히, 긍정 문항과 부정 문항에 유의하여 답변하도록 한다. 비슷한 질문에 대한 답이 다르면 신뢰도가 떨어져 불리한 결과로 이어질 수 있다. 지식적 · 기술적으로 접근하기보다는 솔직하고 일관된 자세로 임하는 것이 가장 핵심이다.

선배가 알려주는 꿀팁

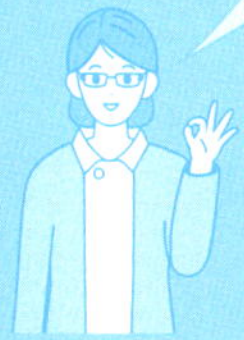

▶ 정답이 없는 검사이니 모범적인 간호사로서 최대한 솔직하고 일관성 있게 답변을 하는 거 잊지 마세요!

▶ 힘들더라도 끝까지 집중력을 유지하도록 하세요.

▶ 평소에 무료사이트를 활용하여 검사를 해보는 것도 도움이 돼요.

▶ 다지선다형 검사로 질문하는 내용에 본인의 생각을 1~5점으로 대답하며, 부정문항에 주의하세요.

- '나는 공포영화를 싫어한다.'
- '나는 낯선 사람에게 먼저 말을 거는 편이다.'
- '나는 한 가지 일에 금방 싫증을 내는 편이다.'
- '나는 생각이 많아서 행동으로 옮기는 데 힘이 든다.'
- '나는 공포영화를 싫어하지 않는다.'(부정문항)
- '나는 소심해서 낯선 사람에게 먼저 말을 거는 것이 힘들다.'(부정문항)

(2) 직무적성검사

직무적성검사는 지원자의 기본적인 문제해결능력이나 지적능력을 확인하기 위한 것이다. 채용기관마다 영역별로 출제되는 유형과 문항 수, 시험시간 등이 상이하므로 지원하고자 하는 병원의 직무적성검사에 대해 파악한 후 준비하는 것이 바람직하다.

직무적성검사는 일반적으로 언어, 수리, 추리, 상식, 공간지각 영역에 대하여 300~500개 정도의 문항으로 구성된다. 이 중 수리 및 추리 영역과 공간지각 영역은 난이도가 높아 지원자들이 어려워하는 부분이므로 해당 영역이 약한 사람은 신경 써서 대비하도로 한나.

① 검사 영역

언어능력

- 글을 읽은 후 분석 및 내용 파악능력, 어휘와 어법을 정확히 알고 바르게 사용하는지 평가한다.

• 독해, 어휘, 어법, 언어이해, 언어논리, 언어유창성 등

수리능력

• 기본적인 수학이론 공식을 이용한 계산능력과 제시된 자료분석능력을 평가한다.
• 자료해석, 응용계산, 수리논리, 수리력 등

추리능력

• 주어진 조건을 종합하여 논리적으로 사고하는 능력으로, 언어, 숫자, 도형을 보고 빠른 시간 안에 규칙을 발견하는 유추능력을 확인하여 지원자의 문제해결능력, 기획력, 창의력, 논리적 사고력 등을 평가한다.
• 언어추리, 수열추리, 도형추리 등

상식능력

• 대인관계 및 사회생활에 필요한 최신 시사 및 일반상식능력을 평가한다.
• 한국사 · 세계사, 경제 · 경영, 사회 · 문화, 시사상식 등

공각지각능력

• 도형 상하 · 좌우 · 전후의 공간관계 및 위치를 파악하는 능력을 평가한다.
• 전개도, 종이접기, 블록, 도형회전, 투상도, 조각모음 등

② 가이드

직무적성검사는 단순히 적성을 알아보기 위한 검사가 아니라 기준 점수 이하를 받으면 탈락하는 필기시험에 해당한다. 지원자 대부분이 직무적성검사를 어렵다고 느끼는 만큼 지원하는 기관의 시험 유형을 파악하여 정확하게 이해하고, 비슷한 유형의 문제를 반복하여 풀어서 요령을 터득하는 것이 중요하다. 시중에 나와 있는 기출문제집을 활용하거나 취업사이트에서 무료로 제공하는 모의 직무적성검사 서비스를 이용하면 도움이 된다.

적성검사 대부분은 단순암기로 해결할 수 없는 문제들로 구성되어 있어 암기 위주 교육에 길들여져 있는 지원자들에게는 익숙하지 않다. 시간적 여유를 두고 평소에 다방면의

상식과 시사 감각을 키우고, 이해력과 판단력을 높이는 것이 효과적이다. 같은 병원을 목표로 하는 사람들끼리 스터디그룹을 만들거나 인터넷 카페 등을 이용하여 특정 주제나 이슈 등에 대하여 토론하는 것도 좋은 방법이다.

시간배분에 유의하는 것도 중요하다. 실제로 적성검사에 참가한 지원자 대부분은 "시간이 부족해 절반 이상을 못 풀었다"고 한다. 총문항 수와 주어진 시간을 감안하여 한 문제당 풀어야 하는 시간을 미리 확인한 후 충분히 연습해 두도록 한다.

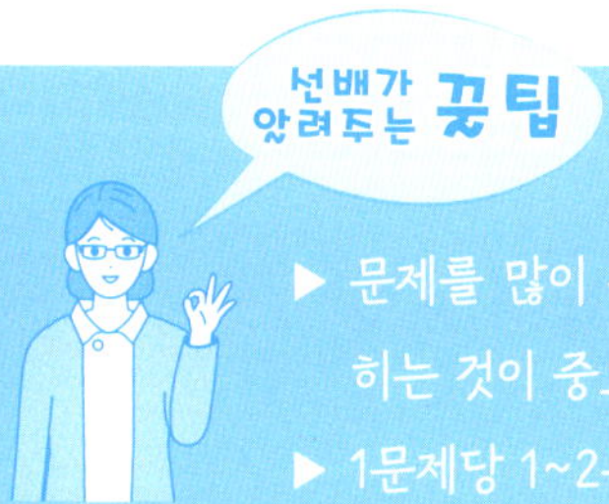

- ▶ 문제를 많이 푼다고 유리한 것이 아니라 한 문제라도 정답을 맞히는 것이 중요해요.
- ▶ 1문제당 1~2분 이내에 풀어야 하므로 시간이 오래 걸리거나 모르는 문제는 그냥 넘어가고 쉬운 문제부터 해결해야 해요.
- ▶ 단기간의 문제풀이만으로 해결되는 시험이 아니니까 여유를 가지고 최대한 많은 문제를 접하여 감각을 기르는 게 중요해요.
- ▶ 시험 일주일 전부터는 주어진 시간에 맞춰서 문제 푸는 연습을 하는 게 좋아요.
- ▶ 자신만의 마인드컨트롤 방법을 터득해서 긴장하지 않도록 하는 게 중요해요. 긴장해서 문제를 잘못 읽어서 못 푼 문제가 꽤 있었어요.
- ▶ 직무적성검사는 주로 Big 5 병원 기준 삼성서울병원과 가톨릭대학교 서울성모병원에서 보는데 '간호사 필기'나 '간호사 GSAT' 책을 많이 봐요. 삼성서울병원의 난이도가 높은 편이라 GSAT로 준비해도 다른 병원도 동시에 준비가 가능해요.

3) 직무면접

직무면접은 주로 실무진에 의한 1차 면접에 해당한다. 주로 기본간호학이나 성인간호학 관련 지식 및 임상검사, 의학용어 등 간호학적 지식을 평가한다. 그러나 이 단계에서도 정답을 맞히는 것보다 더 중요한 것은 지원자의 태도임을 잊지 말아야 한다.

(1) 종류

① 일반 직무면접

- 간호지식에 대해 질문하고 답변하는 유형이다.
- 기본간호, 성인간호, 여성간호, 아동간호, 응급간호 등

② 케이스 면접

- 제한시간 내에 환자 상태에 관한 짧은 지문을 읽고 간호진단과 제공할 수 있는 간호에 대해 답변하는 유형이다.

실제 질문

- 주어진 케이스의 상황을 설명하시오.
- 케이스 환자에 대해 간호진단, 진단 이유, 제공할 간호중재를 말하시오.

③ 상황 면접

- 병원에서 발생 가능한 상황에 대해 지원자의 대처법을 평가하는 유형으로, 일반 직무면접의 확장으로 볼 수 있다.

실제 질문

- 환자의 콜벨과 의사의 구두지시가 동시에 내려질 때 어떻게 할 것인가?
- 의사와 보호자가 싸우는 경우 어떻게 대처할 것인가?
- 프리셉터와 맞지 않을 경우 어떻게 할 것인가?

(2) 다빈도 기출 영역

① 기본간호 영역

- 감염 : 손씻기, 무균법, 소독과 멸균, 염증, 격리 · 역격리 등
- 활력징후 : 혈압, 맥박, 호흡, 체온
- 투약 : 경구투약, 근육주사, 피하주사, 피부반응검사, 정맥주사, 약물계산 등
- 배뇨 · 배변 : 단순도뇨, 유치도뇨, 관장
- 수혈 : 수혈 전 · 중 · 후 간호
- 약물 : 칼륨제제, 철분제제, 강심제(디곡신), 니트로글리세린, 모르핀, 마약 등
- 섭취량과 배설량(I/O)
- 수술 : 수술 전 · 후 간호
- 낙상
- 욕창
- 화상
- 흡인
- 비위관
- 산소요법
- 내시경
- 억제대
- 암환자 간호
- 간호과정
- 간호기록
- 임상검사 정상범위

② 성인간호 영역

- 근골격계 : 요추천자
- 내분비계 : 당뇨, 저혈당, 인슐린, 쿠싱증후군, 전신성 홍반루푸스
- 소화기계 : 간의 기능, 간경화, 덤핑증후군, 상 · 후부 위장관출혈

- 신경계 : 의식의 단계, 두개내압, 중심정맥압, 글라스고우 혼수척도, 뇌막염, 발작
- 신장계 : 만성 신부전, 투석, 동정맥루
- 심혈관계 : 협심증, 심근경색, 심부정맥혈전증, Fallot 4징후(TOF)
- 호흡기계 : 만성 폐쇄성 폐질환, 천식, 폐부종, 토혈 · 객혈, 흉관 간호

③ 여성 및 아동간호 영역

- APGAR Score
- 제대간호
- 장중첩증 아동간호
- 유방자가진단법
- 임신성 고혈압

④ 응급간호 영역

- 심폐소생술(CPR)
- 쇼크(shock)
- 인공호흡기(ventilator)
- 기관내삽관(intubation)
- 응급처치의 ABC
- 연명의료중단(do not resuscitation, DNR)

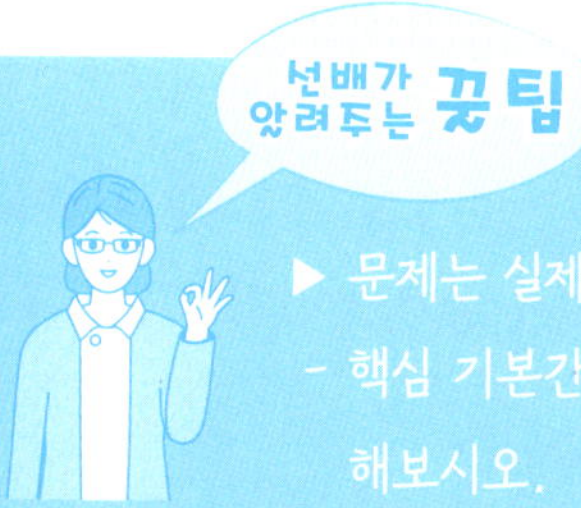

▶ 문제는 실제로 이렇게 나와요.

- 핵심 기본간호술기(투약, 흡인, 영양, 배설간호 등)의 절차를 말해보시오.

☞ 술기 시 주의사항 등을 꼬리질문으로 받을 수 있어요.

- 흡인간호의 주의사항이나 지켜야 할 원칙을 말해보시오.
- 환자의 혈당을 측정했는데 저혈당이 측정되었다. 어떻게 대처할 것인가?
- 정맥주사 시 주의사항에는 무엇이 있는가?
- 환자에게 수혈을 실시할 예정이다. 무엇을 확인해야 하는가?
- 당뇨병의 대표적인 증상과 합병증을 말해보시오.

(3) 주의사항

① 면접은 대기실에서부터 시작

대기실에는 최소한 면접 시작 30분 전에 도착하도록 한다. 긴장되는 상황에서도 긍정적인 에너지를 뿜어내려면 시간적 여유가 필요하기 때문이다. 대기실에서의 에너지와 텐션은 면접장까지 이어진다. 또한 실제로 대기실에서의 태도를 모니터링하여 평가에 반영한 사례도 있으므로 주의한다.

② 임팩트 있는 자기소개 준비

짧지만 임팩트 있게 자신을 알릴 수 있는 1분 자기소개서를 준비하여 막힘없이 말할 수 있도록 한다.

③ 정답보다는 태도가 중요

면접관은 지원자가 모든 간호지식을 알고 있다고 생각하지 않는다. 모르는 내용에 대한 질문을 받았을 경우 당황하지 말고 아는 범위에서 답변한 후 나머지 부분은 입사 후에 열심히 공부하겠다고 말한다. 입사하고 싶다는 진심 어린 태도가 더 중요하다.

④ 다른 지원자의 말을 경청

여러 명의 지원자가 동시에 면접을 보는 경우 다른 사람이 답변할 때 경청하는 태도를 보인다. 이때 앞의 지원자가 훌륭한 답변을 했다고 기가 죽거나 자신감 잃는 태도를 보이지 않는다.

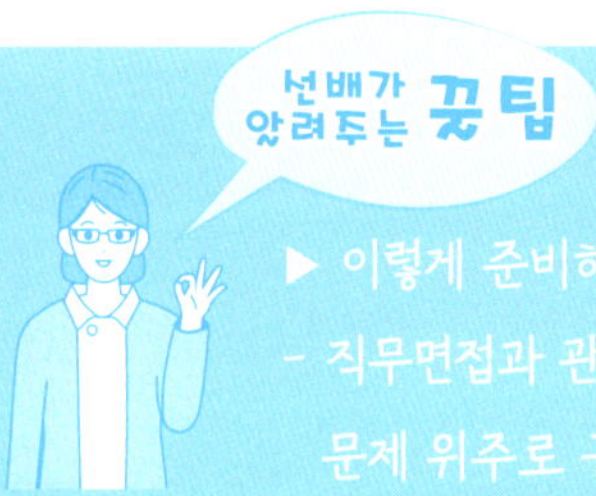

▶ 이렇게 준비하세요.

- 직무면접과 관련하여 시중에 나와 있는 책이나 자료를 구하여 기출 문제 위주로 공부하기(일명 딸○책 등)
- 케이스 면접의 경우 기출사례를 통해 각 신체 계통별 질환에 따른 진단명과 간호법 익히기
- 스터디그룹 구성하기
  : 각자 자료를 공부한 후 스터디그룹에서 질문하고 답변하는 형식으로 준비하면 많은 도움이 돼요.
- 자연스럽게 말하기
  : 외워서 말하려고 하지 말고 키워드 중심으로 말의 순서를 기억해서 자연스럽게 답변하는 연습을 해요.
- 여유를 가지고 철저하게 준비하기
  : 당면하여 급하게 준비하지 말고 충분한 기간을 두고 반복해서 연습해야 면접 당일 긴장이 되어도 당당하게 대답할 수 있어요.

4) 인성면접

인성면접은 경영진에 의한 2차 면접에 해당한다. 지원자의 인성이나 가치관 등을 파악하기 위한 면접으로, 지원자가 어떤 사람이고 조직에 잘 적응할 수 있는지를 판단한다. 일반적으로 지원서 내용이나 자기소개서를 기반으로 질문하는 경우가 많다.

(1) 다빈도 기출문제

① 장 · 단점은 무엇인가?

② 취미와 특기는 무엇인가?

③ 우리 병원에 지원한 동기는 무엇인가?

④ 당신이 우리 병원 채용자라면 어떤 지원자를 뽑을 것인가?

⑤ 간호사는 어떤 직업이라고 생각하는가?

⑥ 과거 신입생 때와 현재를 비교했을 때 간호에 대한 가치관이 어떻게 변했는가?

⑦ 신규 간호사로서 병원에 어떻게 적응할 것인가?

⑧ 어떤 간호사가 되고 싶은가?

⑨ 평소 스트레스 관리를 어떻게 하는가?

⑩ 롤 모델은 누구이고 이유는 무엇인가?

⑪ 부모님은 어떤 분인가?

⑫ 첫 월급은 어떻게 사용할 것인가?

⑬ 특별히 싫어하는 사람이 있는가?

⑭ 원하는 부서에 배치받지 못한다면 어떻게 할 것인가?

⑮ 병원실습에서 가장 기억에 남는 일은 무엇인가?

⑯ 인생에서 가장 행복했던 경험과 힘들었던 경험은?

⑰ 본인이 우리 병원에 왜 적합한 사람이라고 생각하는가?

⑱ 입사 후 프리셉터와 의견이 충돌했을 때 어떻게 대처할 것인가?

⑲ 10년 후 우리 병원에서 당신은 어떤 모습일 것이라 생각하는가?

⑳ 마지막으로 하고 싶은 말이 있는가?

(2) 주의사항

- 병원의 메인홈페이지에 들어가서 미션, 비전 등을 확인하고, 최근의 이슈나 보도자료 등을 확인한다.
- 인성 질문은 기출문제의 범위를 크게 벗어나지 않으므로 자신만의 답변을 준비하여 익숙해질 때까지 반복 연습한다.

- 이상적이고 장황한 답변보다는 면접관이 질문한 내용의 핵심을 포함하여 짧고 임팩트 있게 답변한다.
- 부정적인 질문에 말리지 않도록 한다. 부정적인 질문을 받더라도 긍정적인 답변으로 바꾸어서 답변한다.
- 지원자 자신이 병원 및 조직에 필요한 사람이라는 것을 어필하도록 한다.
- 어려움을 겪은 일을 이야기할 때는 어떠한 노력으로 극복할 수 있었는지, 현재는 어떠한지를 함께 말하도록 한다.
- 좋은 인상을 주는 것이 좋은 결과로 이어지는 경우가 대부분이므로 답변하는 동안 밝은 표정과 미소를 잃지 않도록 한다.
- 모르는 내용에 대한 질문을 받았을 경우 당황하지 말고 침착하게 본인이 미처 준비하지 못한 부분에 대하여 정중하게 인정하고 바로 공부하겠다고 대답한다(적극성과 간절함을 표현하는 것이 더 중요).
- 새로운 환경에 잘 적응하고 배울 수 있는 준비가 되어 있는 사람임을 어필한다. 신규간호사는 모든 것이 낯설고 익숙하지 않으므로 이 부분을 적극적으로 피력할 필요가 있다.

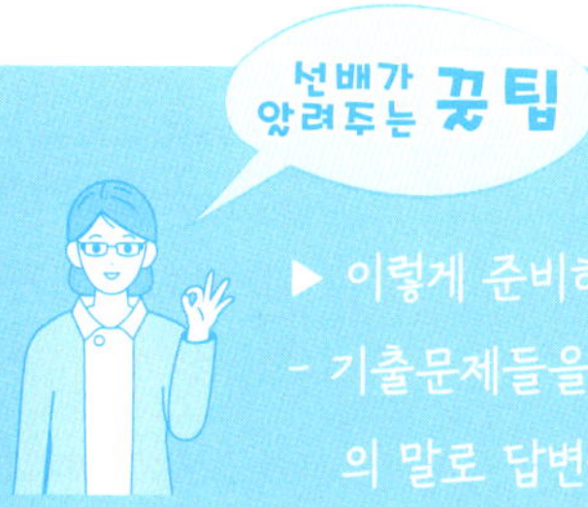

▶ 이렇게 준비하세요.

- 기출문제들을 보며 면접관에게 어필하고 싶은 경험을 녹여서 자신의 말로 답변을 준비하세요.
- 지원한 병원의 오픈 카톡방에 들어가서 다른 지원자들과 면접 정보를 공유하면 도움이 돼요.
- 면접 복장으로 거울을 보며 자신의 말하는 모습을 모니터링하며 연습하세요.
- 답변하는 모습을 동영상으로 촬영하여 목소리 톤, 자세 등 미흡한 부분에 대하여 교정해 나가도록 해요.
- 면접 장소에 일찍 도착해서 대기실 분위기에 익숙해지도록 하세요.
- 지원서와 자기소개서의 내용은 정확하게 기억하세요.
  : 자기소개서 관련 내용으로 즉흥적인 질문을 할 수도 있고, 꼬리질문을 할 수도 있어요.
  : 저도 '자기소개서에 작성했던 실습 상황에 대해 자세히 설명하시오'라는 질문을 받았어요.
- 질문을 이해하지 못했을 경우 양해를 구하고 다시 한 번 말해 달라고 부탁하세요. 엉뚱한 대답은 면접관의 말을 경청하지 않는다고 생각할 수 있으니까요. 차라리 다시 질문해서 제대로 대답하는 게 나아요.
- 면접 끝 무렵 '마지막으로 하고 싶은 말'을 본인에게 직접적으로 시키지 않아도 먼저 손을 들고 자신이 병원 입사를 얼마나 간절하게 원하는지 어필하세요. 어쩌면 면접에서 가장 중요한 것일 수도 있어요.

제4장 취업성공후기

취업에 성공한 선배가 들려주는 생생한 실전 후기

1. 가톨릭대학교 서울성모병원

최종합격 병원 : 서울성모병원

학점 : 4.32	**석차 백분위** : 96.2%	**토익점수** : 830점

자격증 : BLS Provider / MOS Power Point 2010 / MOS Excel 2010 / 병원커뮤니케이션전문가 / 병원웃음코디네이터 1급

기타(봉사, 해외연수 등) :

- **봉사** : 헌혈, 병원봉사 등 74시간(서울성모병원은 봉사 항목 없음)
- **교육연수** : 보건복지부 중앙자살예방센터 생명존중교육

자기소개 : 학교 성적 빼고는 추가적인 교내외 활동을 한 게 별로 없고, 토익 점수도 그렇게 높지 않았어요. 저와 비슷한 친구들에게 조금이나마 도움이 되면 좋겠어요.

취업 준비과정 : 성적은 만족스러운데 토익이 저의 고민거리였어요. 저의 첫 토익점수는 600점대였어요. 토익점수 올리려고 1학년 겨울방학에는 학원을 다니고, 2학년 겨울방학에는 인터넷 강의를 들었어요. 그래도 만족스러운 점수를 못 만들어서 4학년 4월까지도 토익 어플을 이용하면서 계속 공부해서 830점을 만들었어요. 엄청 안정적인 점수는 아니지만, 제 기준에서는 나름 만족스러웠습니다! 토익점수는 미리 만들어놓으면 정말 좋을 것 같아요. 자기소개서 준비할 시간도 많아지고…!

그리고 3학년 때부터 하이포컬리지 수업을 들으면서 취업 관련 정보들을 얻고, 열심히 해야겠다는 자극을 받았어요! 수업에서 취업 준비에 필요한 책들을 알려주셨는데 그런 책들은 학교 취업동아리 프로그램에 참여하여 지원받은 활동비로 구입해서 부담 없었어요! 마음 맞는 친구들과 같이 참여해보는 것도 좋을 것 같아요~!

서류전형 준비과정 : 자기소개서는 3월부터 본격적으로 쓰기 시작했어요. 자소서 쓸 때는 홍○문 자소서 책 참고해 가면서 썼어요! 자소서 첨삭은 꼭 필요한 것 같아요. 교수님께 부탁드리는 것도 좋은 것 같아요. 저는 친언니가 자소서 첨삭을 많이 도와줬습니다. 자소서도 각자의 취향이 있어서 여러 사람에게 물어보는 것도 좋을 것 같아요. 그리고 그 외 서류 제출할 때 모르는 부분들은 서울성모병원 카톡 오픈채팅방을 통해 정보 많이 얻었어요. 제 개인적인 느낌으로는 서울성모병원은 서류전형에서 자소서도 꽤 꼼꼼히 봤을 것 같다는 느낌을 받았어요! 저는 특별한 활동을 한 게 별로 없어서 실습 경험이나 아르바이트 경험을 위주로 썼고, 자기가 어떤 사람인지 확실히 알고 쓰면 더 좋은 것 같아요!

서울성모병원은 인·적성시험도 보는데 적성보다는 인성을 더 중요시 보는 것 같아요. 적성시험은 홍○문 주황이로 준비했습니다!

면접 형식 및 면접 준비과정 : 코로나로 인해 직무면접, 필기시험, 인성면접을 하루에 다 봤어요! 오히려 한번에 다 봐서 개인적으로 덜 떨렸던 것 같아요. 이번에는 인·적성 발표 후에 면접까지 3주 정도 시간이 있었어요. 저는 실습기간이어서 엄청 넉넉하진 않았지만, 시간이 부족하진 않았습니다. 면접 준비할 때 스터디는 꼭 한 번 해보셨으면 좋겠어요. 코로나 확진자 수가 많아져서 아쉽게도 서울성모병원 스터디를 하진 않았지만, 확진자 수가 많아지기 전에 타병원 면접스터디 하면서 정말 도움 많이 됐어요! 제가 모르는 버릇도 알게 되고, 남이 봤을 때는 어떻게 들리는지 알 수 있어서 좋았어요~!

그리고 기본적으로 직무면접과 인성면접은 홍○문 초록이 여러 번 봤고, 해피캠퍼스에서 면접 기출 구매한 것도 추가적으로 봤어요! 기출 질문에 답 달고나서 실제 말도 해보면서 연습했습니다! 필기시험은 홍○문 분홍이 한 번 풀고 시험 봤습니다!

후배들에게 하고 싶은 말 : 취업 준비 초반에는 토익점수나 조그마한 활동 하나의 스펙이 엄청 중요하게 느껴졌는데 스펙은 서류 합격한 이후에는 크게 신경 쓰지 않아도 된다고 생각해요. 제가 생각하기에 취업에서 가장 중요한 건 면접이라고 생각해요. 면접관님들의 질문에 내 생각을 진실성 있게 차근차근 전달 잘하고 자신감 있는 태도를 가지고 있으면 되는 것 같아요! 그리고 여러 번의 탈락을 겪게 돼서 정말 힘들고 멘탈이 흔들릴 수 있어요. 저도 처음엔 그랬는데, 그때 나만 힘든 게 아니고, 나에게 인연이 있는 병원이 있다라는 말을 기억하면 좋을 것 같아요! 제 취업 후기가 도움 되길 바래요!

2. 고려대학교의료원

<table>
<tr><td colspan="3">최종합격 병원 : 고려대학교의료원 안암병원</td></tr>
<tr><td>학점 : 4.1</td><td>석차 백분위 : 상위 7%</td><td>토익점수 : 735점</td></tr>
<tr><td colspan="3">자격증 : BLS</td></tr>
<tr><td colspan="3">기타(봉사, 해외연수 등) : 외국인노동자 진료소 봉사, 해외어학연수</td></tr>
<tr><td colspan="3">자기소개 : 안녕하세요. 고려대학교 안암병원 간호사입니다.
학점 4.1, 토익 700점대, 자격증은 BLS밖에 없었지만 대학생활을 알차게 보낸 덕분에 원하던 병원에 입사할 수 있었습니다. 저의 경험을 밑거름 삼아 여러분들도 원하는 병원에 합격하시길 바라는 마음에서 후기를 전해드리고자 합니다.</td></tr>
<tr><td colspan="3">취업 준비과정 :
• 3학년 종강 후 1~2월 : 토익점수 완성 및 자기소개서 초안 작성
• 3월 : GSAT(삼성서울병원 희망자) 및 인적성시험 준비 + 자기소개서 문항별 작성
• 4~5월 : 자기소개서 최종본 완성, 입사 지원 준비 및 면접 대비
• 6월 : 면접 대비</td></tr>
<tr><td colspan="3">서류전형 준비과정 : 자기소개서를 문항별로 먼저 써보는 것보다 대학생활을 정리하며 다양한 소재를 뽑아내는 것이 좋습니다. 또한 이때 자신의 가치관 혹은 신념 등을 확실히 하며, 자기 자신을 먼저 파악하는 것도 중요합니다. 자신이 간호사를 선택한 이유, 자신의 장 · 단점, 자신이 일하고 싶은 부서 등을 고민해보고 확실하게 정해놓으면 자기소개서 작성이 수월합니다.
매년 문항이 바뀌는 병원도 있기 때문에 소재를 찾아 놓으면 문항이 변경되더라도 융통성 있게 적용할 수 있습니다. 소재는 자신이 했던 경험과 그때 느끼고 배운 것을 바탕으로 정리합니다. 사소한 활동이라도 자신이 느낀 것이 확실하다면 충분히 소재로 활용할 수 있습니다. 소재를 찾은 후 목표하는 병원의 자기소개서 문항을 찾아서 작성합니다.
만약 자신의 장 · 단점과 극복 방안을 쓰는 문항이라면 자신의 장 · 단점을 1가지씩만 적는 것이 아니라 생각나는 것을 모두 작성하도록 합니다. 다양한 방향으로 작성한 후 병원의 가치에 부합하는 것으로 골라 쓰도록 합니다.
첨삭은 동기들보다는 교수님, 대학 내 취업센터에서 받는 것을 추천 드립니다.</td></tr>
<tr><td colspan="3">면접 형식 및 면접 준비과정 : 면접은 면접 대비 책, 병원별 기출문제를 바탕으로 준비했습니다.
저는 면접 스터디는 따로 하지 않았고, 거울을 보고 표정 연습 및 말투 교정하는 방식으로 준비했습니다. 면접은 자신이 원하는 방식으로 준비하되, 꼭 입 밖으로 말을 직접 내뱉으며 준비하셔야 합니다. 크게 전공면접, 인성면접, 케이스면접을 준비하면 됩니다.
고려대학교병원은 인 · 적성 통과 후 최종면접 1번입니다. 면접은 7:7이었고, 20~30분 정도 소요되었습니다.
외운 티가 나는 답변은 그닥 좋아하지 않는 분위기였으며, 외워온 답변보다 솔직하고 창의적인 답변을 하는 것이 좋습니다. 자기소개, 지원동기, 입사 후 포부 등은 빈출 질문이니 확실하게 준비하기 바랍니다.
압박면접 분위기가 아닌 편안한 분위기였지만, 종종 날카로운 꼬리질문을 받는 지원자들도 있었습니다.</td></tr>
<tr><td colspan="3">후배들에게 하고 싶은 말 : 저 또한 취업을 준비하는 기간이 불안하고 두려웠습니다. 하지만 4년 동안의 노력은 배신하지 않는다는 것을 배운 기간이기도 합니다.
나의 가치를 알아봐주는 병원에서 일하며 행복한 간호사로서 성장하시길 바랍니다.
화이팅!</td></tr>
</table>

3. 분당서울대학교병원

<table>
<tr><td colspan="3">최종합격 병원 : 분당서울대학교병원</td></tr>
<tr><td>학점 : 3.12</td><td>석차 백분위 : 76.5%</td><td>토익점수 : 785점</td></tr>
<tr><td colspan="3">자격증 : BLS, KALS, 워드프로세서 2급, ITQ 한글, ITQ 파워포인트, ITQ 엑셀 등</td></tr>
<tr><td colspan="3">기타(봉사, 해외연수 등) : 미기재</td></tr>
<tr><td colspan="3">자기소개 : 안녕하십니까. 항상 해보고 싶은 게 많았던 간호학과 16학번 박 * * 입니다. 저는 간호사라는 꿈을 가지고 간호학과에 오게 되었지만, 대학 졸업 이후 간호사로서 직무를 수행하기 전에 다양한 경험을 해보고 싶었습니다. 어릴 적부터 컴퓨터에 관심이 많았기에 컴퓨터와 관련된 자격증을 일부 취득했고, 음악을 좋아해서 대학에서는 밴드동아리 활동을 하며 군휴학 이전까지 동아리 회장직을 수행하기도 했고, 수술실 실습 때에는 파트장님과 집도의 교수님의 승인 하에 gloving, gowning을 하고 PA 업무인 수술 보조 등을 해보기도 했으며, 키즈카페 안전요원, 백화점 보안팀, 카페 바리스타, 건설현장, 택배 상하차, 물류창고 피킹, 음식점 서빙 및 주방보조 등 다양한 경험을 해봤습니다. 힘들 때도 있었지만 고된 일을 마쳤을 때의 보람을 느끼며, 여러 유형의 사람들을 대하고 새로운 경험을 할 수 있는 기회를 좋아했던 것 같습니다.</td></tr>
<tr><td colspan="3">취업 준비과정 : 분당서울대학교병원의 경우 서류접수부터 최종면접까지 총 5회에 걸친 전형과정이 있습니다. 모집 시기가 타 병원들에 비해 빠른 편으로, 2022년 신입직원 모집 공고의 경우 서류접수를 5월 14일부터 진행했습니다.
서류접수를 하기 전에 학교에서 진행했던 진로탐색검사 결과와 주변 사람들, 그리고 나 자신의 생각을 토대로 '나는 어떤 사람인가?'에 대한 고민을 많이 했었고, 이를 토대로 자기소개서와 면접을 준비했습니다.
분당서울대학교병원은 직원 모집 시 특이한 점이 많았던 것 같습니다. 서류전형에서는 총 8개의 항목이 있었고, 각 항목 당 글자 수 제한이 30byte로 줄글이 아닌 키워드 및 단어를 적는 식으로 해야만 원하는 내용을 조금이나마 채울 수 있다는 점을 들 수 있을 것 같습니다. 타 병원의 자소서 작성 시에는 어떤 내용으로 분량을 채워야 할지 고민을 한다면 분당서울대학교병원의 경우에는 어떻게 줄여서 내가 쓰고 싶은 내용을 쓸지에 대해 고민하게 되었던 것 같습니다.
2, 3차 진단의 경우 합격자도 합격 기준을 모른다고 합니다. 저 또한 마찬가지였고 정말 솔직하게 꾸밈없이 답안을 작성했습니다. 신뢰도 검사를 하기 때문에 앞에 나온 문항과 연관된 뒷 문항에 대한 답이 상이하면 안 되기 때문에 무조건 솔직하게 하는 것이 중요하다고 생각합니다.
심층면접의 경우 타 병원과는 다르게 병원 직원이 아닌 외부 전문 면접관과의 면접이 진행되며 면접관 2명과 지원자 1명이 20~30분간 면접을 하게 됩니다. 그만큼 꼬리질문이 엄청나게 많고, 모든 질문에 대한 대비를 할 수 없기 때문에 정말 솔직한 나 자신만의 경험과 이야기를 준비했습니다.</td></tr>
<tr><td colspan="3">서류전형 준비과정 : 서류전형 시 최소 기준은 토익 750점 이상으로, 그 외의 다른 스펙은 요구하지 않습니다. 블라인드 채용이기 때문에 나이나 성별, 출신대학 등을 유추할 수 있는 내용은 적으면 안 되며 타 병원의 자기소개서 양식과는 달리, 분당서울대학교병원은 항목 별 30 byte 제한으로 총 8개의 문항이 있었습니다. 자신의 장점과 경험을 어필하기엔 턱없이 부족하기 때문에 내용을 최대한 간추려서 전달할 수 있도록 하였습니다.
문항과 작성한 내용은 아래와 같습니다.

[직무와 관련하여 자기개발을 위해 하고 있는 일은 무엇입니까?]
– BLS 취득, KALS 취득 예정, 체력관리
[지원자는 어떤 성격입니까?]
– 밝고 긍정적, 타인에 대한 배려심, 갈등 상황에서 침착함
[지원자의 특기(기술) 또는 강점은 무엇입니까?]
– 빠른 상황 판단과 적응력, 공감능력, 체력과 정신력</td></tr>
</table>

(계속)

[지원자의 약점은 무엇입니까?]
- 팀에게 피해를 주지 않으려고 과하게 열심히 하는 경향
* 약점의 경우 명백한 약점이 아닌, 남들이 봤을 때 '이게 약점이라고?'하는 생각이 드는 내용을 적으시면 좋을 것 같아요.
[지원 분야 중 가장 관심 있는 분야 또는 업무는 무엇입니까?]
- ER, OR(PA업무)
* 일반적으로 희망 부서를 기재합니다.
[아르바이트 또는 실습 경험이 있다면 어떤 일이고, 기간은 어느 정도 입니까?]
- 수술실 실습 2주, 카페서빙 1년, 건설현장 3개월 등
[학교(또는 사회생활) 중 가장 열정적으로 참여했던 일은 무엇이고, 본인의 역할은 무엇이었습니까?]
- 학교 밴드동아리 활동, 동아리 회장(보컬, 피아노)
[전공과목 중 제일 좋아하거나 자신 있었던 과목은 무엇입니까?]
- 성인간호학, 호흡기계 파트

작성하면서 크게 어려운 내용은 없었기에 내용을 간단히 적고, 지도교수님께 첨삭받는 기간까지 포함하여 작성부터 제출까지 2~3일 가량 걸렸던 것 같습니다.

면접 형식 및 면접 준비과정 : 타 병원과는 달리 직무와 관련된 질문은 거의 없다고 생각하시면 됩니다. 또한 4차 심층면접의 경우 병원 사람이 아닌 외부에서 초빙하는 두 명의 전문면접관이 1명의 지원자에게 압박면접을 약 20분, 길면 30분 가량 진행합니다. 5차 최종면접에서는 2명의 면접관(병원장님과 간호부장님을 포함한)과 8명의 지원자로 진행된 것으로 기억합니다.

앞서 서류전형에서는 30byte 제한으로 내용을 많이 쓰지 못했는데, 그에 대한 내용을 물어보는 게 절반 이상으로, 자신이 짧게 적었던 자기소개서 내용에서 어떻게 이야기를 이끌어 나갈 것인지, 어떤 경험을 말할 것인지 미리 준비했습니다. 겪어보지 않은 일을 나의 경험처럼 쓰는 것이 아닌 진짜 자신이 겪었던 일에 대해 다시 한 번 되돌아보고, 그때의 상황과 결과에 대해 생각해보는 게 중요했던 것 같습니다.

예상 질문에 대한 답변을 몽땅 외워서 가는 것이 아닌, 어떤 질문이 나왔을 때 어떤 경험과 같이 이야기할지와 이러한 경험이 간호사로서의 직무를 수행할 때 어떻게 도움 될지를 정리했고 실제 면접에서 질문에 맞는 경험을 꺼내 쓰는 느낌으로 준비했습니다.

5차 최종면접에서는 간단한 자기소개와 지원자별로 1~2개의 질문을 했습니다. 공통질문은 없었고 각 지원자의 특성 및 자기소개서 내용에 대해 질문한 것 같았습니다. 저같은 경우에는 희망 부서 및 직책에 대해 질문을 받았고, 해당 직책이 하는 업무와 그와 관련된 최근의 사회적 이슈에 대해 알고 있는지에 대한 질문을 받았습니다.

후배들에게 하고 싶은 말 : 이 글을 읽게 되시는 분들 중에는 분명히 저보다 스펙이 좋으신 분들도 많을 것입니다. 저는 절대로 성적이 좋은 편이 아니었고, 단지 서류접수를 할 수 있는 최소한의 스펙만 맞춘, 그저 그런 평범한 학생이라고 생각합니다. 하지만 취업이라는 과정을 겪으면서 어떤 경험을 했고 그 경험이 나를 어떻게 성장시켰는지 등 나 자신이 어떤 사람인지, 어떤 강점을 가진 사람인지에 대해 끊임없이 생각했고 되돌아보며 자신에 대해 솔직해지려고 노력했습니다.

간호학과에서 취업을 하는 데 있어 가장 중요한 두 가지를 꼽으라고 하면 당연히 학점과 토익일 것입니다. 하지만 한 번쯤은 내가 어떤 사람인지 생각해보고 나를 쓸 수 있는, 나 자신을 표현할 수 있는 시간을 내보면 좋을 것 같습니다. 감사합니다.

4. 삼성서울병원

최종합격 병원 : 삼성서울병원		
학점 : 4.09	**석차 백분위** :	**토익점수** : 970점

자격증 : BLS, MOS 엑셀 및 파워포인트

기타(봉사, 해외연수 등) : 봉사 80시간, 교내 해외어학연수 1달 참여

자기소개 : 학교 성적 빼고는 추가적인 교내외 활동을 한 게 별로 없고, 토익점수도 그렇게 높지 않았어요. 저와 비슷한 친구들에게 조금이나마 도움이 되면 좋겠어요.

취업 준비과정 :

- 2월 : 지원할 병원 리스트를 정리하고 자료 구하기, 자기소개서 작성 시작
- 3월 : 자기소개서 작성 + 첨삭 + 수정 반복하기, 필기전형 준비하기
- 4월 : 자기소개서 수정하기, 취업준비 스터디 구성 및 필기시험 준비하기
- 5월 : 취준 스터디에서 면접 준비하기
- 6월 : 필기시험 준비 + 응시 및 면접 준비
- 7월 : 면접 참석, 최종합격 나오기 전까지 다른 병원 준비

서류전형 준비과정 : 저는 3학년 겨울방학인 2월에 어떤 병원에 지원할지부터 정했습니다. 2월 말부터는 작년 자기소개서 문항들을 참고하여 작성했습니다. 동시에 그 당시 제가 대학생활 중 했던 특색있던 활동이나 경험을 떠올리고 정리하는 시간을 가졌습니다.

삼성서울병원이 요구하는 자기소개서의 글자 수가 타 병원들에 비해 가장 적었기 때문에 시작하는 데 부담이 덜 했습니다. 또한, 각 병원마다 간호부 홈페이지를 참고하여 거기서 사용된 표현들을 조금씩 변형해서 자기소개서에 녹였습니다. 작성이 모두 끝난 후 몇몇 곳에서 첨삭을 받았습니다(간호학과 교수님, 교내 취업센터 등). 왜냐하면 처음에는 매우 서툴렀지만 첨삭과 수정을 거듭하여 제 자기소개서가 점점 더 나아짐을 느꼈기 때문입니다. 개인적으로 자기소개서를 다 쓴 후 이 분야를 잘 알고 계신 간호학과 교수님께는 꼭 첨삭받는 것을 추천합니다.

면접 형식 및 면접 준비과정 :

- 1차 면접 : 면접관 3명, 지원자 1명

이전 연도와는 달리 지원자 1명이 참여하는 형식으로 이루어졌습니다. 직무면접으로 케이스 면접을 봤습니다. 면접장에 들어가기 전에 케이스 사례를 주고 대략 5분의 시간을 줍니다. 이때 케이스 환자에 대한 간호진단을 내리고 그렇게 진단을 내린 이유, 제공할 수 있는 간호중재에 대해 대답해야 합니다. 면접 분위기는 전체적으로 좋았습니다. 하지만 제가 답변하는 것에 대해 잘 알고 있는지 꼬리질문을 엄청 많이 받았습니다. 직무 질문을 준비할 때는 항상 이론적 근거도 함께 암기하시길 추천합니다.

면접장에 지원자 1명씩 들어가기 때문에 다른 지원자의 답변에 흔들리지 않을 수 있다는 장점이 있습니다. 하지만 단점은 다른 지원자들이 없으므로 질문을 여러 개 받고 이에 대한 답변을 생각할 수 있는 시간이 매우 적습니다.

- 2차 면접 : 화상면접으로 면접관 2명, 지원자 1명

2차 면접은 면접 장소까지 가서 마스크를 벗은 채로 화상면접이 진행되었습니다.

카메라와 TV 화면을 통해 면접관님들과 만나게 되었고, 마이크를 사용하여 답변했습니다. 오로지 인성 질문만 받았고 저는 기출문제가 도움이 되었습니다. 하지만 다른 지원자분들 후기를 보면 기출문제가 하나도 도움 되지 않았다는 분도 많았기 때문에 평소 자신이 생각하는 간호 가치관, 어떻게 병원에 잘 적응할 건지에 대해 충분히 생각하시는 걸 추천드립니다. 덧붙여서 면접관에게 자신이 조직생활에 매우 적합하다는 것을 어필하는 게 중요한 것 같습니다.

(계속)

• 면접 준비과정 : 면접 준비는 홍○○ 면접책을 이용했고, 동기들과 스터디를 만들어서 준비했습니다. 또한 병원 기출문제를 사서 스스로 답변을 달았습니다. 면접을 보기 며칠 전부터는 거울을 보면서 혼자 말하는 연습을 했던 게 특히 도움이 많이 되었습니다. 자신이 면접 경험이 적다면 다른 지원자들보다 더 오랜 시간을 투자하는 게 좋을 것 같습니다.
후배들에게 하고 싶은 말 : 취업을 준비하는 때는 자존감이 참 낮아지는 시기입니다. 저는 대학생활을 '이보다 더 열심히 할 수는 없지 않았을까?'라는 생각이 들 정도로 열심히 했던 것 같아요. 하지만 병원에 입사하고 새로운 곳에 적응해야 한다는 점에서는 모든 간호학생들이 동일하다고 생각합니다. 그러니 기죽지 말고 자신만의 장점을 찾아서 어떤 전형이든 자신감 있게 임하셨으면 합니다. 그렇게 매 순간을 열심히 진심으로 임하다 보면 결국 자신이 원하는 곳에 도달할 것입니다. 후배님들을 응원합니다!

5. 서울대학교병원

최종합격 병원 : 서울대학교병원(본원)		
학점 : 4.4	**석차 백분위** : 상위 0.2%	**토익점수** : 980점
자격증 : BLS, MOS Excel expert, 정보처리기능사		
기타(봉사, 해외연수 등) : 봉사 약 120시간, 해외연수 경험(호주, 미국), 학생회 활동		

자기소개 : 안녕하세요. 서울대학교병원 최종합격자입니다. 서울대학교병원은 블라인드 채용이라 출신학교, 나이, 학점 등을 보지 않습니다. 그래서 서류전형 합격을 위해 토익점수가 정말 중요합니다. 저는 자기소개서, 경험 · 경력보다 토익점수가 높은 게 더 큰 메리트가 있다고 생각하며, 서울대학교병원 서류전형 합격을 위해서는 최소 900점 이상의 토익점수가 필요합니다.

취업 준비과정 : 서울대학교병원은 '서류전형-필기시험-1차 면접-2차 면접'의 순서대로 채용이 진행됩니다. 서울대학교병원은 블라인드 채용이기 때문에 서류전형에서 출신 학교, 나이, 학점(석차) 등을 일절 작성하지 않습니다. 따라서 자기소개서, 자격증, 경험 · 경력사항, 어학점수 등으로만 서류전형의 당락을 결정짓게 됩니다. 모든 항목이 중요하지만, 가장 중요한 것은 어학점수라고 생각합니다. 그래서 4학년 5월까지 가능한 한 높은 토익점수를 만드는 데 집중했습니다. 실제로 서류전형 합격자 중 90% 이상이 토익점수 900점 이상이었던 것으로 기억합니다. 이후 필기시험은 짧은 준비기간 때문에 효율적인 공부를 하는 게 가장 중요합니다. 저는 국가고시 대비 요약집 + 국가고시 대비 파이널 문제집으로만 공부했고, 이 방법을 추천드립니다. 면접 전형은 밑에서 자세히 다루겠습니다.

서류전형 준비과정 : 6월부터 서류전형이 시작됩니다. 가능한 한 4학년 4월까지 토익점수를 만드는 것을 추천드리며, 반드시 900점 이상의 점수를 확보해야 합니다. 3학년 겨울방학에 본인이 토익이 부족하다면 토익에만 올인하여 공부하는 것을 추천드립니다. 토익점수를 완성한 후에는 4년 동안의 대학생활을 되짚어 보고, 모든 활동을 정리해야 합니다. 그리고 자기소개서 항목, 서울대학교병원의 인재상을 확인한 후 정리한 활동에 살을 붙여야 합니다. 혹시나 블라인드에 위배되지 않도록 주의하기 바랍니다. 서울대학교병원은 스트레스 관리방법을 중요하게 생각하므로(실제로 자기소개서 항목이기도 했습니다) 본인만의 스트레스 관리방법을 확립해놓기 바랍니다.

면접형식 및 면접 준비과정 : 1차 면접은 두 방을 번갈아가며 들어가는 방식으로 진행되었습니다. 방에 들어가기 전 제시된 항목을 읽고, 방에 들어가 해당 상황에 관한 면접을 보는 방식이었습니다. 제시된 상황을 빠르게 파악할 수 있어야 합니다. 제가 추천드리는 준비방법은 가능한 한 여러 상황을 읽어보고, 본인만의 해결방법을 생각해 보는 것입니다. 어떠한 상황이어도 좋습니다. 상황면접 기출 등 여러 자료를 찾아보고, 많은 상황을 접해보기 바랍니다. 여러 상황에 해결 방법을 찾다보면 어느 정도 본인이 어떠한 방식대로 문제를 해결하는지 알게 될 것입니다.

2차 면접은 인성면접이 주를 이뤘습니다. 4학년이라면 본인이 어떠한 간호사가 되고 싶은지 진지하게 생각해보기 바라며, 본인만의 가치관, 사명감 등을 생각해보기 바랍니다. 2차 면접은 생각보다 평이하며, 본인이 어떠한 사람인지 보여주는 면접이라 생각하면 됩니다. 저는 면접 기출 질문을 여러 개 찾아서 중복되는 것들을 제외하고 약 200개의 면접 질문을 추렸습니다. 그리고 일일이 답을 달았으며, 그러한 과정을 거치다보면 본인이 어떠한 사람인지 정리가 될 것입니다.

면접은 이미지메이킹도 정말 중요합니다. 꼭 면접스터디 혹은 모의면접에 참여하셔서 본인이 알지 못하는 본인의 모습에 대해 피드백을 받기 바랍니다. 그리고 웃으면서 말하는 연습을 꼭 해야 합니다!

후배들에게 하고 싶은 말 : 국가중앙병원인 서울대학교병원은 간호에만 집중할 수 있는 체계가 잘 잡혀 있는 것으로 유명하며, 여러분이 간호사로서 자부심을 갖고 일할 수 있는 환경이라 확신합니다. 막연히 큰 병원에 가고 싶다는 생각보다, 본인이 서울대학교병원에 와야만 하는 이유를 꼭 찾아보기 바랍니다. 구체적인 이유는 여러분이 준비하는 데 큰 동기로 작용할 것입니다.

필기, 면접은 서류전형을 합격하지 않으면 갈 수 없는 관문입니다. 혹시나 여러분이 토익점수가 부족하다면 정말 죽었다 생각하고 토익에만 집중해보기 바라며, 토익 고득점은 남의 얘기가 아니라 노력하는 사람이라면 누구나 충분히 할 수 있습니다. 자신감을 갖고 열심히 준비하셔서 서울대학교병원에서 만났으면 좋겠습니다. 화이팅!

6. 서울아산병원

최종합격 병원 : 서울아산병원		
학점 : 3.94	**석차 백분위** : 12%	**토익점수** : 725점
자격증 : KALS, BLS, MOS 엑셀, MOS 파워포인트		
기타(봉사, 해외연수 등) : 69시간		

자기소개 :

- 자신의 성장과정 : '친화력을 바탕으로 원활한 의사소통을 통해 환자들을 돕는 간호사'
- 지원동기 : '환자분들에게 최고의 간호를 제공하기 위해 끊임없이 노력하는 간호사'
- 성격의 장점 및 단점 : '친화력을 바탕으로 신뢰 형성', '강한 책임으로 인한 효율적인 에너지 분배 극복하기'
- 취미 : '취미를 통한 나눔의 즐거움'
- 희망 업무 및 포부 : '환자를 위한 전인적인 간호'
- 기타 특기사항(1,500~2,500자) : '철저한 준비성과 세심한 관찰력'
- 본인의 핵심가치(나눔과 배려, 정직과 신뢰, 공동체 중심사고, 사실 및 성과중시, 미래지향) : 나눔과 배려, 공동체 중심사고(500~1,500자)

■ **자소서 작성 꿀팁**

- 모든 자소서 문항은 두괄식으로 시작
- 병원실습을 했던 경험 중에 내가 잘했던 일들을 바탕으로 자소서를 작성함(환자들에게 친절하게 다가가 라포형성을 했던 경험, 환자 IV site에 발적 및 부종을 발견해서 즉시 처치를 도와드렸던 경험 등)
- 학교생활 중 과대로서 여러 사람들과 의사소통했던 경험을 적음
- 보건소 치매안심센터 봉사활동을 하면서 어르신들과 의사소통을 잘했었던 경험, 그리고 나에게 봉사란 어떤 의미인지에 대해서 적음
- 나만의 특별함을 강조함. '나는 ~이러한 사람이다'라는 느낌이 들도록 작성함

취업 준비과정 :

- 빅 5를 준비하는 다른 친구들에 비해 학점과 토익이 낮았기 때문에 다른 친구들보다 면접을 몇 배는 더 잘 봐야 한다는 것을 알고 면접 준비를 오래함(5개월 정도).
- 유튜브에 나와 있는 인사팀들이 선호하는 지원자는 어떤 유형인지, 해당 병원면접 후기를 찾아보면서 어떻게 준비해야 될지에 대해서 감을 잡음
- 해당 병원 사이트에 들어가서 병원의 목표, 비전, 선호하는 인재상이 무엇인지 꼼꼼하게 찾고, 간호사들을 위한 프로그램들에는 무엇이 있는지 찾아보면서 그 병원에 맞는 인재상이 되도록 이미지트레이닝을 함(병원 홍보 영상에 나온 간호사 쌤들을 찾아보면서 되새김)
- 자소서를 다듬으면서 나에 대한 인성질문, 병원 기출질문들을 친구들과 같이 구매해서 면접질문에 대한 준비를 함
- 내가 생각하는 간호란 무엇인지에 대해서 생각해보고, 내가 생각하는 간호의 가치관을 정리해 둠

■ **참고한 유튜브 채널**

https://www.youtube.com/watch?v=qAXAdqpKL6s
https://www.youtube.com/watch?v=DSBJXuDyDOY
https://www.youtube.com/watch?v=qEVOhquPkK8
https://www.youtube.com/watch?v=lyFrTQT9ubA

(계속)

서류전형 준비과정 : 서울아산병원은 서류전형과 AI 면접을 같이 봄

■ **AI 면접**

- 1단계
  자기소개(90초)
- 2단계 : 기본질문
  가장 원하는 직무에 대한 지원동기(60초)
  자신의 장단점(60초)
- 3단계 : 성향파악
  – 사람인 인성검사 추천(개방성, 정서안정, 외향성, 원만성, 성실성, 정직, 겸손성 자세히 나옴)
  – 170문항, 1페이지_10문항(60초 제한) : 일관성 있게 체크하는 것이 중요함
  ex) 임기응변이 뛰어난 편이다_그렇다, 그렇지 않다
- 4단계 : 상황대처(60초)
  – 1년 동안 어떤 것이든 할 수 있다면 무엇을 하고 싶은지 친구에게 말하는 것처럼 말하기
  – 당신의 상사가 이번 주에 마무리해야 할 프로젝트가 있으니 주말 출근을 권고하는데 주말에 친구들과 여행 가기로 약속되어 있다. 이때 상사에게 어떻게 말할 것인지 실제로 말하는 것처럼 말하기
- 5단계 : 보상선호
  – 지난달 성과에 대한 인센티브를 어떻게 수령할 것인지
  ex) 지금 즉시 750point Vs 6개월 후에 1,000point
- 6단계 : 전략게임(1시간 가량 소요)
  – 못해도 괜찮지만, 포기하지 않고 끝까지 하는 집중력이 중요함
  – 감정 맞히기, 공탑쌓기, 공무게 맞추기, 색–단어 일치, 도형위치 기억하기, 방향 바꾸기, 카드 맞추기, 글자–숫자 분류하기, 입길이 맞히기, 날씨 맞히기(총 10개)
- 7단계 : 심층대화(60초)
  – 직관적인 판단을 신뢰하는 편인가?
  – 어떤 결정이나 선택을 할 때 경험을 바탕으로 판단을 내리는 절차와 방법은 무엇인가?
- 8단계 : 맞춤질문
  – 본인이 생각하는 간호는?(60초)
  – 실습 때 본인이 수행했거나 관찰한 간호 경험 중 인상적인 사례는?(120초)
  – 5년 후 자신이 어떤 간호사가 되고 싶은지?(60초)
  ☞ 내가 경험했던 사례들을 진심을 담아서 표현하는 게 중요함(간절하게)

■ **Tip**

- 자소서 준비는 병원에 합격한 사람들의 후기를 보고 대충 이런 식으로 만들면 되겠다 라고 감을 잡고 홍○문 간호사 자소서책(파랭이)을 참고하면서 준비함
  ※ 참고 영상
  https://www.youtube.com/watch?v=mntarOwV3J8
  https://www.youtube.com/watch?v=gQVeHzgDDIk
  https://www.youtube.com/watch?v=zTxYrVLRTpg
  https://www.youtube.com/watch?v=7ueAe2N9X88
  https://www.youtube.com/watch?v=pu26sh4ggGQ)
- AI 면접 관련 유튜브 영상들을 보면서 준비함. 친구들과 같이 AI면접 기출질문들을 공동구매해서 준비함
  ※ 참고 영상
  https://www.youtube.com/watch?v=6EB9lEr2kC0
  https://www.youtube.com/watch?v=GmDZ2hxGRYE
  https://www.youtube.com/watch?v=uVIDp9Olpxk)

(계속)

면접 형식 및 면접 준비과정 :

■ **실무진 면접(CASE 면접 + 상황면접 + 인성면접(10~15분, 면접관 4 : 지원자 2)**

- 10줄이 넘는 케이스 상황을 줌. 의학용어가 절반임
- 케이스 상황 속에서 내가 내릴 수 있는 간호진단과 간호중재 2~3개씩을 준비함, 그에 따른 추가 검사가 무엇이 있는지 그에 대한 질문도 함
- 정확한 임상검사 수치 물어봄, 그리고 왜 그렇게 생각하는지 그에 대한 근거들도 마련해야 함
- 예시 : 복막염으로 의심되는 환자의 간호진단과 간호중재, 기관절개관 환자 간호진단, 간호중재 등
- 상황면접질문 : 환자불안 간호중재에 대해서 물어봄
- 인성면접질문 : 최근 힘들었던 일이 무엇인지 물어봄(솔직한 답변을 좋아함)

■ **Tip**

- 홍○문 간호사 면접책(초록이)을 보면서 예상 질문들을 준비함
- 널스○○ 서울아산병원 CASE(실무진 면접) 책을 보면서 면접 기출 준비함
- 친구들과 서울아산병원 실무진 기출면접질문 공동구매해서 면접 준비함

후배들에게 하고 싶은 말 :

- 토익 무조건 올해 안으로 끝내기(고고익선_평균이 850점 정도), 자소서는 지금부터 준비하기(많이 다듬을수록 좋다, 교수님께 피드백 많이 받기)
- 멘탈 관리(긍정적으로 생각하기)
- 본인이 어떤 사람인지에 대해서 정확하게 파악하고 간호에 대해서 정의 내리기, 그리고 어떤 간호사가 되고 싶은지 미리 생각하기(면접 질문 100개 정도 추려서 답변 정리하기, 자연스럽게 답변하기)
- 홍○문 간호사 자소서(파란색), 홍○문 간호사 면접(초록색), 널스○○ 서울아산병원 CASE(실무진 면접), 국가고시 문제집 성인 요약집
- 카카오톡 오픈채팅방 2023 서울아산병원 신규 간호사 들어가서 정보 얻기
  ⇨ 면접질문 공구 많이 함
- 면접관 얼굴 한 명 한 명 아이컨택, 스마일 유지, 바른 자세, 경청하는 모습 보여주기, 면접 질문에서 당황되더라도 차분하게 대응하기, 자신 있게 말하기
- 면접 연습하는 동영상 촬영해서 피드백하기

7. 세브란스병원

최종합격 병원 : 세브란스병원(연세대학교의료원)

학점 : 4.19	**석차 :** 7/417 **백분위 :** 94.9%	**토익점수 :** 765점

자격증 : BLS, MOS EXCEL, MOS POWERPOINT

기타(봉사, 해외연수 등) : 봉사활동 100시간

자기소개 : 안녕하세요. 18학번 간호학과 졸업생입니다! 특별하지 않은 간단한 내용이지만 후배님들께 도움이 됐으면 좋겠습니다.

취업 준비과정 : 2학년 겨울방학이 되고나서 처음으로 토익을 공부했어요. 주변 사람들 말로는 3학년에 시작해도 충분하다고 했지만 저는 영어를 못하는 편이었기 때문에 2학년 겨울방학에 시작한 것도 매우 늦은 상황이었고 결국 최종적으로 원하는 성적은 얻지 못했습니다. 평소에 영어를 잘하는 편이 아니시라면 토익은 가능한 2학년 안에 만들어 놓는 거를 추천드려요! 2학년 겨울방학부터 실습이 시작되기 때문에 방학 내내 공부할 시간이 부족해서 학원을 다니기도 시간이 나지 않기 때문이에요ㅠㅠ. 3학년이라면 그래도 늦지 않았으니 꼭 4학년이 되기 전에는 목표점수를 만들어두세요! 저는 결국 자소서를 쓰면서까지 토익을 병행해서 취업할 때 굉장히 힘들었습니다ㅠㅠ.

서류전형 준비과정 : 저는 자소서를 굉장히 짧은 시간 동안 썼습니다. 3학년 겨울방학과 3, 4월에는 토익과 실습을 병행하다보니 시간이 나지 않았고(토익을 미리 해두면 정말 시간이 여유로워집니다ㅠㅠ) 5월 한 달 동안 교생실습을 하기도 해서 상대적으로 시간이 부족해 사실상 자소서를 쓴 기간은 2주 정도였습니다.(서울성모병원 항목을 바탕으로 1~2주 정도 수정해나갔고 다른 병원은 그 내용을 토대로 1~2일 정도 소요해서 완성하였습니다. 저같은 경우는 매우 적은 시간을 투자한 경우이기 때문에 후배님들은 꼭 여유를 가지고 방학부터 작성해보세요!) 서울성모병원과 서울아산병원이 자소서 항목이 일반적이고 장문을 요구하기 때문에 두 병원을 위주로 작성하였고 세브란스의 경우 상대적으로 글자수가적기 때문에 줄여나가면서 문장을 다듬었습니다(서울성모병원과 아산병원을 방학에 미리 써보시고 다른 병원의 항목에 맞춰서 써나가는 방법을 추천드려요! 자소서는 정말 많이 써볼수록 늘더라구요!).
자소서를 쓰다보니 대학교 생활을 하면서 3년 동안의 시간을 계속해서 되돌아보게 되었는데, 생각보다 기억에 남아 있는 것들이 없다는 것을 느꼈어요. 이때 가장 후회했던 것들이 학교에서 하는 사소한 경진대회에 참가하지 않은 것(협력, 성취, 리더십, 수행능력 등 다양한 자소서 항목에 넣을 수 있는 좋은 경험이라고 생각해요!)과 실습했을 때 생겼던 특별한 일화들(업무수행능력 부분에 적을 것이 많아집니다!)을 따로 정리해두지 않았던 것이었습니다. 후배님들은 꼭 사소한 것이더라도 하나하나 기록해두시는 것을 추천드릴게요!

면접 형식 및 면접 준비과정 :

• 전반적인 면접 준비과정

살면서 면접을 한 번도 본 적이 없어서 걱정이 너무 많았어요. 저는 그래서 유튜브에 있는 면접 관련 영상을 전부 다 시청한 것 같아요. 어떤 부분에서 명확히 도움을 받았다고 할 수는 없지만 면접에서 중요하게 생각되는 부분, 하면 안 되는 행동, 답변의 흐름 같은 것을 배울 수 있었어요. 너무 막막하시다면 유튜브 추천 드릴게요! 그리고 제가 답변을 할 때 자세와 태도를 보기 위해서 면접 스터디를 했습니다! 대면으로는 1번 만나고 비대면으로는 2번 정도 만났는데 사실 비대면은 큰 도움이 되지 않았고 대면이 도움 많이 됐어요! 제가 말할 때 나오는 안좋은 습관을 알 수 있어서 좋았습니다! 면접 스터디는 많이는 할 필요 없는 것 같고 1번 정도 대면으로 하는 걸 추천 드려요!

(계속)

• 헤어+메이크업

저는 헤어와 메이크업을 깔끔하게 할 자신도 없고 시간도 아깝다고 생각해서 그냥 다 샵에 가서 받았습니다! 헤어는 샵에서 받는 거 추천드려요!(세브란스의 경우 신촌에서 면접을 보기 때문에 신촌에 있는 헤어샵에서 받고 바로 면접장으로 가면 좋아요! 그리고 오픈톡방에서 사람 모아서 예약하면 할인해주는 곳도 있으니까 참고하세요!)

• AI 면접

AI 면접에서 가장 중요한 부분은 말의 속도와 얼굴 표정이라고 생각해요. 답변의 질도 어느 정도는 중요하겠지만 기계가 판단하는 것이기 때문에 핵심 키워드가 틀리지만 않는다면 문제는 없을 것 같다고 느꼈어요! 말의 속도가 갑자기 빨라지거나 당황해서 말을 멈춰버리면 AI는 면접자가 당황했다고 느끼기 때문에 이 부분을 가장 유의해서 또박또박 말을 일정한 속도로 하면 좋은 결과가 있으실 거에요! 그리고 얼굴 표정을 계속 웃는 얼굴로 유지하려고 했어요. 카메라가 계속 제 표정을 인식하는 것은 아니지만 얼굴 표정을 신경쓰다보니 자연스럽게 면접에 몰입도 되고 말도 차분히 할 수 있었습니다!

• 1차 면접

1차 면접은 직무 + 인성면접이었는데 세브란스의 경우 기출에서 나오는 것으로 유명해서 인성 같은 경우에는 오픈톡방에서 기출을 사서 혼자 답을 달아보기도 하고(완벽하게 문장을 외워서 면접장에서 똑같이 말하는 것은 불가능하기 때문에 어떤 답변을 할지 정리하여 생각해두고 말로 해보면서 키워드만 작성하는 거 추천드립니다!) 면접 스터디를 하면서 답을 달기도 했습니다. 직무 같은 경우에도 면접 스터디원들과 함께 기출문제에 답을 나눠서 달았고 홍○문 초록이를 달달 외웠습니다! 1차 면접 질문은 모두 기출에 있는 내용으로 나왔습니다!

• 2차 면접

2차 면접은 인성면접이기 때문에 오히려 1차 면접보다 준비를 하지 않고 마인드 컨트롤을 했습니다. 2차 면접은 기출에서 나오지 않았고 자소서 기반 질문, 코로나19 관련 질문을 받으며 꼬리질문을 꽤 많이 받았습니다.
세브란스는 다른 병원에 비해 면접 난이도가 굉장히 낮은 편이기 때문에 너무 걱정하지 않으셔도 충분히 해내실 수 있습니다!

• 개인적으로 중요하다고 생각된 부분

저는 답변의 질도 매우 중요하지만 면접자의 태도와 말투도 굉장히 중요하다고 생각하여 이 부분을 중점으로 준비를 많이 했습니다. 앉아 있는 자세가 어떤지, 표정은 어떤지 살펴보기 위하여 거울을 보며 기출에 답을 달았고 동영상을 찍으면서 제가 부족한 부분을 고쳐나갔습니다. 목소리의 경우 크기, 목소리 톤, 말끝을 흐리지는 않는지 등과 같은 부분을 신경쓰면서 말하였고 녹음하여 부족한 부분을 고쳐나갔습니다.

후배들에게 하고 싶은 말 : 지금까지 전공공부와 실습까지 정말 고생 많으셨습니다. 어쩌면 늦은 건 아닐까 하고 생각하는 후배님들도 있을 거라고 생각해요. 하지만 지금까지 해온 것들이 결코 헛된 일들은 아니기 때문에 끝까지 포기하지 않으신다면 원하는 결과를 이루실 거라고 믿습니다! 마지막까지 파이팅입니다!!

제5장 취업 후 임상적응전략

이쁨받는 새내기 간호사 되기

05 취업 후 임상적응전략 : 이쁨받는 새내기 간호사 되기

간호사가 되기 위해 험난한 과정을 이겨내고 드디어 원하는 병원에 입성한 새내기 간호사 여러분에게 축하와 격려를 보낸다. 그러나 취업의 기쁨은 잠시 걱정과 두려움이 밀려올 것이다. '간호사의 적은 간호사'라는 말이 회자될 정도로 '태움'이라는 말도 안되는 이유로 극단적인 선택을 하는 간호사들의 이야기가 심심찮게 보도되기 때문이다. 이러한 문제는 더 이상 간호사 개인 차원이 아니라 국가적인 제도 마련과 병원 차원의 시스템 개선 등의 노력이 필수적으로 요구되는 상황이다. 당당하고 스마트한 새내기 간호사가 되기 위해 준비해야 할 것들에 대해서 알아보기로 한다.

I 스마트한 새내기 간호사

1. 마음 챙기기

1) 재충전하기

(1) 나 다독이기

간호학과생으로서의 4년간은 고3 생활의 연장이라고 할 정도로 육체적으로나 정신적으로 지치고 힘든 과정이었다. 이제 그동안 잘 견뎌낸 자신에게 보상을 해줄 차례이다. 빠듯한 교육과정뿐 아니라 임상실습, 졸업고사, 국가시험까지 모두 치르고 당당한 간호사가 된 자신을 다독이고 위로해주도록 한다. 자신을 두 팔로 감싸 포근히 안아보자. 그리고 "○○야, 수고했어. 너는 정말 장해"라고 말해주자. 먼저 자기 자신을 사랑하고 다독일 줄 알아야 진정한 간호를 제공할 수 있다.

(2) 자기효능감 가지기

새내기 간호사는 입사 후 빠른 시간 내에 많은 내용을 학습해야 한다. 극도의 긴장감과 낯선 업무, 때로는 실수로 인해 꾸지람을 듣기도 한다. 이러한 상황에서 가장 중요한 것은 자기효능감이다. 자기효능감은 '개인이 특정 상황에서 특정한 일을 얼마나 잘할 수 있는지에 관한 스스로의 믿음과 관련된 개념'으로, 어떠한 일을 해낼 수 있다고 믿는 개인의 주관적인 판단이다. 즉, 새내기 간호사 스스로가 주어진 업무를 잘해낼 수 있다고 자신에게 보내는 믿음과 격려라고 할 수 있다. 자기효능감은 여러 연구를 통해 다양한 분야에서 긍정적인 효과를 가져 온 것으로 검증된 만큼 자기효능감을 가지도록 노력한다. 지금 당장 "나는 잘할 수 있어!", "나는 멋지고 당당한 간호사가 되고야 말거야!"라고 말해보자.

(3) 여행 가기

간호사 국가시험 합격 후 입사가 결정된 병원으로부터 발령 통보를 받기까지 대기기간을 갖는 경우가 많다. 이 기간 동안 대개는 자택 인근의 클리닉이나 요양병원 또는 카페, 편의점 등에서 아르바이트를 하며 보내게 된다. 예상되는 입사일자를 꽉 채워서 일하기보다는 마음 맞는 친구들끼리 가고 싶은 여행지를 선택해두고 비용을 충당할 수 있을 정도가 되면 일을 그만두고 여행을 다녀올 것을 추천한다. 입사하면 한 동안은 여행갈 수 있는 여건을 갖기 어렵기도 하고, 여행하면서 자신을 돌아보고 친구들과 수다도 떨면서 새내기 간호사로서의 생활에 대비하는 것이 곧 마주하게 될 병원임상에서의 적응에 도움이 되기 때문이다.

2) 동기 네트워크 만들기

우리나라의 병원 사회는 무척 보수적이다. 어떤 면에서는 군대보다도 더 철저한 위계질서와 선배에 대한 깍듯한 예의를 당연시 여긴다. 이러한 병원 문화는 '장유유서'를 강조하는 전

통적인 영향도 있겠지만, 환경적 특성상 새내기 간호사의 작은 실수가 한 사람의 생명이나 건강에 치명적인 영향을 미칠 수도 있는 상황이기 때문에 지나칠 정도로 철저하게 훈련 시키려는 것이 지배적인 생각이다.

새내기 간호사는 입사 후 최소 6개월에서 1년을 견뎌야 자신이 담당한 대상자에게 어느 정도 독립적인 간호를 제공할 수 있다. 업무뿐 아니라 인간관계에서 오는 스트레스를 해결하는 데 가장 좋은 것은 함께 입사한 동기들이다. 동기들끼리의 정서적 지지와 정보공유는 무엇보다 소중한 버팀목이 되어주기 때문이다. 입사 전 병원별로 만들어지는 단톡방이나 새내기 간호사 오리엔테이션 기간 등을 활용하여 적극적으로 동기 네트워크 만들기에 동참하도록 한다. 새내기 간호사에게 동기는 최고의 선물이자 의지가 되는 존재임을 기억하고 좋은 관계를 유지하도록 한다.

2. 지식 챙기기

입사 전 대학시절을 함께 했던 기본간호학과 성인간호학, 의학용어, 임상검사 수치 등을 다시 한 번 공부해두도록 한다. 특히, 정맥주사, 근육주사, 피하주사, 피내주사를 비롯한 단순도뇨 및 유치도뇨, 관장 등은 정확하고 빠르게 할 수 있도록 익혀둔다. 근무 부서가 결정된 경우라면 해당 부서와 관련 있는 내용들은 필수적으로 공부해두어야 한다.

이 외에도 선배 간호사들의 노하우가 담긴 유튜브 영상이나 출간된 책들을 읽어두면 많은 도움이 된다. 각 병원이나 병동별로 도움 되는 정보들이 다수 있으니 참고하면 좋다.

3. 준비물 챙기기

수첩과 펜, 가위(의료용), 간호화, 흰 양말, 머리망 · 검정색 고무밴드 · 실핀,
펜라이트, 시계, 차트판, 치약칫솔세트, 핸드크림 등

(1) 수첩과 펜

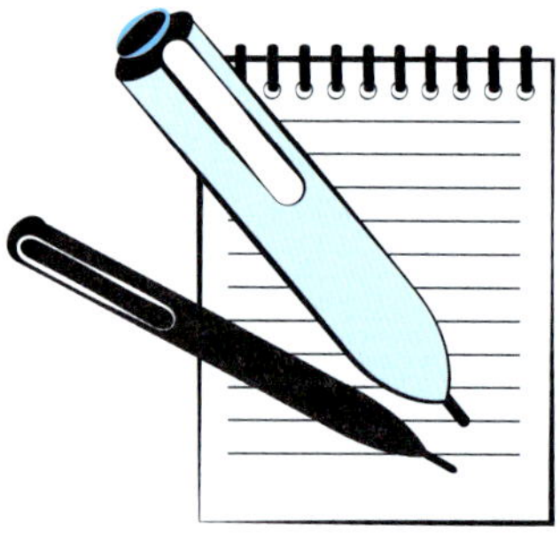

수첩과 펜은 간호학생 시절 임상실습 시 반드시 챙겨야 했던 물품 중 하나였으니 왜 준비해야 하는지는 말하지 않아도 알 것이다. 새내기 간호사는 알아야 할 것, 기억해야 할 것들이 정말 많기 때문에 프리셉터나 선배 간호사들이 알려주는 것을 꼼꼼하게 메모해두지 않으면 습득하기가 어렵다. 그러므로 알려주는 것을 즉시 메모할 수 있는 수첩은 필수이다. 수첩은 간호복 주머니에 들어가는 크기가 적당하며, 휴대가 용이한 두께로 여러 개 준비하는 것이 좋다.

펜은 3색 볼펜, 네임펜, 형광펜 정도를 넉넉하게 준비하는 것이 좋다. 정신 없이 뛰어다니다 보면 잃어버리기가 일쑤이다. 네임펜은 수액에 약물을 혼합한 후 표시하거나 정맥주사 날짜나 주사바늘 게이지를 적을 때 번질 염려가 적으므로 활용도가 높다. 검정색과 빨간색 2개 정도를 챙기는 것이 좋고, 뚜껑이 있는 것보다는 버튼식을 준비하는 것이 유용하다. 펜과 함께 펜을 넣을 주머니를 준비하면 좋다. 펜 주머니 없이 주머니에 넣고 다니다가 내용물이 새기라도 하면 간호복이 오염되어 복구가 불가능할 수도 있기 때문이다.

(2) 가위

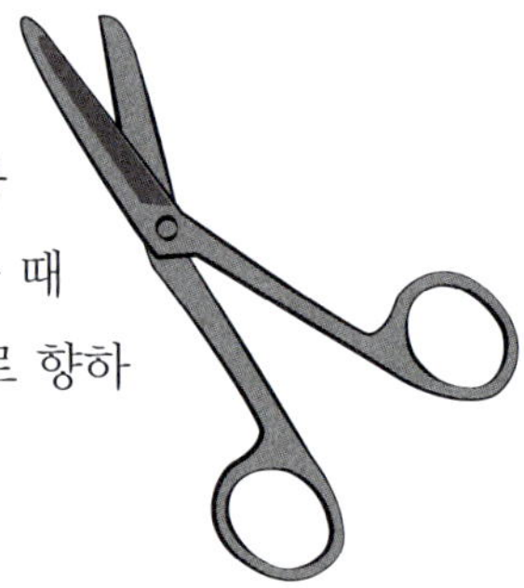

가위는 의료용으로 준비한다. 한쪽은 끝이 뾰족하고 다른 쪽은 뭉툭한 것을 선택하는 것이 좋다. 반창고나 팔찌 등 무언가를 자를 때 사용하며, 사용 시에는 날카롭지 않은 뭉툭한 부분을 환자 쪽으로 향하도록 하여 안전사고를 예방하도록 한다.

(3) 간호화

간호화는 입사 시 지급하는 병원도 있다. 지급하지 않는 경우에는 새내기 간호사 오리엔테이션 시의 안내에 따라 준비하는 것이 좋다. 병원에서 지급하는 경우에는 본인이 선호하지 않는 디자인이라더라도 당분간은 병원에서 지급하는 것을 착용하는 것이 무난하다. 본인이 준비하는 경우에는 가급적 앞뒤가 모두 막힌 것으로, 가볍고 통풍이

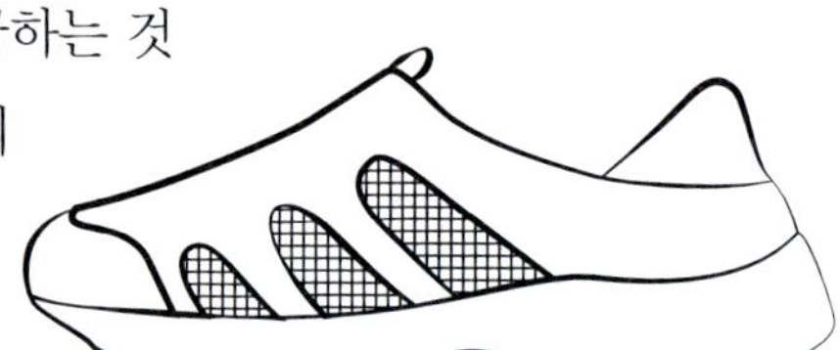

잘되는 소재에 최상의 편안함과 내구성을 가진 것을 선택한다. 간호화는 근무시간 내내 착용하는 것이므로 발 냄새가 날 수도 있고, 이리저리 바쁘게 움직이다 보면 신발이 벗겨지거나 발가락을 부딪치거나 물건을 떨어뜨려 다칠 수도 있기 때문이다.

(4) 흰 양말

병원에 따라 규정이 없는 경우도 있지만 일반적으로 흰 양말을 신는 것이 무난하다. 자주 갈아 신어야 하므로 넉넉하게 사서 사물함에도 한두 켤레 보관하면 좋다. 근무 도중 혈액 등으로 오염이 되는 경우 바로 갈아 신을 수 있기 때문이다. 두꺼운 양말을 구입할 것을 추천한다. 발 냄새가 나는 것을 예방하고, 발이 아픈 것을 덜어 줄 수도 있기 때문이다.

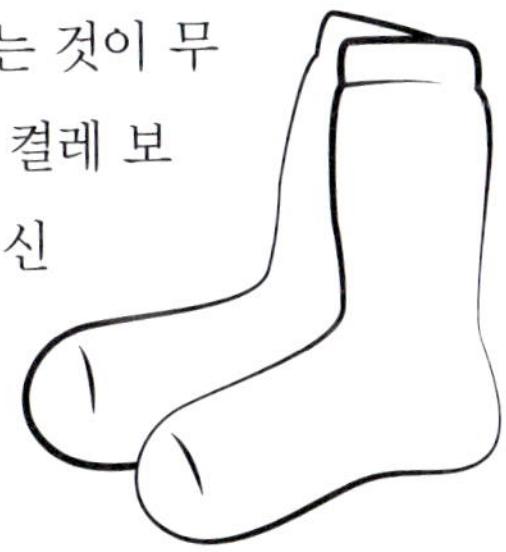

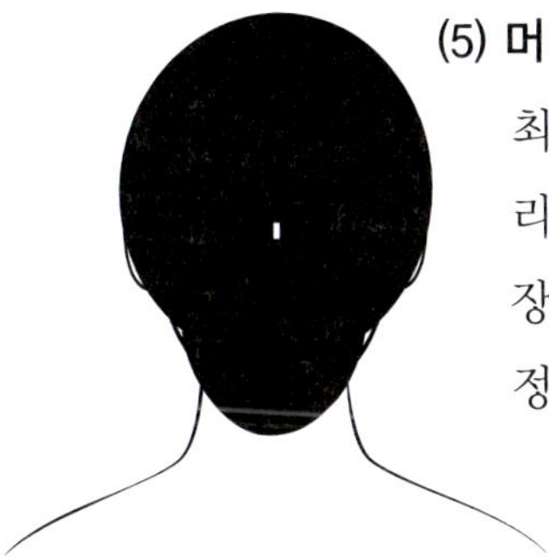

(5) 머리망

최근에는 머리 모양이 자유인 병원도 많지만 대다수는 여전히 단발머리나 단정한 커트 스타일을 선호하며, 긴 머리인 경우에는 머리망을 권장한다. 머리망을 사용할 때는 머리망 안에 넣을 머리 묶는 밴드도 검정색으로 준비하고, 잔머리를 정리하는 실핀도 검정색으로 준비하도록 한다.

(6) 펜라이트

펜라이트는 환자의 동공반사를 확인할 때뿐 아니라 나이트 근무 시에도 유용하다. 밤에 라운딩을 돌 때 불을 켜면 환자들의 수면을 방해할 수 있으므로 펜라이트를 부분 조명으로 사용할 수 있기 때문이다.

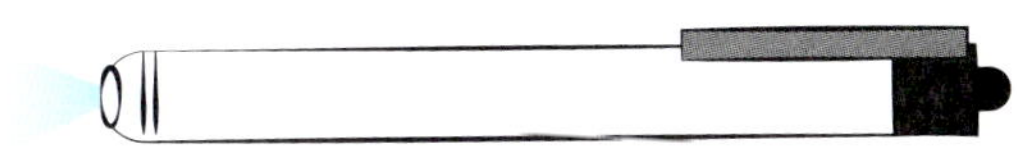

(7) 시계

새내기 간호사는 활력징후(바이탈사인) 체크나 수액의 속도 조절, 항생제 피부반응검사(AST) 등을 실시할 때 등 시간 확인이 필요한 경우가 많다. 초침이 있는 것으로 너무 비싸지 않은 시계를 준비하는 것이 유용하다. 분실이나 오염의 위험이 있기 때문이다.

(8) 차트판(클립보드)

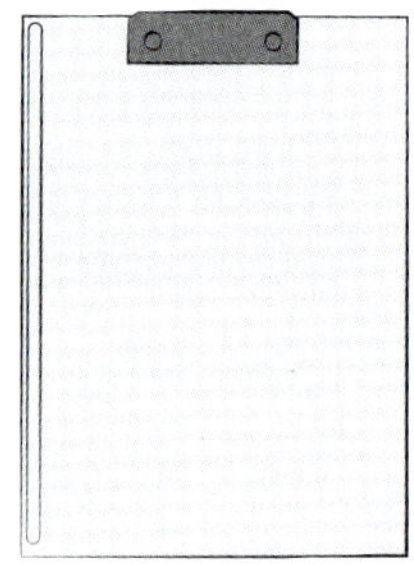

간호사들은 '판떼기'라고 부르기도 하는 차트판도 준비해두면 유용하다. 근무 도중 필요한 자료들을 꽂아두면 일하면서 바로 확인할 수 있어서 편리하다.

(9) 기타

기본적인 준비물은 이 외에도 치약칫솔세트, 주머니에 들어가는 작은 용기의 핸드크림, 압박스타킹, 텀블러, 옷걸이 등 상황에 따라 부가적인 준비물이 필요한 경우도 있다.

4. 나만의 매뉴얼 만들기

수첩에 수시로 메모해둔 중요한 내용은 가능한 한 퇴근 후 바로 복습하며 정리해두는 버릇을 들이도록 한다. 컴퓨터에 폴더를 만들어서 지속적으로 업데이트하며 자신만의 업무 매뉴얼을 만들기를 권한다. 병원에 따라 적용되는 규칙이 다르고, 같은 병원이라도 부서마다 지켜야 하는 규칙들이 있으므로 이를 정리하여 업무 매뉴얼을 만들어두면 업무를 빨리 파악할 수 있다. 또한 시간이 흘러 후배 간호사를 교육해야 하는 상황에서도 유용하게 사용할 수 있다. 워드로 작성하여 파일로 저장한 후 바뀐 내용을 업데이트하며 수정하도록 한다. 수정한 내용을 주기적으로 출력한 후 반복하여 공부한다면 새내기 간호사로서의 병원 생활 적응에 많은 도움이 된다.

선배가 알려주는 꿀팁 1

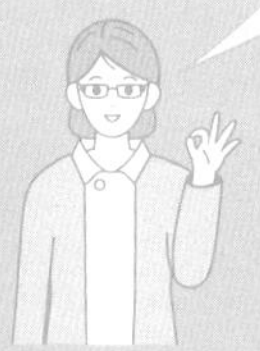

새내기 간호사로서 빨리 적응하려면 다음을 참고하세요!

▶ duty별 루틴(routine) 업무를 익히세요. 수첩에 정리하여 수시로 보면 빨리 익힐 수 있어요.

▶ 부서별 물품명과 수량, 위치를 가급적 빨리 외우세요. 새내기 간호사는 근무 시작 전 물품 확인 업무를 담당하게 돼요. 폰으로 사진을 찍거나 수첩에 그림을 그려서 이미지로 기억하면 빨리 익힐 수 있어서 신속하게 확인할 수 있어요.

▶ 자주 연락하는 부서의 전화번호는 외워두세요.

▶ 사원증 뒷면을 활용하세요. 잘 외워지지 않는 중요한 내용이나 약물계산법 등은 사원증 크기로 정리하여 뒷면에 끼워두면 유용해요.

▶ 매뉴얼은 실무적인 것과 전공지식을 구분하여 만드는 게 좋아요.
실무적인 것은 간호행위에 따른 준비물, 검사 전후의 간호, 간호술기 순서, 주로 사용하는 약물의 용량 및 투여방법, 의학용어 등이고, 전공지식에 해당하는 것은 해당 부서에서 주로 접하는 질환이나 수술법 등이 해당돼요.

선배가 알려주는 꿀팁 2

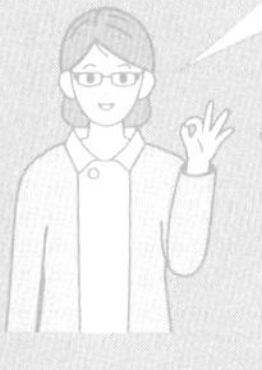

이쁨받는 새내기 간호사가 되려면...

1. 부서 물품과 응급카트, DC기 등 중요한 기계들의 위치 파악하기!

- 필요한 물품을 가져와달라고 했을 때 바로바로 가져다 줄 수 있어야 함
- 응급상황 시 필요한 물품(기계)을 바로 찾을 수 있어야 함(CPR, intubation 상황인데 응급카트의 위치 몰라서 허둥지둥되면 선배 간호사한테 혼나는 건 기본이고 의사한테 욕먹으며 환자의 골든타임을 놓치게 됨 → 모든 응급상황 시 바로 응급카트 끌고 와야함)

2. intubation, CPR, DC기 사용법 등 응급상황 대처법을 정확하게 공부하고 외우기!

- 응급 상황 시 사용하는 약물, EKG 그래프 확인 후 해야 하는 처치, intubation을 시행할 상황과 언제 CPR을 하는지 등

3. 수첩 2개 사용하기!

- 수첩 1) 프리셉터 선생님이 교육해주신 내용들과 일하면서 알려준 것들을 나만 알아 볼 수 있을 정도로 빠르게 모든 내용 다 적기(단, 본인도 못 알아볼 정도로 쓰면 안 됨)
- 수첩 2) 퇴근 후 집에서 수첩 1)에 적었던 내용들을 복습하며 응급상황 시 또는 일하면서 빠르게 찾아볼 수 있도록 꼼꼼하게 정리하기(누구나 쉽게 알아볼 수 있도록 정확하게 적고, 항상 간호복 주머니에 넣어두고 일하다가 가끔 생각이 안날 때 꺼내보는 용도로 사용) 쓰면서 그냥 달달 외우기(외워야 일할 때 편함)

4. 프리셉터 선생님이 외우고 공부해오라는 것은 반드시 공부해서 먼저 공부한 레포트 또는 공부한 내용 보여주기!

- 신규 때는 항상 공부하기! 계속 공부하기! 꼭 공부하기!(진단명 기준으로 검사, 처치, 약물, ABGA 등)
- 그날 배운 내용은 항상 바로 복습하고 따로 노트에 정리하기(공부할 때 전공의들이 보는 책으로 공부하면 엄청 도움이 됨)
- 트레이닝 기간에 해 볼 수 있는 약물투여, suction, 신환받기, 사망환자처치, 수혈 등 모두 직접 해봐야 함. 그래야지 독립 후 한 번 해본 기억만으로도 혼자 할 수 있음(경험이 최고임)

5. 꼭 환자 파악을 상세히 하고 근무 들어가기!

- 병원마다 부서마다 환자를 파악하는 방법이 다르며 프리셉터마다 스타일이 다 다름
  → 처음에는 프리셉터 선생님이 가르쳐준 그대로 따라서 환자 파악하기
  배운 대로 환자를 파악하다보면 나중에는 나만의 스타일이 생김

- 환자를 파악하다가 모르는 의학용어는 꼭 미리 환자 파악용 종이에 적어놓고 일하기(똑같은 단어라도 계속 적어야 외워짐)
- 검사 내용은(영어) 웬만하면 번역기 돌려서 해석한 후 환자 파악용 종이에 적기
  → 검사 내용을 알아야지 환자가 어떤 치료를 받을지 왜 이런 치료를 받는지 알 수 있음
- 의학용어는 꼭 영어 풀네임과 뜻 모두 적으면서 일하기
  → 검사, 치료, 진단명 등 모든 의학용어 다
- 환자 파악 시 똑같은 의학용어 단어가 나와도 계속 적으면서 일하기
  → 어떤 진단명을 받은 환자일 때 이런 검사를 받고 저런 치료를 받는지 예측이 가능할 정도로 외워짐
- 어차피 신규는 처음에 아무리 환자 파악을 해도 뭐가 뭔지 어떻게 해야 될지 모름. 그렇지만 최소 인계받기 1시간 전(근무 시작 전)에 가서 환자 파악하려고 노력하는 모습 보여주기
  → 인계장 또는 환자 파악을 루틴으로 하다 보면 자연스럽게 이해가 되고 내용들이 눈에 보임
  → 절대 난 왜 이렇게 환자 파악을 못하지 이런 생각 갖지 말기, 시간이 지나면 다 할 수 있어요. 처음엔 모든 것들이 다 눈에 안보여요.

ex) 환자이름 + 나이 + 성별 → 환자 진단명 → 입원동기 → 입원하고 어떤 처치와 어떤 검사를 했고 어떤 협진을 봤는지, 왜 했는지 확인 → 검사 내용 확인(X-ray, CT, MRI, blood검사 등) → 오더 확인(오더로 검사와 처치 확인 + 실제로 검사가 시행된 건지, 처방이 된 건지 확인) → 환자 Target 범위 있는지(BP, SpO_2, HR, Hb, PLT 수치 등) → 최근 환자에게 무슨 이벤트가 있었는지 확인(최소 일주일 정도) → 지난번 근무 때(Night, Day) 했던 일들이 무엇인지 어떤 이벤트가 있었는지 확인 → 오늘 내가 무엇을 해야 할지 확인(내 근무시간 (Evening)에 무슨 검사가 있는지, 어떤 오더가 있는지, 어떤 처치를 해야 하는지 확인) → 우선순위가 무엇인지 확인 → 집중해서 일하기!

6. 인계받는 선생님이 물어봤을 때 모르는 내용이더라도 모른다는 말 대신 "확인해 보고 말씀 드리겠습니다", "제가 다시 공부해오겠습니다", "제가 다시 알아오겠습니다" 등으로 말하기!
   → 모른다고 하면 혼나요!(알아야 하는 문제에 대해서 모른다고 했을 시)
7. 먼저 행동하지 않고 모르면 물어보고 하기!
   - "모르면 물어봐", "넌 아직도 이런 것도 몰라?"
     → 이런 말들이 반복되어도 물어보면서 해야 함
     신규는 모르는 게 당연하고 한 번 배웠다고 머릿속에 다 있는 게 아니기 때문에 몰라서 사고치는 것보다 차라리 물어보고 혼나는 게 나아요.
     → 그러나 계속 알려줬는데 계속 모른다고 알려달라고 하면 안돼요.
     알아야 할 내용에 대해서는 반복해서 외우고 습득하여 알고 있어야 합니다.
   ex) "선생님 혹시 이럴 때는 이렇게 처치하는 것이 맞을까요?" 이런 식으로 물어보기
8. 우선순위가 무엇인지 항상 생각하면서 일하기! ★(제일 중요!)
   - 예를 들어 환자가 갑자기 혈압이 떨어지고 있는데 식이(diet) 챙긴다고 L-tube로 feeding을 주고 있으면 안 돼요. 혈압 recheck해보고 다리 상승시키고 주치의에게 notify 해야 해요.
   - 간호기록은 환자 처치 후 남는 시간에 작성해야 해요.
     차팅 먼저 작성한다고 해도 어차피 신규 때는 집에 일찍 못가요.
     환자 처치가 우선입니다! 차팅은 끝나고 해야 해요!
9. 항상 적극적인 자세로 임하기!
10. 부서에 전화가 오면 전화 친절하게 잘 받기!
   - 바쁘다는 핑계로 부서전화 안 받으면 미움 받아요.
     바쁜 와중에도 전화받으러 가는 척이라도 해야 해요.
11. 환자의 콜벨이나 부서 출입벨 등이 울리면 응대 잘하기!
12. 팀장님, 타 부서 간호사 등이 오면 웃으며 친절하게 인사하기!
13. 근무 시간 내에 자신의 할 일은 꼭 끝내고 퇴근하기!(최대한 다음 인계받는 선생님한테 미루지 않도록 하기)

14. 자신감 갖고 일하기!
→ 혼나더라도 기죽지 말아요. 나중에 생각하면 혼났던 것들이 다 피가 되고 살이 되더라구요.(말도 안 되는 걸로 혼내거나 일부러 트집잡는 등의 '태움'은 제외)

15. 근무 시 나는 여유 있고 다른 선생님들이 바쁘게 일하면 꼭 도와주기!
→ 먼저 선생님들께 가서 "혹시 지금 하셔야 할 일 있나요?", "혹시 제가 도와드릴 것 있나요?" 등으로 물어보기(도와주기 싫어도 도와주는 척, 말 한마디라도 해주세요).
→ 내가 먼저 도와드리고 이런 한마디라도 해주면 나중에 내가 바쁠 때 똑같이 돌아와요! 서로 바쁠 때는 도움을 주고받으면서 일해요.

Ⅱ 소통하는 새내기 간호사

새내기 간호사가 근무하는 병원은 질병과 싸우는 환자와 아픔을 겪는 환자를 보살피는 보호자 등 힘든 상황에 놓인 사람들을 마주하는 곳이다. 이러한 사람들과 바람직한 소통을 하기 위해서는 어떤 태도를 가져야 할지를 알아보도록 한다.

1. 공감하는 마음 갖기

공감이란 상대방의 감정에 다가서서 상대방이 무엇을 생각하는지를 느끼는 것이다. 새내기 간호사는 종종 잘해보려는 의욕이 앞서 공감과 동정을 혼동하는 상황에 처한다. 이러한 상황은 오히려 소통에 방해가 되므로 바람직한 공감 태도를 갖도록 한다.

심리학자 추딘(Tschudin)은 동정과 공감에 대하여 '개울에 빠져 어려움을 겪고 있는 사람과 함께 개울에 빠져 같은 감정을 공유하는 것은 동정이지 공감이 아니며, 개울에 빠진 사람 옆에서 한쪽 발을 땅에 단단히 붙이고 서서 도움의 손길을 뻗는 것이 공감'이라고 하였다. 즉, 객관성과 냉정함을 잃지 않고 상대방과 함께하는 것, 따뜻한 마음을 가지고 있으면서도 냉철함을 잃지 않는 것이 진정한 공감의 태도이다. 따라서 간호사는 환자의 기분에 휘둘리지 않도록 해야 한다. 환자의 입장이 되어 그들의 감정을 이해하되, 적절한 거리를 유지하며 객관성을 잃지 않도록 한다. 환자의 처지가 되어 아픔과 고통 속에 허우적거리는 간호사보다는 아픔과 고통을 이해하며 냉철한 전문지식을 바탕으로 그들에게 필요한 간호를 제공하는 것이 공감임을 잊지 않도록 한다.

2. 적절한 상담기법 익히기

의사소통에서 가장 중요한 것은 마음이다. 그러나 마음은 적절하게 표현하지 않으면 상대방에게 전해지지 않는다. 마음과 표현이 모두 갖추어질 때 비로소 원활한 의사소통이 이루어진다. 새내기 간호사는 바람직한 소통을 위해 미시적 상담기법을 활용하면 좋다.

미시적 상담기법은 관계형성을 위한 '기본적 관련 기법'과 적극적이고 의도적으로 이루어지는 '적극적 기법'으로 구분된다. 기본적 관련 기법에는 관련 행동, 열린 질문, 닫힌 질문, 격려, 바꾸어 말하기, 요약 등이 있다. 관련 행동은 시선이나 자세, 수긍이나 동조, 말투 등과 관련이 있으며, 이러한 요소들에 의해 환자는 간호사를 신뢰하고 매력적인 대화상대로 인지하게 된다. 의사소통을 할 때는 시선을 자연스럽게 맞추도록 한다. 바쁘다고 하는 일을 멈추지 않고 말소리로만 대화하게 되면 상대방은 자신의 말을 듣고 싶지 않는다고 생각하거나 성의가 없다고 느낀다. 대화 도중 고개를 끄덕이거나 '네', '그렇죠', '맞아요' 등의 맞장구를 치면 경청하고 있다는 느낌을 주어 대화가 원활하게 진행된다. 또한 억양은 상대방보다 낮게 하고 말의 속도는 천천히 하는 것이 바람직한 말투이다. 질문법 중 열린 질문은 말하는 사람이 자신의 속도로 전달하고자 하는 내용을 자유롭게 표현할 수 있는 반면 닫힌 질문은 자유로운 의사표현이 제한된다. 따라서 닫힌 질문은 의사표현이 어려운 환자로부터 꼭 필요한 정보를 수집하거나 냉정한 태도를 취할 필요가 있는 등의 경우에만 사용하는 것이 좋다.

3. 배려하는 태도 갖기

새내기 간호사의 간호 대상이 되는 환자나 보호자는 질병 진단, 낯선 병원 환경, 치료에 대한 예후 등 크고 작은 불안감을 가지고 있다. 그러므로 환자와 가장 밀접하게 만나게 되는 간호사는 이러한 불안감을 감소시키기 위한 배려의 태도를 갖출 필요가 있다.

환자를 대할 때는 얼굴과 이름을 빨리 익혀서 환자로 하여금 간호사가 자신을 기억하고 있으며, 신경을 쓰고 있음을 느끼게 하는 것이 중요하다. 환자와의 대화 내용을 기억했다가 다음 번 대화 시 화제로 삼는 것도 도움이 된다. 사람은 무슨 일이 일어날지 예측할 수 있을 때 안심하게 된다. 간호사는 처치할 때마다 처치 내용과 방법, 이유를 설명하여 불안을 줄여주도록 한다. 때로는 환자나 보호자에게 지시하거나 주의사항을 알려줘야 할 때가 있다. 이러한 경우에도 상냥하고 이해하기 쉬운 말로 전달함으로써 불쾌감을 주거나 자존심이 상하지 않도록 배려한다. 환자에게 잘못이 있더라도 비난하거나 질책하면 역효과가 발생하기가 쉽다.

Ⅲ 품위 있는 새내기 간호사

1. 호감을 주는 이미지 만들기

1) 미소 짓기와 시선 처리

밝은 미소는 상대를 편안하게 하고, 의욕적이고 생기 넘치는 표정은 호감을 주므로 인간관계를 좋게 한다. 그러므로 결국은 간호사 자신의 마음도 즐거워진다. 즉, 미소는 기분 좋은 사람, 따뜻하고 솔직한 사람이라는 인상을 남기므로 응대 시 가장 중요한 요소로 꼽힌다. 그러나 문화적인 특성 상 함부로 웃지 않아야 한다는 교육을 받고, 감정을 드러내지 않는 것을 미덕으로 여겨온 우리나라 사람에게는 가장 어려운 일 중 하나이다.

상대방과 마주보고 대화하는 경우 종종 시선을 어떻게 처리해야 할지 난감할 때가 많다. 예의 바르고 상대방에게 부담을 주지 않는 자연스러운 시선 처리로 호감을 주도록 한다.

병원은 몸과 마음이 아픈 사람들과 그들을 돌보는 사람들이 찾는 곳이다. 이러한 사람들을 미소 없는 무뚝뚝한 표정으로 대한다면 마음을 열고 궁금한 것을 묻거나 자신의 아픔을 호소할 수 없다. 간호사는 간호 대상자와 신뢰관계를 형성하고 밝은 병원 분위기를 만들기 위해서라도 미소가 가져다주는 효과를 되새기며 일상생활에서 미소를 습관화하도록 노력해야 한다.

사람의 얼굴은 80여 개의 근육으로 되어 있고 7천 가지 이상의 표정을 지을 수 있다고 한다. 미소와 함께 다양한 표정을 짓는다면 미소가 가져다주는 기적을 경험하게 될 것이다.

(1) 미소의 효과

① 마인드컨트롤 효과

일부러라도 웃다보면 저절로 기분이 좋아져서 자연스럽게 마인드컨트롤이 가능해진다.

② 감정이입(empathy) 효과

미소는 웃는 사람의 기분이 상대방에게 고스란히 전달되므로 간호사와 대상자 모두를 즐겁게 한다.

③ 건강증진 효과

웃음이 건강에 좋다는 것은 이미 여러 학자들의 연구를 통해 밝혀진 사실이다. 많이 웃도록 하여 자신의 건강도 챙기고 상대방에게도 긍정적인 기운을 전달하도록 한다.

④ 신바람 효과

웃음은 힘든 상황을 극복할 수 있는 활력을 불어 넣어주는 효과가 있다.

⑤ 호감 효과

웃음은 간호사의 인상을 좋게 해주어 간호 대상자가 호감을 갖고 친밀감을 느낄 수 있다.

⑥ 기타 효과

대상자를 안심시키고 편안한 마음이 되게 한다. 또한대상자로 하여금 친근감을 느끼게 하여 개방적인 관계형성이 가능하다.

(2) 시선 처리

- 상대방의 미간이나 코끝에 시선을 둔다.
- 곁눈질을 하거나 아래로 내려뜨지 않는다.
- 시선에도 표정이 있다. 안정되고 따뜻한 시선으로 바라보도록 한다.

2) 인사 잘하기

'인사만 잘해도 먹고는 산다'라는 말이 있다. 그 만큼 인사가 중요하다는 의미이다. 인사는 그저 아는 체하는 것이 아니라 적극적이고 정성스러운 마음을 담아 이를 표현하는 것이 중요하다. 바람직한 인사는 상대방과 마음의 끈을 연결시켜 주어 원만한 대인관계를 만든다. 인사는 마음의 문을 여는 열쇠이며, 마음가짐의 외적 표현이다. 따라서 인사를 통해 정중함, 존경심, 친근감을 전달하도록 한다.

(1) 인사의 주요 포인트

- 인사는 내가 먼저 한다.

- 인사할 때는 적극적인 자세로 한다.
- 인사할 때는 몸이 상대 쪽으로 향하도록 한다.
- 인사할 때는 눈을 바라보며 미소를 짓는다.
- 인사할 때는 다정한 인사말도 함께 한다.
- 인사를 받은 경우에는 반드시 답례 인사를 한다.
- 인사는 언제, 어디서든 지속적으로 한다.

(2) 인사 요령

① 자세를 바르게 하고 상대를 향해 선다

- 발 : 발꿈치는 붙이고 양발의 각도는 30°로 한다.
- 가슴, 등 : 자연스럽게 편다.
- 어깨 : 힘을 빼고 어깨선이 굽지 않게 한다.
- 손 : 여성은 오른손이 위가 되도록 두 손을 앞으로 모으고, 남성은 바지의 재봉선에 자연스럽게 붙인다.

② 상대의 눈을 바라보며 인사말을 한다

- 시선 : 부드럽게 눈을 응시한다.
- 인사말 : 상황에 맞는 인사말을 함께한다.

③ 상체를 정중하게 굽힌다

- 등, 목, 허리 : 일직선이 되게 하며, 허리부터 굽히는 기분으로(15°, 30°, 45°) 한다.
- 배 : 뒤로 끌어당긴다는 기분이 들도록 당긴다.
- 엉덩이 : 힘을 주어 뒤로 빠지지 않도록 한다.
- 턱 : 앞으로 나오지 않도록 살짝 당긴다.

④ 상체를 굽힌 채 잠시 멈춘다(0.5~1초)

- 시선은 발끝 1~2m 앞을 본다.
- 상체를 들 때는 숙일 때보다 천천히 한다.

- 똑바로 서서 상대방의 눈을 부드럽게 바라본다.
- 미소를 지으며 마무리한다.

(3) 간호 대상자나 보호자와의 인사법

구 분	인사말
대상자를 맞이할 때 (30° 인사)	"어서 오십시오." "안녕하십니까?" "어떻게(무슨 일로) 오셨습니까?" "무엇을 도와드릴까요?" "좋은 아침입니다."
입원환자와 인사할 때 (15°, 30° 인사)	"안녕히 주무셨습니까?" "밤 사이 불편한 데는 없으셨습니까?" "커튼을 걷어 드릴까요?" "편히 주무십시오."
용건을 받아들일 때	"감사합니다." "네, 잘 알겠습니다." "네, 고객님 말씀하신대로 처리해 드리겠습니다."
환자를 기다리게 할 때	"죄송합니다. 잠시 기다려 주십시오." "죄송합니다. 5분만 기다려 주십시오." "담당자와 상의해서 곧 처리해 드리겠습니다."
환자나 보호자가 재촉할 때	"대단히 죄송합니다." "곧 처리해 드리겠습니다." "기다리게 해드려서 죄송합니다." "다시 확인해 보겠습니다."
날씨와 관련한 인사	"좋은 날씨입니다." "궂은 날씨에 오시느라 고생하셨습니다." "비가 오는데(길이 미끄러우니) 조심해 가십시오."
환자가 퇴원할 때 (30° 인사)	"건강하십시오." "안녕히 가십시오." "감사합니다."

(4) 출 · 퇴근 시 인사

- 먼저 30° 인사로 밝고 명랑한 목소리로 아침인사를 한다.
  "반갑습니다", "안녕하십니까", "좋은 아침입니다"
- 먼저 퇴근할 때는 가까이서 15°로 인사한다.
  "먼저 실례합니다", "먼저 가보겠습니다", "내일 뵙겠습니다"
- 지각했을 때는 사과의 인사를 한다.
  "늦어서 죄송합니다"
- 상사가 자신의 옆을 지나갈 때는 자리에서 일어나 15°로 인사한다.
  "안녕하십니까?"하고 인사말을 한 후 눈을 맞춘다.
- 상사가 앉아 있는 경우는 앞에 가서 30°로 인사한다.
  "안녕하십니까?"
- 상사가 통화 중인 경우에는 앞에 가서 가볍게 목례한다.

3) 공손한 자세

(1) 방향 지시 자세

- 손가락을 모으고 손바닥 전체를 펴서 방향을 가리킨다.
- 손등이 보이거나 손목이 굽지 않도록 한다.
- 팔꿈치의 각도로 거리감을 나타낸다.
- 시선은 상대의 눈 → 가리키는 방향 → 상대의 눈 순으로 향한다.
- 오른쪽을 가리킬 때에는 오른손을, 왼쪽은 왼손을 사용하여 지시한다.
- 지시할 때의 행동은 너무 느리거나 빠르지 않게 한다(1초 늦게 움직이는 마음의 여유를 갖는다).
- 노약자나 어린이의 경우는 가능하면 직접 안내한다.

(2) 서류나 물건을 주고받을 때

- 반드시 양손을 사용하며 왼손으로 오른손을 받치고 공손하게 전한다.
- 웃는 얼굴을 한다.

- 시선은 상대의 눈 → 물건 → 눈 순으로 향한다.
- 상대방을 쳐다보며 "여기 있습니다", "감사합니다" 등의 대화를 곁들인다.

(3) 아름다운 자세

- 서 있을 때는 얼굴을 똑바로 들고 등을 곧게 펴서 머리에서 발끝까지 일직선이 되도록 한다.
- 앉을 때는 무릎을 모으고 다리를 벌리거나 포개어 앉지 않도록 한다.

(4) 사람을 가리킬 때

- 누군가를 가리킬 때 검지를 사용하면 공손하지 않은 것처럼 보여 상대방의 기분을 상하게 하므로 삼간다.
- 반드시 손가락을 모두 펴고 손바닥을 비스듬히 위로 향하게 하여 공손한 태도로 가리키도록 한다.

2. 예의 바른 대화법

1) 말하기의 기본자세

- 듣는 사람의 눈을 부드럽게 주시한다.
- 등을 펴고 바른 자세로 정면 응대가 되도록 한다.
- 정확한 발음으로 상냥하게 쉬운 용어를 사용한다.
- 경어를 사용하며 말끝을 흐리지 않고 명료하게 말한다.

2) 올바른 대화법

- 한마디의 말이라도 온화하고 부드럽게 하도록 노력한다.
- 의뢰형으로 말한다.

  "이런 방법은 어떨까요?"

  "죄송합니다만 이렇게 해주시겠어요?"

- 긍정형으로 말한다.
  "그 약 안 드시면 안 됩니다"(×)
  "검사 전에 약을 드셔야 검사가 가능합니다"(○)
- 불편한 점을 먼저 이야기한 후 얻어지는 결과가 얼마나 도움 될지를 설명한다. 뒤에 한 말이 인상에 남기 때문에 협조적이 된다.
  "주사 맞을 시간입니다. 좀 아플 거예요"(×)
  "조금 아프시겠지만 치유에 많은 도움이 됩니다"(○)
- 쿠션언어를 덧붙이거나 상대방보다 한마디 더 붙여 관심을 쏟고 있음을 보여주도록 한다.
  "죄송하지만 여기에 기입해 주십시오"
  "음, ○분만 기다려 주시겠습니까?"

3) 아름답게 말하는 기술

① 간호제공 시에는 대화를 곁들인다

- 대화가 없는 기계적 서비스는 상대방을 무시하는 듯한 인상을 준다. 아무리 사소한 일이라도 모든 간호행위 과정에서 항상 대화를 곁들이도록 노력한다.

② 바람직한 대화를 위해 다음의 원칙을 준수한다

- 말하는 태도와 동작, 몸짓, 손짓을 단정하게 한다.
- 발음을 명확하게 하고, 목소리는 장소나 상태에 따라 적당하도록 조절한다.
- 표준어와 경어를 사용한다.
- 전문용어, 외래어, 약어의 사용은 이용자가 이해하기 어려우므로 사용하지 않는다.
- 말의 순서를 생각하며 말한다.
- 대상자의 반응을 확인하면서 이야기한다.
- 대상자의 말을 경청한다.
- 대상자의 말에 성의 있는 반응을 보인다.
- 설명 후 질문을 통해 이해 정도를 확인한다.

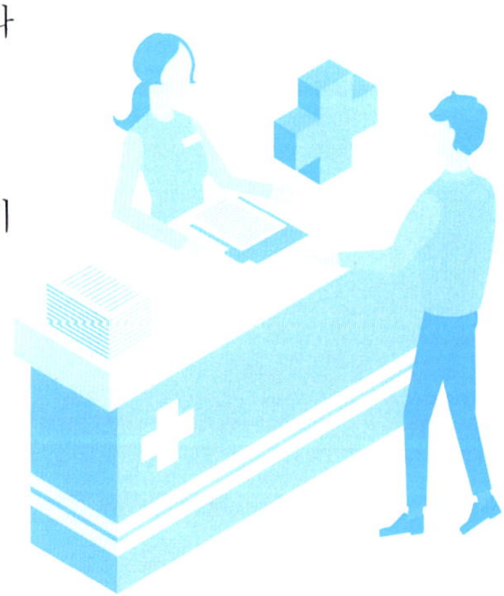

4) 병원에서 대상자 응대를 위한 대화법

- 환자를 호칭하는 경우 반드시 이름을 부른다.
  환자를 부를 때 이름을 사용하면 병원이라는 낯선 환경에 있는 자신을 직원이 기억하고 있다는 느낌을 준다. 또한, 착오 없는 의료서비스를 위해 이름을 확인하는 습관화를 위해서도 필요하다. 성인 환자는 ○○○ 님, 소아환자는 ○○○ 어린이 또는 ○○○ 학생으로 부른다.
- 진심으로 대상자의 입장에서 말한다.
- 대상자가 이야기를 꺼내기 쉽도록 개방자세를 취한다.
- 진심 어린 위로와 감사를 아낌없이 한다.
- 가장 공손한 표현을 사용한다.
- 대상이 누구이든 반말을 사용하지 않는다.
- 대화 도중 중간에 말을 끊지 않는다.
- 어떠한 경우에도 환자보다 목소리를 높이지 않는다.
- 어떠한 경우에도 환자는 분쟁의 대상이 아님을 명심한다.
- '절대 안된다'는 말보다는 '함께 노력해보자'라고 말한다.

5) 대상자별 올바른 호칭

대상자	호 칭	대상자	호 칭
1인칭	저, 저희	자녀	아드님, 따님
2인칭(이름을 모를 경우)	환자분, 보호자분	남성	남자분
3인칭	저 분, 서기 계시는 분	여성	여자분
남편	바깥어른, 바깥분	집	댁
처	부인	누가	어느 분이

6) 상황별 용어

바람직하지 않은 용어	바람직한 용어
우리 병원	저희 병원
같이 온 사람	같이 오신 분
무슨 일이시죠?	무슨 용건으로 오셨습니까?
누구예요?	누구신지요?
자리에 없어요.	자리를 비우셨습니다.
좀 기다리세요.	잠깐만 기다려 주십시오.
돌아오면 말하겠습니다.	돌아오시면 전해드리겠습니다.
전화해주세요.	전화 부탁드립니다.
또 오실래요?	다시 한 번 와 주시겠습니까?
모릅니다.	죄송합니다. 잘 모르겠습니다.
안 됩니다.	대단히 죄송합니다만 불가능합니다.
보고 올게요.	예, 확인하고 오겠습니다.

3. 전화 대화법

1) 통화의 기본원칙

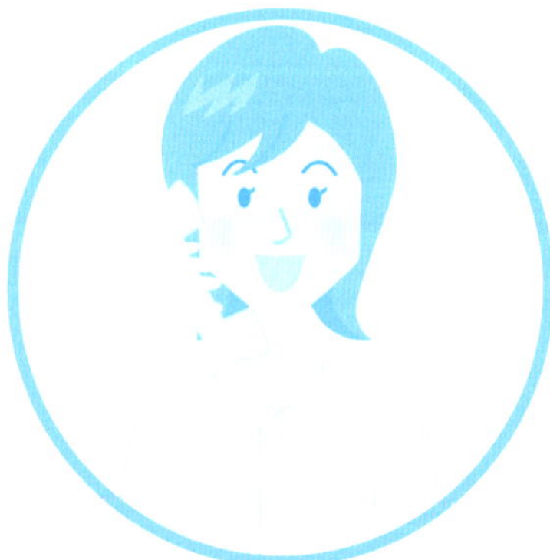

- 표준어를 사용하여 명확하게 발음하고 말끝을 분명히 한다.
  '그런데요', '있잖아요' 등의 불필요한 말은 삼간다.
- 외래어나 전문용어는 가급적 삼가고 쉬운 말로 한다.
- 복잡한 용건의 내용을 주고받을 때는 다음을 준수한다.
  말하려는 내용을 미리 메모하여 빠짐없이 순서대로 말하도록 한다.
  전화를 받을 때는 용건을 메모하여 틀리거나 잊어버리지 않도록 한다.

용건이 끝난 다음 말한 내용을 상대방이 정확히 이해했는가를 확인한다.

- 통화 시작부터 끝까지 정중하게 말한다.
  처음부터 정중하게 대하며 적합한 존칭과 경어를 사용하며, 상대방이 불쾌한 말을 하거나 대화 중에 화를 내는 경우에도 부드럽게 양해를 구하거나 적당히 전화를 끊고 맞서지 않는다.
- 간단명료하게 말한다.
  불필요하게 긴 인사를 하거나 필요 없는 말은 삼가고 용건만 간단명료하게 말한다.
- 명랑하고 상냥한 음성으로 말하며 통화 내용의 이해 정도에 따라 속도를 조절한다.
  바쁘다고 서두르거나 피곤함이나 짜증이 배어 있는 목소리는 듣는 사람을 초조하게 만들어 제대로 이해하지 못하게 한다.
- 말소리가 지나치게 크거나 작지 않도록 한다.
  큰 소리의 통화는 주위 이목을 집중시켜 방해가 되며, 작은 소리는 상대방이 정확하게 경청하기가 어렵다.
- 부득이하게 통화를 중단시켜야 할 경우에는 양해를 구한다.
  "○분쯤 뒤에 다시 한번 전화를 주시겠어요?" 혹은 "이쪽에서 다시 걸도록 하겠습니다"라고 끝낸다.

2) 걸려온 전화를 받을 때

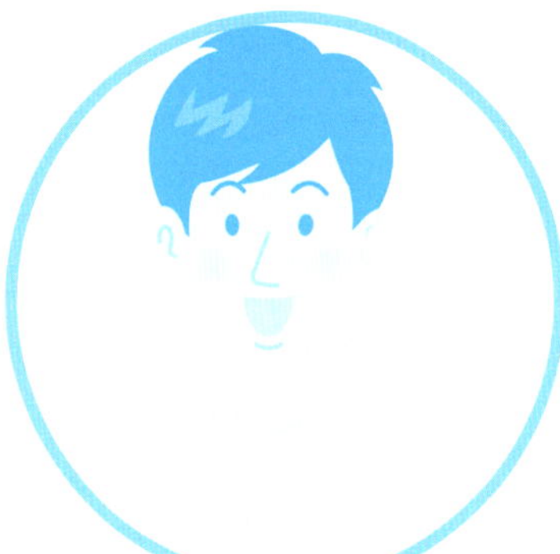

- 벨이 3번 울리기 전에 수화기를 든다. 벨이 여러 번 울리면 벨소리로 인해 주위가 산만해지고 통화하려는 사람도 초조해져서 기분이 언짢을 수 있다.
- 수화기는 왼손, 필기구는 오른손에 들고 메모할 준비를 한다.
- 소속과 성명을 말한다.
  "감사합니다. ○○과 ○○○입니다"
  "○○병동 간호사 ○○○입니다"
- 당사자가 아닌 경우에는 "잠깐만 기다려 주십시오. 곧 바꾸어 드리겠습니다"하고 즉시 당사자를 바꾸어 준다.

- 찾는 사람이 없을 경우에는 전하는 말을 메모한 후 내용을 되풀이하여 확인한다.
  "잘 알겠습니다. 저는 ○○○라고 하는데 꼭 ○○○에게 전하겠습니다"하며 전달 의지를 알린 후 전화받은 시간과 받은 사람의 이름을 적는다.
- 상대방을 확인한다.
  "○○○ 님이시지요? ○○○ 선생님이시지요?"하고 상대방을 확인하고, 상대방을 잘 모르는 경우는 "실례지만 누구십니까?"하고 묻는다.
- "안녕하십니까?, 감사합니다" 등의 간단한 인사말을 전한 후 용건을 경청한다.
- 책임감 있는 응대를 한다.
  잘 모르는 내용인 경우에는 양해를 구한 다음 내용을 아는 사람에게 물어서 전달하거나 전화를 직접 바꾸어 준다.
- 적절한 말로 끝인사를 한다.
  "고맙습니다. 감사합니다. 안녕히 계십시오"
- 상대방이 전화를 끊은 것을 확인한 후 전화를 끊는다.
- 본인이나 다른 사람의 사정으로 인해 상대방을 기다리게 한 경우는
  "죄송합니다만, ○○○은 다른 전화를 받고 있으니 잠시만 기다려 주십시오"
  "기다리시게 해서 죄송합니다. ○○○입니다" 등의 사과인사를 한다.
- 통화 중에 전화가 끊어졌을 때는 전화를 걸어온 쪽에서 다시 할 수 있도록 즉시 수화기를 내려놓고 기다린다. 다시 통화가 연결된 경우에는 "전화가 끊어져서 죄송합니다"하고 사과인사를 한다.
- 상대방의 말이 잘 들리지 않거나 불분명한 때는 "죄송하지만 감이 먼 것 같으니 더 크게 말씀해 주시면 감사하겠습니다" 등을 친절히 말하여 상대방이 불쾌감을 갖지 않도록 한다.

3) 전화를 걸 때

- 진화를 걸기 전에 용건을 메모하여 정리하고 번호를 다시 한 번 확인한다.
- 통화가 연결되면 자신을 밝힌 후 상대방을 확인한다.
  "저는 ○○병원 ○○과 또는 ○○병동 ○○○입니다. ○○○ 맞으십니까?"
- 간단한 인사말을 건낸 후 용건을 말한다.

"그간 안녕하십니까? 바쁘신데 전화드려 죄송합니다"

- 통화하고 싶은 사람을 바꿔 달라고 부탁할 때는 "죄송하지만, ○○○ 선생님 부탁합니다"라고 말한다.
- 용건은 상대방이 알아들을 수 있도록 쉽고 간단명료하게 말한다.
- 끊을 때는 끝인사를 곁들여 요령있게 끊는다.

"감사합니다. 실례가 많았습니다"

"빈빈이 죄송합니다. 고맙습니다"

"감사합니다. 안녕히 계십시오"

- 상대방이 수화기 놓는 것을 확인한 후 가볍게 수화기를 내려놓는다.
- 전화를 잘못 걸었을 때 "죄송합니다. 잘못 걸었습니다"라고 정중히 사과한다.

4. 단정한 용모 갖추기

단정한 용모는 사람의 품성이나 교양을 나타내며 다른 사람이 자신에 대한 느낌을 용모를 통해 결정하게 된다. 간호사로서 자신의 용모에 대한 무관심이나 무신경함은 개성이나 멋이 될 수 없으며, 보통은 기본적인 예의를 갖추지 않은 것으로 판단될 수 있다.

1) 용모를 결정하는 3요소

① 청결

병원은 질병에 걸린 다양한 사람들이 내원하는 곳이므로 감염원이 될 수 있다. 그러므로 간호사는 언제나 청결하고 위생적이라는 이미지를 주어야 한다.

② 품위

품위는 내부에서 저절로 우러나는 것이다. 간호사로서의 품위는 업무에 임하는 자신의 마음가짐과 태도에서 우러나는 것임을 자각하고 품위를 손상시키지 않는 범위 내에서 개성을 살리도록 한다.

③ 단정함

요란하거나 고가의 액세서리를 착용하는 것은 거리감이나 열등감을 조장할 수 있다. 또한 감염원으로 작용할 수도 있다. 액세서리가 주는 화려함보다 순수함과 청결함이 병원에서는 더욱 빛을 발한다는 사실을 잊지 않도록 한다.

2) 옷차림

- 근무복은 깨끗이 세탁한 후 반드시 다림질하여 입는다.
- 속옷이 밖으로 나오거나 비치지 않게 주의하고 지정된 간호복을 입는다.
- 스타킹은 피부색에 가까운 것을 착용하고, 양말은 흰색을 신도록 한다.
- 단순한 모양의 결혼반지 등 꼭 필요한 것을 제외하고 액세서리는 가급적 삼간다.
- 누워 있는 환자가 올려다 보는 경우가 많으므로 복장의 겨드랑이나 목 언저리 등에 각별히 신경을 쓴다.

3) 화장

자연스럽고 화사한 화장은 분위기를 부드럽게 하고, 간호사 자신의 기분도 좋게 한다. 짙은 화장이나 요란한 입체 화장은 혐오감을 줄 수도 있으므로 피하는 게 좋으며 향수는 사용하지 않는다.

4) 머리모양

머리는 단정하고 깨끗하며 근무복에 어울리는 모습이어야 한다. 단발이나 지나치게 짧지 않은 커트 머리가 적절하다. 긴 머리는 머리망을 씌우거나 하나로 묶어 간호활동에 방해되지 않도록 한다.

5) 신발

병원에서 지급한 간호화를 착용하고 꺾어 신는 일이 없도록 한다. 간호사 본인이 직접 구입하는 경우에는 화려하지 않은, 편하고 내구성이 좋은 것으로 선택한다.

6) 손과 손톱

손은 항상 청결히 유지하고, 손톱은 짧게 자른다. 매니큐어는 바르지 않는 것을 원칙으로 한다.

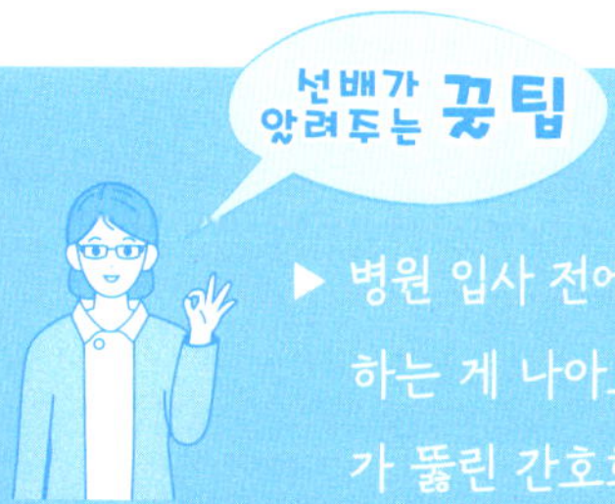

▶ 병원 입사 전에 '이거 해도 될까?'라는 의문이 생기는 경우에는 안 하는 게 나아요. 예를 들어 머리 염색, 투명 매니큐어, 앞이나 뒤가 뚫린 간호화 등 이쯤은 해도 되겠지...라는 생각이 든다면 과감하게 하지 않는 게 좋아요. 꼭하고 싶다면 새내기 간호사로서의 반듯한 이미지를 형성한 이후로 미루는 게 경험 상 바람직하답니다. 최소 6개월이라도 지난 다음 부서 분위기를 봐서 시도해보도록 하세요.

Reference

- 간호교육연구회(2021). 리얼프셉. 홍지문.
- 간호취업연구소(2020). 간호사 면접 PLUS 이론집. 홍지문.
- 강진주(2015). 카리스마 스타일링. 세종서적.
- 건강보험심사평가원 채용정보(http://www.hira.or.kr/dummy. do?pgmid=HIRAA040075000000).
- 고대안암병원(2007). 친절조례.
- 고대 의료원 교직원 포탈. 병원 근무예절(http://portal.kumc.or.kr).
- 국립국어원표준국어대사전.
- 국민건강보험공단 채용정보(http://www.nps.or.kr/jsppage/intro/nps/human_resource/resource_01.jsp?css_type=consult1).
- 국민연금공단 채용정보(http://www.nps.or.kr/jsppage/intro/nps/human_resource/resource_01.jsp?css_type=consult1).
- 근로복지공단 채용정보(https://www.comwel.or.kr/hrm_recruit/index.jsp).
- 김경호(2015). 호감의 법칙. 살림출판사.
- 김경호(2017). 일단은 첫인상. 팬덤북스.
- 김영란 외(2012). 이미지메이킹. 경춘사.
- 김형규(2005). 당신은 우리의 얼굴입니다. 이환기획.
- 김은정(1997). 응급실 일반간호사의 역할정립을 위한 업무분석. 대한간호학회지, 28(1).
- 권성복, 조경숙, 박영숙 외(2008). 수술실 간호사의 간호업무 분석, 간호행정학회지 14(1).
- 대한간호협회(http://www.koreanurse.or.kr).
- 대한조산협회(http://www.midwife.or.kr).
- 문상식(2016). 만만한 자소서. ㈜박문각출판.
- 문인오, 이경완, 정석희(2015). 이미지메이킹 프로그램이 간호대학생의 이미지메이킹 효능감, 긍정적 사고, 자아존중감 및 간호전문직관에 미치는 효과. 간호행정학회지, 21(1), 122-132.
- 박은영 외(2019). 간호진단 중재 및 결과 가이드. 현문사.
- 법제처국가법령정보센터(https://www.law.go.kr).
- 병원간호사회(http://www.khna.or.kr).

- 병원중환자간호사회(https://kacn.or.kr/bbs/content.php?co_id=kacn08).
- 병동간호사와 수술실 간호사(https://brunch.co.kr/@thumbs-up/15).
- 보건간호사회(https://www.kphn.org/index.php).
- 보건교사회(http://www.koreanhta.org).
- 보건진료소장회(http://www.chpa.or.kr).
- 서울아산병원 아산아카데미(2008). 친절도 경쟁력이다.
- 신동석(2018). 면접의 신. 글라이더.
- 육군모집 홈페이지(https://www.goarmy.mil.kr:447).
- 윤옥한(2021). 인생 설계와 직업, 진로 탐색. 양서원.
- 이유재(1997). 서비스 특성에 따른 문제점과 대응전략. 서비스마케팅 341호. 한국마케팅 연구원.
- 잇시키 유미코(2016). 매력의 조건. 21세기북스.
- 원미자(2003). 병원의 고객만족 결정요인과 그 결과에 관한 연구. 인제대학교 경영대학원 석사학위 논문.
- 정연아(2031). 매력은 설득이다. 랜덤하우스.
- 정해성, 서효정(2021). 2022 한권으로 끝내는 간호사 자소서 · 면접. ㈜시대교육.
- 조우현(1999). 의료서비스 마케팅. 퇴설당.
- 지성애(2001). 간호전문직 자율성의 개념분석. 중앙대학교 대학원 박사학위 논문.
- 직업건강협회(http://www.kaohn.or.kr).
- 차지영(2021). 간호사, 그들이 사는 세상. 책장속북스.
- 천정출(2004). 의료기관 고객만족 서비스 교육의 사례연구. 인제대학교 보건대학원 석사학위 논문.
- Bryan J. Dick, Zinta S. (2015). 일터에서 의미 찾기. 박영Story.
- McClure. M. L. (1984). Managing the Professional Nurse. Part Ⅱ. Applying Management Theory to the Challenges. JOF Nursing Administration. March, 14(3)11-17.
- Rothman. R. A. (1987). Working Sociologica; Perspectives. Prentice Hall.
- Sim. Y. J., Yoo. H. J., & Park. S. H. (1992). Industrial Sociolgy. Seoul: Kyungmoonsa.
- Takao Kobayashi, Yoshiko Jou(2017). 간호사가 알아야 하는 환자 심리학. 의학교육.

〈인터넷 자료 : 기사, 블로그, 유튜브〉

- 간호사 타임즈(http://www.fornurse.co.kr/news/articleView.html?idxno=4042).
- 김용원, 면접에 적합한 화법 유형. 유튜브 채널(https://www.youtube.com/channel/UCc5CiRAdwL71kXb0gxtE_Nw).
- 구현모(서울경제). 요즘 대세 'AI 면접' 실제로 해보니…이렇게만 하면 합격한다. [5분 다큐](https://www.sedaily.com/NewsVIew/1YXRB22X44).
- 면접 합격하는 지원자, 대기실부터 알 수 있다(https://blog.naver.com/hsheo0812/222540119822).
- 박해나. [면접 대비 밝은 인상 만들기] 글로 배우는 '스마일 트레이닝' 매거진 한경(https://magazine.hankyung.com/job-joy/article/202103119338d).
- 밥벌이 상담사. AI 면접구성(역량검사) 구성과 진행순서 10단계(https://yoojc.tistory.com/entry/AI-%EB%A9%B4%EC%A0%91-%EC%97%AD%EB%9F%89%EA%B2%80%EC%82%AC-%EC%A4%80%EB%B9%84-%EA%B5%AC%EC%84%B1-%EC%A7%84%ED%96%89-%EC%88%9C%EC%84%9C-%EC%A0%88%EC%B0%A8).
- 신규간호사 필수 생존 비법(https://m.nurscape.net/Board/togo/Details/1826287).

부록

1. 공공기관 채용공고

1) 건강보험공단 : 지원 가능한 직렬 해당 부분만 발췌함(▭ 표시 내용 참고)

2021년도 상반기
국민건강보험공단 신규직원 채용 공고

국민의 평생건강을 책임지는 국민건강보험공단에서 미래를 함께 그려나갈 역량 있는 인재를 아래와 같이 모집합니다.

2021. 4. 1.

국민건강보험공단 이사장

< 블라인드 채용 등 유의사항 안내 >

◈ 우리 공단은 「**공공기관 블라인드 채용 가이드라인**」을 **준수**하여 지원서에 사진, 학교명, 연령, 성별, 가족관계, 출신지를 기입하는 칸이 없으며, 편견을 줄 수 있는 개인정보는 심사위원에게 제공하지 않습니다.

◈ 본 채용공고 내 경쟁유형, 직렬, 직급, 권역 등을 달리하여 **중복지원 할 수 없습니다.**

◈ **공인어학시험 성적**의 경우 조회 및 확인이 불가능한 **국외시험, 특별시험 및 모의시험 가(假)성적은 인정하지 않고, 국내 정기시험 성적만 인정**합니다.

◈ 본 공고문에서 별도의 표기 없이 **'공단'이라 함은 국민건강보험공단을 의미**합니다.

2 응시 자격요건 및 우대사항

☐ **응시 자격요건** … 별도 기준시점 명시 외 입사지원서 접수마감일('21.4.15.) 기준

1 일반공개경쟁

직렬	직급	인원	응 시 자 격 요 건
계		390명	–
행정직	6급갑	226명	■ **아래 요건 중 하나 이상 해당**하는 사람 - **우리 공단, 일산병원, 서울요양원, 우리 공단 고객센터** 중 한 기관에서 **730일 이상 근무**한 사람 * 기간제 근로자 경력도 인정되며, 휴직기간은 제외함 ** 2개 이상 기관의 경력기간은 합산하지 않음 - **우리 공단 청년인턴**으로 **90일 이상 근무**한 사람 - 아래 **공인어학성적(영어)** 중 하나 이상 취득한 사람 TOEIC 700점 이상 / OPIC IM2 이상 / NEW TEPS 300점 이상 / TOEFL(IBT) 79점 이상 / TOEIC-S 120점 이상 * '19. 4. 16. 포함 그 이후 시험에 응시하여 '21. 4. 15. 17:00 까지 성적이 발표된 국내정기시험 성적만 인정함
건강직	6급갑	67명	■ **아래 면허(자격증) 중 하나 이상 소지한 사람** - 간호사, 방사선사, 임상병리사, 영양사, 건강운동관리사, 보건교육사(2급 이상)
요양직	6급갑	63명	■ **아래 면허(자격증) 중 하나 이상 소지한 사람** - 간호사, 물리치료사, 작업치료사, 사회복지사(2급 이상)

TOEIC	OPIC	NEW TEPS	TOEFL(IBT)	TOEIC-S
700점 이상	IM2 이상	300점 이상	79점 이상	120점 이상

☐ 우대 면허(자격증) … 입사지원서 접수마감일('21. 4. 15.) 기준

구 분	면 허 (자 격 증)
전 직렬	한국사능력검정시험 3급 이상, 사회조사분석사 2급 이상, 정보처리기사, 컴퓨터활용능력 1급, 원가분석사, 국가공인데이터분석준전문가(ADsP) 이상, SAS Certified Advanced Programmer 또는 SAS Base Programmer
행정직	일반행정사, 공인회계사(CPA), 세무사(CTA), 법무사
건강직	정신건강간호사 2급 이상, 임상영양사
요양직	정신건강간호사 · 정신건강사회복지사 · 정신건강임상심리사 각 2급 이상
전산직	정보처리기술사, 정보통신기술사, 정보보안기사, 컴퓨터시스템응용기술사, 국제공인정보시스템보안전문가(CISSP), 국제공인정보시스템감사사(CISA), 국가공인SQL전문가
기술직	전기기능장, 건축전기설비기술사, 전기응용기술사

* 지원서 접수마감일까지 최종합격하여 면허번호(또는 자격번호)가 부여된 면허(자격증)만 인정하며, 급수만 다른 동일 자격증은 상위 등급 자격증 1개만 인정함

** 직렬별 응시자격에 해당하는 면허(자격증)은 우대하지 않음

3 전형절차 및 일정

☐ **전형절차** … 각 전형단계별 합격자에 한하여 다음 전형 응시기회 부여

① 일반공개경쟁

공고·접수	서류심사	필기시험	인성검사	면접심사	증빙확인	수습임용
15일간	정량⊕정성	NCS⊕직무	온라인	구술⊕토론	일치여부	최종합격

❶ 지원서 접수

○ **(접수기간)** '21. 4. 1.(목) 10:00 ~ **4. 15.(목) 17:00까지** … 15일간

○ **(접수방법)** 인터넷 접수(https://nhis.incruit.com)만 가능

▌지원서 접수관련 안내사항▐

- 인터넷 접수 외 방문, 우편, 이메일 등의 다른 접수방법은 인정하지 않으며, **지원서 접수 마감시간('21. 4. 15.(목) 17:00)까지 최종제출이 완료**되어 **수험번호가 부여된 지원서만 유효**하므로 가급적 미리 접수하시기 바랍니다.
- **지원서는 1인 1회만 제출**할 수 있으며, 본 채용공고 내 경쟁유형, 직렬, 직급, 권역 등을 달리하여 **중복지원이 확인될 경우 '자격미달' 처리**합니다.
- 지원서 기재내용의 착오 또는 누락으로 인한 불이익은 지원자 본인의 책임으로 하며, 입사지원서의 **성명과 출생월일이 신분증과 상이한 경우 추후 전형에 응시할 수 없으므로 입사지원서 작성 가이드를 참고**하시어 정확히 기입하시기 바랍니다.
- **지원서 불성실 기재자**(비속어 사용, 무의미한 단어나열, 표절 등)는 **'자격미달'** 처리하고, **허위기재자는 '부정행위자'로 간주**하여 아래와 같이 처리합니다.

< 공단 「인사규정 시행규칙」 제26조 >

① 이사장은 규정 제12조제1항에 따른 부정한 행위를 한 사람에 대하여 다음 각 호의 구분에 따라 조치해야 하며, 그 사람은 해당 조치를 받은 날부터 5년간 공단이 실시하는 채용시험에 응시할 수 없다.

1. 합격자 결정 전 부정행위가 적발된 경우: 응시 중인 전형을 정지하고 적발되기 전까지의 모든 전형을 무효로 처리
2. 합격자 결정 후 부정행위가 적발된 경우: 해당 시험의 합격을 취소

② 공단은 필요하다고 인정하는 경우에는 제1항에 따른 부정행위자에게 손해배상 청구, 형사 고소·고발 등의 조치를 할 수 있다.

❷ 서류심사

○ **(심사방법)** 자격요건 확인 및 직무능력중심 정량·정성평가

– (자격요건 확인) 모집단위별 응시 자격요건 충족여부 확인

– (정량·정성평가) 직무능력중심 평가항목을 기준으로 평가

구 분	평 가 내 용 (항 목)
자격사항	▸ 경력기준, 공인어학성적, 면허(자격증) 등 응시 자격요건
평가항목	▸ 학교교육, 직업교육, 경력, 경험, 면허(자격증), 자기소개서, 우대사항

○ **(선발배수)** 일반공개경쟁 7배수, 장애제한경쟁 5배수

* 선발예정인원 기준

– 응시 자격요건 충족자 중 서류심사 결과 고득점자 순으로 합격

○ **(합격자발표)** '21. 5. 7.(금) 예정

❸ 필기시험

○ **(시험대상)** 일반공개경쟁 서류심사 합격자 … 장애제한경쟁은 제외

○ **(시험일자 및 장소)** '21. 5. 15.(토), 서울지역 소재 학교 예정

○ **(시험내용)** NCS 기반 직업기초능력 ⊕ 직무시험(법률)

* 전산직은 전산개발 기초능력(C언어, JAVA, SQL) 평가 포함

과 목	직 렬	시 험 내 용
제1과목(60분) NCS 기반 직업기초능력	행정직 건강직 요양직 기술직	▪ 직업기초능력 응용모듈 60문항 (의사소통 20문항, 수리 20문항, 문제해결 20문항)
	전산직	▪ 직업기초능력 응용모듈 15문항 (의사소통 5문항, 수리 5문항, 문제해결 5문항) ▪ 전산개발 기초능력(C언어, JAVA, SQL) 35문항
직무시험 준비시간 (10분) … 자리이동 불가		
제2과목(20분) 직무시험(법률) (별첨 2) 참고	행정직 건강직 전산직 기술직	▪ 「국민건강보험법」(시행령 및 시행규칙 제외) 20문항 * 법률 제17758호, 2021. 1. 1. 시행 기준
	요양직	▪ 「노인장기요양보험법」(시행령 및 시행규칙 제외) 20문항 * 법률 제17173호, 2020. 10. 1. 시행 기준

○ **(선발배수)** 2.5배수 … 선발예정인원 기준, 소수점이 나올 경우 올림
- 과목당 40% 이상, 전 과목 총점의 60% 이상 득점한 사람 중 고득점자 순으로 합격 … 공단 「인사규정 시행규칙」 제14조 제2항

❹ 인성검사

… 기한 내 검사 미완료자는 **면접응시 포기**로 간주

○ **(검사대상)** 일반공개경쟁 필기시험 대상자, 장애제한경쟁 서류심사 합격자

○ **(검사일자)** '21. 5. 15.(토) 13:00 ~ 5. 17.(월) 17:00까지

○ **(검사방법)** 채용사이트에서 온라인으로 개별 실시

❺ 면접심사

○ **(면접대상)** 일반공개경쟁은 필기시험 합격자 중 인성검사 완료자, 장애제한경쟁은 인성검사 완료자

○ **(면접기간)** '21. 5. 31.(월) ~ 6. 11.(금) 중 실시 예정

○ **(면접장소)** 본부(원주) 또는 서울 예정

* 면접응시자 대상 별도 안내

○ **(심사방법)** 경험행동면접(BEI) 60% ⊕ 토론면접(GD) 40%

구 분	평 가 내 용 (항 목)
경험행동면접	▸ 다대다 구술면접, 직무능력 · 인성 · 태도 등 평가
토론면접	▸ 집단토론, 팀워크 · 창의성 · 의사소통능력 · 적극성 등 평가

* 경험행동면접 1인당 9분, 토론면접 1조당 50분(과제검토 20분, 토론 30분) 예정

** 시간 등은 조 인원 및 면접운영상황 등에 따라 변경될 수 있음

❻ 증빙서류 등록

○ **(등록대상)** 면접심사 응시자

○ **(등록기간)** '21. 6. 14.(월) 10:00 ~ 6. 15.(화) 17:00까지

□ 이전 지역인재 채용목표제 운영

▮ 이전 지역인재 채용목표제 ▮

- **(관련근거)**「혁신도시 조성 및 발전에 관한 특별법」제29조의2 및 같은 법 시행령 제30조의2,「이전 지역인재 채용목표제 운영지침」(국토부 예규)
- **(적용대상)** 이전지역(강원)이 포함된 **전국, 본부, 강원권역, 장애제한경쟁의 서울강원본부**로 모집하는 분야 중 **모집단위별 선발예정인원이 6명 이상**인 분야
- **(운영방법) 각 전형단계별 이전 지역인재이 합격비율**이 혁신도시법 시행령 제30조의2 별표 1의 **채용비율('21년 27%) 이상**이 되도록 하고, 채용비율에 미달하는 경우 **해당 비율 이상이 될 때까지 선발예정인원을 초과하여 추가합격** 처리함
  - ☞ 단, 채용비율 미달에 따른 추가합격 시 **추가합격자는 합격선(커트라인) -5점 이내인 사람** 중 고득점자 순으로 선발하고, 채용목표인원 계산 시 소수점이 나올 경우 올림한 인원 수 이상으로 함

▶ 건강직(6급 갑) 직무기술서

【 국민건강보험공단 직무기술서 】

채용분야		건강직(일반-6급갑)	
NCS 분류체계			
대분류	중분류	소분류	세분류
06. 보건, 의료	01. 보건	02. 보건지원	(전체) 건강관리
02. 경영, 회계, 사무	01. 기획사무	01. 경영기획	01. 경영기획
		02. 홍보광고	01. PR
		03. 마케팅	02. 고객관리 / 03. 통계조사
	02. 총무·인사	02. 인사/조직	01. 인사
		03. 일반사무	02. 사무행정
	03. 재무/회계	01. 재무	01. 예산
07. 사회복지, 종교	01. 사회복지	01. 사회복지정책	01. 지역사회복지개발
12. 이용·숙박·여행·오락·스포츠	04. 스포츠	03. 스포츠경기·지도	03. 건강운동관리

직무 및 요건 기술	
공단 주요사업	○ 국민의 건강증진을 위한 건강보험 및 노인 장기요양보험에 대한 자격 관리, 보험료 부과·징수, 보험급여 관리, 건강검진사업, 의료시설 운영 등의 제반 사업
직무개요	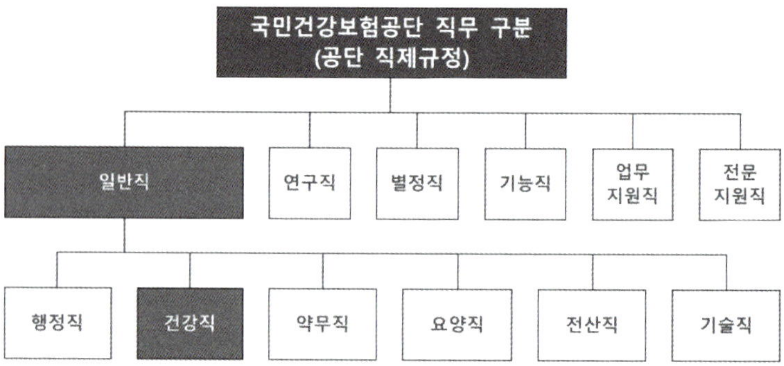 ○ 공단이 국민을 대상으로 하는 건강관리 사업을 기획 및 추진하는 업무에 종사하는 직원을 건강직으로 규정함 ○ 공단의 건강검진 사업 및 사후관리 업무 일체, 건강증진 서비스관련 업무 일체, 만성질환관리 사업관련 업무 일체, 사무행정, 고객관리 등을 업무 범위로 함
전형방법	○ 서류심사 → 필기시험 → 인성검사 → 면접시험 → 증빙서류 등록 → 신체검사 → 임용
일반요건	○ 무관
교육요건	○ 무관
필요자격	○ 접수마감일 기준 다음 면허증(자격증) 중 하나 이상 소지한 자 - 간호사, 방사선사, 임상병리사, 영양사, 건강운동관리사, 보건교육사(2급 이상)

관련자격	○ 한국사능력시험(1~3급), 정보처리기사, 컴퓨터활용능력 1급, 사회조사분석사(1~2급), 국가공인데이터분석준전문가(ADsP) 이상, 원가분석사, SAS(Certified Advanced 또는 Base Programmer) ○ 정신건강간호사(2급 이상), 임상영양사
NCS 상세	
능력단위	○ **(건강관리)** 01.건강검진, 02.건강증진, 03.사후관리 ○ **(경영기획)** 01.사업환경 분석, 03.경영계획 수립, 04.신규사업 기획, 06.예산 관리, 07.경영실적 분석, 09.이해관계자 관리 ○ **(RP)** 03.온라인 PR, 05.언론 홍보, 07.사회공헌활동, 15.PR 전략 수립, 16.PR 활동 평가 ○ **(고객관리)** 01.고객관리 계획수립, 06.고객 필요정보 제공, 07.성과평가, 08.비정형 데이터 관리, 09.고객분석과 데이터 관리, 10.고객지원과 고객관리 실행 ○ **(통계조사)** 01.통계조사계획, 02.표본설계, 03.설문설계, 04.실사관리, 15.2차자료 분석 ○ **(인사)** 02.직무관리, 07.교육훈련운영, 11.조직문화관리 ○ **(사무행정)** 01.문서작성, 02.문서관리, 03.자료 관리, 07.사무행정 업무관리, 09.사무자동화 프로그램 활용 ○ **(예산)** 03.연간종합예산수립, 05.확정 예산 운영, 06.예산실적관리 ○ **(지역사회복지개발)** 04.지역사회 네트워크 ○ **(건강운동관리)** 01.건강운동기획, 02.건강운동상담
직무수행 내용	○ **(건강관리)** 국민의 건강 유지와 증진을 도모하기 위한 건강검진, 검진기관 관리, 보건교육, 생활체육지원, 건강상담, 의료이용 편익정보 제공, 만성질환지원서비스, 건강검진 사후관리 등을 기획/관리하는 업무 ○ **(경영기획)** 공단의 비전 및 경영목표를 달성하기 위한 전략수립 및 효율적인 자원배분을 위한 경영진의 의사결정을 체계적으로 지원하는 업무 ○ **(PR)** 건강관리 사업에 대한 홍보전략 수립 및 보도자료 배포로 기관이미지 관리 및 지원하는 업무 ○ **(고객관리)** 건강관리 업무에 대한 고객관리로 내국인 및 외국인 고객에 대한 응대, 행정서비스 제공 및 고객만족도를 관리하고 지원하는 업무 ○ **(통계조사)** 건강관리 사업에 관한 통계조사 및 분석을 지원하는 업무 ○ **(인사)** 공단직무 및 조직관리를 위한 업무지원과 관련된 구체적인 업무 ○ **(사무행정)** 조직 구성원들이 본연의 업무를 원활하게 수행할 수 있도록 문서 관리 및 작성, 데이터 관리, 사무자동화 관리운용 등 조직 내·외부에서 요청하거나 필요한 업무를 지원하고 관리하는 업무 ○ **(예산)** 건강관리 사업수행을 위한 예산계획 수립 및 지원에 관한 업무 ○ **(지역사회복지개발)** 공단-보건소-민간의료기관 등 지역사회 협력체계를 구축하여 고혈압, 당뇨병 환자 전체를 대상으로 교육 추진 및 만성질환자 발견사업 등을 공동 수행하는 업무 ○ **(건강운동관리)** 개인 또는 단체의 건강 유지, 증진 및 질환 또는 합병증 예방과 개선을 위하여 신체적, 정신적, 환경적 특성에 적합한 운동수행방법의 계획수립, 지도, 관리 및 연구 개발하는 업무
필요지식	○ **(건강관리)** 건강보험 제도에 대한 지식, 보건학 및 기초의학 관련 지식, 건강검진 관련 지식, 건강관리 및 검진기관관리 업무에 대한 법제도적 지식 등 ○ **(경영기획)** 핵심성공요소, 기업 경영자원, 산업동향, 예산·재무·관리회계, 기업가치 평가 지표, 경영전략, 사업성 분석, 기업 경영지원 등 경영계획 수립에 필요한 개념 및 지식 등

	○ **(PR)** 건강관리 사업에 대한 이해 및 언론보도 관련 규정에 관한 지식 등 ○ **(고객관리)** 고객요구 분석방법, 비정형데이터 활용 관련 지식, 고객심리 관련 지식, 개인정보보호 관련 지식, 자료수집 방법 및 절차 지식, 자료 분류 분석법 등 ○ **(통계조사)** 건강관리 사업분석을 위한 통계 개념 및 기초 프로그램 사용 지식, 건강문제 및 요인 도출을 위한 통계 지식 등 ○ **(인사)** 인사조직에 대한 개념 및 조직운영, 교육, 복리후생 등의 규정에 관한 지식 등 ○ **(사무행정)** 문서작성/문서관리/문서기안 규정 및 지침에 대한 이해, 문서양식과 유형에 대한 지식, 업무용 소프트웨어의 특성 및 기능 이해, 데이터 특성 및 분석 기법 관련 지식, 공지문서 종류와 기준에 대한 지식 등 ○ **(예산)** 건강관리 사업에 대한 이해도 및 예산 관련 규정에 대한 지식 등 ○ **(지역사회복지개발)** 지역사회네트워크 조직 및 직무 관련 규정에 관한 지식 등 ○ **(건강운동관리)** 병력에 대한 의학적 지식(의학 전문 용어(영어)), 신체활동에 대한 지식, 올바른 식생활 습관에 대한 지식, 생애주기에 따른 신체적, 사회적, 심리적 특성, 건강운동 관련 법 개정, 조례 제정, 정책에 관한 지식 등
필요기술	○ **(건강관리)** 건강관리 업무이해 능력, 건강검진 관련 법 및 규정 등 이해 능력, 생활습관개선, 질병예방·관리와 같은 의학적 상담 제공 능력, 보건행정 관리능력, 의료이용지원 관리능력, 병원행정 관리능력, 의료정보관리 능력, 민원대응 능력(외국인 포함), 문서작성기술, 통계분석기술, 컴퓨터 활용 기술 등 ○ **(경영기획)** 경영환경 분석기법, 사업별 자원배분 기법, 핵심가치·자산·역량에 대한 분석기법, 예산관리 적용·산출 기법, 손익분기점(BEP) 분석기술, 사회조사방법론, 기획서·보고서 작성기술 등 ○ **(PR)** 언론 및 온라인 모니터링 기술, 언론 보도자료 작성 및 홍보기술 등 ○ **(고객관리)** 자료 구축 및 활용 기술, 통계 분석 기술, 고객 응대 기술, 고객관리시스템 활용 기술, 고객 분석 능력 등 ○ **(통계조사)** 통계분석 설계 기술, 통계표본 추출 기술, 통계분석 기술 등 ○ **(인사)** 인적자원관리 기술, 교육훈련 기술, 복리후생 기술 등 ○ **(사무행정)** 문서작성 및 편집 기술, DB 자료 수집, 관리 및 활용 기술, 업무용 소프트웨어 및 사무기기 활용 기술, 전자정보시스템 활용 기술 등 ○ **(예산)** 사업계획 수립능력, 예산 관련 항목 분류 능력, 계산 관련 프로그램 활용 능력 등 ○ **(지역사회복지개발)** 사회복지 이해 능력, 지역사회 조직 이해 능력 등 ○ **(건강운동관리)** 건강운동사업 평가 능력, 신체활동 측정기 사용능력, 상담설문지 작성능력 등
직무수행 태도	○ 업무규정 및 일정계획 준수, 원활한 의사소통 태도, 적극적인 정보 수집 자세, 논리적/분석적/객관적 사고, 고객서비스 지향, 정보보안 중시, 적극적인 협업 태도, 윤리의식, 보안의식, 안전의식, 창의성 등
직업기초 능력	○ 의사소통능력, 수리능력, 문제해결능력, 대인관계능력, 정보능력, 조직이해능력, 직업윤리, 자기개발
참고 사항	○ 참고사이트: www.ncs.go.kr 홈페이지 → NCS 학습모듈 검색 ○ 위 직무기술서는 현재 개발된 NCS 가운데 공단의 채용직무와 관련된 NCS 중 대표적 NCS를 일부 선정하여 작성하였습니다. 따라서 향후 NCS 개발 동향과 공단 주요사업 변경 내·외부 상황에 따라 변경될 수 있음을 양지하여 주시기 바랍니다.

▶ 요양직(6급 갑) 직무기술서

【 국민건강보험공단 직무기술서 】

채용분야		요양직(일반-6급갑)	
NCS 분류체계			
대분류	중분류	소분류	세분류
06. 보건, 의료	01. 보건	02. 보건지원	(전체) 장기요양
02. 경영, 회계, 사무	01. 기획사무	01. 경영기획	01. 경영기획
		02. 홍보광고	01. PR
		03. 마케팅	02. 고객관리 / 03. 통계조사
	02. 총무·인사	02. 인사/조직	01. 인사
		03. 일반사무	02. 사무행정
	03. 재무/회계	01. 재무	01. 예산
07. 사회복지, 종교	01. 사회복지	01. 사회복지정책	01. 지역사회복지개발
		02. 사회복지서비스	02. 일상생활기능지원 / 03 사회복지면담

<table>
<tr><th colspan="2">직무 및 요건 기술</th></tr>
<tr><td>공단 주요사업</td><td>○ 국민의 건강증진을 위한 건강보험 및 노인 장기요양보험에 대한 자격 관리, 보험료 부과·징수, 보험급여 관리, 건강검진사업, 의료시설 운영 등의 제반 사업</td></tr>
<tr><td>직무개요</td><td>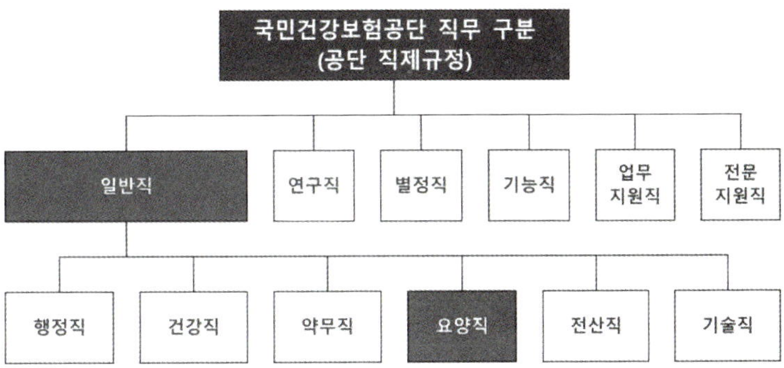

○ 공단에서는 장기요양급여비용 심사, 방문조사 등 장기요양업무에 종사하는 직원을 요양직으로 규정함
○ 장기요양보험 신청자의 면담 및 등급판정 지원업무, 고령의 노인들에게 신체활동 및 가사지원 등의 장기요양급여를 사회적 연대 원리에 의해 제공하는 업무 일체를 업무 범위로 함</td></tr>
<tr><td>전형방법</td><td>○ 서류심사 → 필기시험 → 인성검사 → 면접시험 → 증빙서류 등록 → 신체검사 → 임용</td></tr>
<tr><td>일반요건</td><td>○ 무관</td></tr>
<tr><td>교육요건</td><td>○ 무관</td></tr>
<tr><td>필요자격</td><td>○ 접수마감일 기준 다음 면허증(자격증) 중 하나 이상 소지한 사
- 간호사, 물리치료사, 작업치료사, 사회복지사(2급 이상)</td></tr>
</table>

관련자격	○ 한국사능력시험(1~3급), 정보처리기사, 컴퓨터활용능력 1급, 사회조사분석사(1~2급), 국가공인데이터분석준전문가(ADsP) 이상, 원가분석사, SAS(Certified Advanced 또는 Base Programmer) ○ 정신건강간호사(2급 이상), 정신건강사회복지사(2급 이상), 정신건강임상심리사(2급 이상)
NCS 상세	
능력단위	○ **(장기요양)** 01.요양운영, 02.요양급여, 03.요양심사 ○ **(경영기획)** 01.사업환경 분석, 03.경영계획 수립, 04.신규사업 기획, 06.예산 관리, 07.경영실적 분석, 09.이해관계자 관리 ○ **(PR)** 03.온라인 PR, 05.언론 홍보, 07.사회공헌활동, 15.PR 전략 수립, 16.PR 활동 평가 ○ **(고객관리)** 01.고객관리 계획수립, 06.고객 필요정보 제공, 07.성과평가, 08.비정형 데이터 관리, 09.고객분석과 데이터 관리, 10.고객지원과 고객관리 실행 ○ **(통계조사)** 01.통계조사계획, 02.표본설계, 03.설문설계, 04.실사관리, 15.2차자료 분석 ○ **(인사)** 02.직무관리, 07.교육훈련운영, 11.조직문화관리 ○ **(사무행정)** 01.문서작성, 02.문서관리, 03.자료 관리, 07.사무행정 업무관리, 09.사무자동화 프로그램 활용 ○ **(예산)** 03.연간종합예산수립, 05.확정 예산 운영, 06.예산실적관리 ○ **(지역사회복지개발)** 04.지역사회 네트워크 ○ **(일상생활기능지원)** 01.신체활동지원, 02.인지정서지원, 03.가사활동지원, 05.건강지원 ○ **(사회복지면담)** 04.개인상담, 05.가족상담
직무수행 내용	○ **(장기요양)** 고령이나 노인성 질병으로 혼자서 일상생활을 하기 어려운 노인들에게 신체활동 또는 가사지원 등의 장기요양급여를 사회적 연대원리에 의해 제공하는 사회보험 제도를 지원하는 업무 ○ **(경영기획)** 공단의 비전 및 경영목표 달성하기 위한 전략수립 및 효율적인 자원배분을 위한 경영진의 의사결정을 체계적으로 지원하는 업무 ○ **(PR)** 장기요양 사업에 대한 홍보전략 수립 및 보도자료 배포로 기관이미지 관리 및 지원하는 업무 ○ **(고객관리)** 장기요양 업무에 대한 고객관리로 내국인 및 외국인 고객에 대한 응대, 행정서비스 제공 및 고객만족도를 관리하고 지원하는 업무 ○ **(통계조사)** 장기요양 사업에 관한 통계조사 및 분석을 지원하는 업무 ○ **(인사)** 공단직무 및 조직관리를 위한 업무지원과 관련된 제반 업무 ○ **(사무행정)** 조직 구성원들이 본연의 업무를 원활하게 수행할 수 있도록 문서 관리 및 작성, 데이터 관리, 사무자동화 관리운용 등 조직 내·외부에서 요청하거나 필요한 업무를 지원하고 관리하는 업무 ○ **(예산)** 장기요양 사업수행을 위한 예산계획 수립 및 지원에 관한 업무 ○ **(지역사회복지개발)** 장기요양보험 신청자 중 장기요양보험 등급제외자에 대한 지역사회네트워크 연결을 지원하는 업무 ○ **(일상생활기능지원)** 장기요양보험 신청자의 일상생활기능을 조사하여 장기요양 등급판정을 지원하는 업무 ○ **(사회복지 면담)** 장기요양보험 신청자의 욕구를 조사하여 수급자의 원활한 급여이용 등을 지원하는 업무
필요지식	○ **(장기요양)** 장기요양 제도에 대한 지식, 민법, 소득세법 등 관련 법령 지식, 보건행정, 사회복지, 요양센터, 의약학적 지식(의학 전문 용어(영어)) 등 ○ **(경영기획)** 핵심성공요소, 기업 경영자원, 예산·재무·관리회계, 기업가치 평가 지표,

	경영전략, 사업성 분석, 기업 경영지원 등 경영계획 수립에 필요한 개념 및 지식 등 ○ **(PR)** 장기요양 사업에 대한 이해 및 언론보도 관련 규정에 관한 지식 등 ○ **(고객관리)** 고객요구 분석방법, 고객심리 관련 지식, 개인정보보호 관련 지식, 자료수집 방법 및 절차 지식, 자료 분류 분석법 등 ○ **(통계조사)** 장기요양 사업분석을 위한 통계 개념 및 기초 프로그램 사용 지식 등 ○ **(인사)** 인사조직에 대한 개념 및 조직운영, 교육, 복리후생 등에 규정에 관한 지식 등 ○ **(사무행정)** 문서작성/문서관리/문서기안 규정 및 지침에 대한 이해, 문서양식과 유형에 대한 지식, 업무용 소프트웨어의 특성 및 기능 이해, 데이터 특성 및 분석 기법 관련 지식, 공지문서 종류와 기준에 대한 지식 등 ○ **(예산)** 장기요양 사업에 대한 이해도 및 예산 관련 규정에 대한 지식 등 ○ **(지역사회복지개발)** 지역사회네트워크 조직 및 직무 관련 규정에 관한 지식 등 ○ **(일상생활기능지원)** 장기요양 인정조사 기준 및 관련 규정에 관한 지식 등 ○ **(사회복지 면담)** 장기요양 인정조사 기준 및 관련 규정에 관한 지식 등
필요기술	○ **(장기요양)** 장기요양보험 업무이해 능력, 장기요양보험 관련 법 및 규정 등 이해 능력, 보건행정 관리능력, 요양지원 관리능력, 의료정보관리 능력, 민원대응 능력(외국인 포함), 문서작성기술, 통계분석기술, 컴퓨터 활용 기술 등 ○ **(경영기획)** 경영환경 분석기법, 사업별 자원배분 기법, 핵심가치·자산·역량에 대한 분석기법, 예산관리 적용·산출 기법, 사회조사방법론, 기획서·보고서 작성기술 등 ○ **(PR)** 언론 및 온라인 모니터링 기술, 언론 보도자료 작성 및 홍보기술 등 ○ **(고객관리)** 자료 구축 및 활용 기술, 통계 분석 기술, 고객 응대 기술, 고객관리시스템 활용 기술, 고객 분석 능력 등 ○ **(통계조사)** 통계분석 설계 기술, 통계표본 추출 기술, 통계분석 기술 등 ○ **(인사)** 인적자원관리 기술, 교육훈련 기술, 복리후생 기술 등 ○ **(사무행정)** 문서작성 및 편집 기술, DB 자료 수집, 관리 및 활용 기술, 업무용 소프트웨어 및 사무기기 활용 기술, 전자정보시스템 활용 기술 등 ○ **(예산)** 사업계획 수립능력, 예산 관련 항목 분류 능력, 계산 관련 프로그램 활용 능력 등 ○ **(지역사회복지개발)** 사회복지 이해 능력, 지역사회 조직 이해 능력 등 ○ **(일상생활기능지원)** 신체활동지원 판단능력, 인지정서지원 판단능력, 가사활동지원 판단능력, 건강지원 판단능력 등 ○ **(사회복지 면담)** 장기요양 신청자 상담능력, 상담내용 기술능력 등
직무수행 태도	○ 업무규정 및 일정계획 준수, 원활한 의사소통 태도, 적극적인 정보 수집 자세, 논리적/분석적/객관적 사고, 고객서비스 지향, 정보보안 중시, 적극적인 협업 태도, 윤리의식, 보안의식, 안전의식 등
직업기초 능력	○ 의사소통능력, 수리능력, 문제해결능력, 대인관계능력, 정보능력, 조직이해능력, 직업윤리
참고 사항	○ 참고사이트: www.ncs.go.kr 홈페이지 → NCS 학습모듈 검색 ○ 위 직무기술서는 현재 개발된 NCS 가운데 공단의 채용직무와 관련된 NCS 중 대표적 NCS를 일부 선정하여 작성하였습니다. 따라서 향후 NCS 개발 통합과 공단 주요사업 변경 내·외부 상황에 따라 변경될 수 있음을 양지하여 주시기 바랍니다.

2) 건강보험심사평가원

2021년도 상반기 NCS기반 신규직원 채용공고

국민의 건강한 삶을 위해 노력하는 『건강보험심사평가원』에서는 역량 있는 인재를 다음과 같이 모집합니다.

1 채용인원 및 자격기준

직종·직무		직 급	인 원	자 격 조 건
총 계			**120명**	-
행정직	소계		**12명**	-
	사무행정	6급갑	12명	· 제한 없음
심사직	소계		**80명**	-
	약사	4급	10명	· 약사 면허 취득 후 관련업무 1년 이상 경력자, 약사 면허 취득 후 약학 관련 석사학위 이상 소지자 - 관련업무: 면허 취득 후 당해분야 경력
	간호사 등	5급	70명	· 면허 취득 후 관련업무 1년 이상 경력자 - 관련면허: 간호사, 의료기사, 보건의료정보관리사 - 관련업무: 종합병원급 이상 의료기관의 임상이나 심사경력, 진료비 심사기관의 심사경력 * 치과기공사·위생사의 경우 치과대학 부속 치과병원 근무도 포함하여 경력 인정 * 진료비 심사기관 인정 범위: 건강보험심사평가원, 국민연금공단 장애심사센터, 근로복지공단 산재의학센터
전산직	소계		**20명**	-
	시스템 개발	6급갑	20명	· 전산 관련 자격증 1개 이상 소지자 - 관련자격: 정보처리기사, 전자계산기기사, 정보통신기사
연구직	**주임연구원**		**8명**	· 직무 관련 석사학위 이상 소지자
공통 자격조건				· 병역법 제76조의 병역의무 불이행자에 해당하지 않는 자 (군필, 미필, 면제 및 '21.8.15. 이전 전역예정자는 응시 가능) · 건강보험심사평가원 인사규정 제14조 임용결격사유에 해당하지 않는 자 · 건강보험심사평가원 인사규정 제71조에 따라 수습 임용(예정)일 기준 정년(만 60세)이 도래하지 않는 자 · 수습 임용(예정)일('21.8.16.)부터 근무가능한 자

※ 직종·직무별 수행업무, 관련자격 등은 **[별첨1] 「NCS기반 채용 직무설명자료」** 참고

< 건강보험심사평가원 인사규정 제14조 임용결격사유 >

- 피성년후견인 또는 피한정후견인
- 파산선고를 받고 복권되지 아니한 자
- 금고 이상의 실형을 선고받고 그 집행이 종료되거나 집행을 받지 아니하기로 확정된 후 5년이 지나지 아니한 자
- 금고 이상의 형을 선고받고 그 집행유예 기간이 끝난 날부터 2년이 지나지 아니한 자
- 금고 이상의 형의 선고유예를 받은 경우에 그 선고유예 기간 중에 있는 자
- 법원의 판결 또는 법률에 따라 자격이 상실되거나 정지된 자
- 「성폭력범죄의 처벌 등에 관한 특례법」 제2조에 규정된 죄를 범한 사람으로서 100만원 이상의 벌금형을 선고받고 그 형이 확정된 후 3년이 지나지 아니한 사람
- 미성년자에 대한 다음 각 목의 어느 하나에 해당하는 죄를 저질러 파면·해임되거나 형 또는 치료감호를 선고받아 그 형 또는 치료감호가 확정된 사람(집행유예를 선고받은 후 그 집행유예기간이 경과한 사람을 포함한다)
  - 「성폭력범죄의 처벌 등에 관한 특례법」 제2조에 따른 성폭력범죄
  - 「아동·청소년의 성보호에 관한 법률」 제2조제2호에 따른 아동·청소년 대상 성범죄
- 징계로 파면처분을 받은 때부터 5년이 지나지 아니한 자
- 징계로 해임처분을 받은 때부터 3년이 지나지 아니한 자
- 「부패방지 및 국민권익위원회의 설치와 운영에 관한 법률」 제82조에 따른 비위면직자 등 취업제한 적용을 받는 자
- 공공기관에서 부정한 방법으로 채용된 사실이 적발되어 채용이 취소되거나 면직된 경우에 그 채용의 취소 또는 면직된 날로부터 5년이 지나지 아니한 자

2 근로형태 및 근무지역

□ **근로형태**: 정규직

□ **근무지역**: 본원(강원도 원주) 및 10개 지원

※ 근무지역은 인력운영상 필요에 따라 변동될 수 있음

3 전형절차 및 일정

□ 전형절차

채용공고 원서접수	➡	서류 심사	➡	필기 시험	➡	인성 검사	➡	증빙서류 등록	➡	면접 심사	➡	임용(증빙) 서류 등록·확인	➡	수습 임용

□ 전형일정

전 형	일 정	비 고
채용공고 및 원서접수	• 3.24.(수) ~ 4.7.(수) 18시	• 홈페이지 등 공고
서류심사 결과발표	• 4.27.(화) 17시 이후	• 채용 홈페이지
필기시험	• 5.1.(토)	• 서울 소재 중·고등학교 예정
필기시험 결과발표	• 5.10.(월) 17시 이후	• 채용 홈페이지
온라인 인성검사	• 5.12.(수) 09시 ~ 5.13.(목) 18시	• 채용 홈페이지
인성검사 결과발표	• 5.14.(금) 17시 이후	• 채용 홈페이지
증빙서류 등록	• 5.14.(금) 17시 ~ 5.21.(금) 18시	• 면접심사 대상자 • 채용 홈페이지
면접심사	• 5.31.(월) ~ 6.8.(화)	• 우리원 본원 교육장 등
면접심사 결과발표	• 6.25.(금) 17시 이후	• 채용 홈페이지
임용서류 등록	• 6.25.(금) 17시 ~ 7.2.(금) 18시	• 채용 홈페이지
임용(증빙)서류 확인	• 7.5.(월) ~ 7.29.(목)	• 경력조회 등
최종 합격자 발표	• 7.30.(금) 예정	• 채용 홈페이지
수습 임용	• 8.16.(월) 예정	-

※ 상기 일정은 코로나19 등 내외부 사정에 따라 변동될 수 있으며, 변동 시 홈페이지 공지 예정

【 합격자 조회 방법 】

- 홈페이지 : https://hira.incruit.com
- 홈페이지 메인화면 > 합격자발표

4 이전지역(강원)인재 채용목표제 운영

구 분	세 부 내 용
적용대상	▪ 강원도에 소재한 지방대학 및 고등학교(대학원 제외)를 최종적으로 졸업하였거나, 졸업예정인 사람
적용방법	▪ 채용시험의 실시단계별로 선발예정인원의 27%에 달할 때까지 초과하여 합격 처리 - 채용 전형별 이전지역인재 채용목표비율 미달 시 합격하한선(합격선의 -5점) 이내에서 목표인원까지 선발예정인원을 초과하여 합격 처리
적용제외	▪ 심사직(일정기간 이상의 업무수행 경력을 응시요건으로 채용) 지원자 ▪ 연구직(석사학위 이상을 취득한 사람을 대상으로 채용) 지원자 * 이전지역(강원)인재 우대가점은 적용 ▪ 채용시험 결과가 미리 정하여 공고한 합격하한선에 미달하는 경우
관련규정	▪ 「혁신도시 조성 및 발전에 관한 특별법 시행령」 ▪ 「이전 지역인재 채용목표제 운영지침」

5 응시원서 접수

□ **기 간: '21. 3. 24.(수) ~ 4. 7.(수) 18시**

□ **방 법:** 채용 홈페이지(https://hira.incruit.com)를 통한 온라인 접수 (방문 또는 이메일·우편접수 불가)

6 우대사항

구 분		자 격 요 건	가 점
경력 사항	건강보험 심사평가원 근무 경력자	○ '18. 1. 1. 이후 건강보험심사평가원 근무경력이 180일 이상인 자 ※ 계약직, 시간선택제 근로자 포함(파견근무 직원은 제외)	서류전형 취득점수의 7%
	건강보험 심사평가원 인턴 경력자	○ '18. 1. 1. 이후 건강보험심사평가원 인턴경력이 90일 이상인 자	서류전형 취득점수의 5%
	타 공공기관 청년인턴 경력자	○ '18. 1. 1. 이후 타 공공기관에서 청년인턴으로 90일 이상 근무한 자 ※ 2개 이상 기관의 청년인턴 합산 경력이 90일 이상인 경우도 인정 ※ 공공기관: '21년 공공기관으로 지정된 350개 기관 (http://www.alio.go.kr의 '공공기관 현황' 참조)	서류전형 취득점수의 3%
비수도권 지역인재	강원지역 인재	○ 「혁신도시 조성 및 발전에 관한 특별법」 제29조의2(이전 공공기관의 지역인재 채용 등)에 따른 강원도에 소재하는 지방대학 또는 고등학교를 졸업하였거나 졸업예정인 자	서류전형 취득점수의 3%
	비강원 지역인재	○ 「지방대학 및 지역균형인재 육성에 관한 법률」 제2조(정의)에 따른 수도권이 아닌 지역에 소재하는 지방대학의 학생 또는 지방대학을 졸업한 자	서류전형 취득점수의 1.5%
사회 형평적 채용	취업지원 대상자	○ 「국가유공자 등 예우 및 지원에 관한 법률」 등에 따른 취업지원대상자	전형별 만점의 증명서상 가점 (5~10%)
	장애인	○ 「장애인고용촉진 및 직업재활법」 에 따른 장애인	전형별 만점의 10%
	기초생활 수급자	○ 「국민기초생활 보장법」 에 따른 국민기초생활수급자 (본인에 한함) (접수마감일 기준 유효하게 등록된 자)	전형별 만점의 5%
자격증		○ 직종별 직무설명자료 상의 우대 자격증 소지자	서류전형 자격증별 가점

※ 근무경력은 원서접수 마감일('21.4.7.)까지 인정

※ 경력사항, 비수도권 지역인재, 사회형평적 채용, 자격증 사항은 각각 우대 적용

7 서류심사

□ 평가 내용

구 분	평가항목				
행정직 심사직 전산직 연구직	교육사항	경험사항	경력사항	자격사항	자기소개서

- 지원분야별 인정 자격증

구 분		자격증
공통	행정직 심사직 전산직 연구직	· KBS한국어능력시험 1급~3-급 (또는 국어능력인증시험 1~3급)
		· 한국사능력검정시험 1~3급
		· 컴퓨터활용능력 1~2급
우대	행정직	· 변호사, 법무사, 공인회계사, 공인노무사, 세무사, 행정사, 사무자동화산업기사, 한국실용글쓰기 1급~준3급, 공인영어능력시험 (TOEIC, TOEIC-S, TOEFL, (New)TEPS, TEPS-S, OPIc)
	심사직	· 필수 면허증 복수 소지, 전문간호사 자격증, 공인영어능력시험 (TOEIC, TOEIC-S, TOEFL, (New)TEPS, TEPS-S, OPIc)
	전산직	· 정보관리기술사, 컴퓨터시스템응용기술사, 정보통신기술사, 정보보안기사, OCM, DAP, ADP, SQLP, MAP전문가, OCWCD, OCBCD, CKA, CKAD, CCIE, MCSE, RHCE
	연구직	· 의사·약사·간호사 면허증, 사회조사분석사 1~2급, SAS국제자격(SCPM, SCSBA, SCAP, SCBP), 자격조건 취득 후 논문 등 연구실적(석사 학위논문 포함), 직무 관련 박사학위 이상 소지자 공인영어능력시험(TOEIC, TOEIC-S, TOEFL, (New)TEPS, TEPS-S, OPIc)

※ 공통 자격증은 각각 인정하며 동일항목 내 자격증은 상위 등급만 반영

ex) 한국사능력검정시험 1급, 컴퓨터활용능력 1급 소지: 모두 인정

컴퓨터활용능력 1, 2급 소지: 1급만 인정

※ 우대 자격증은 2개 이상일 경우 지원분야별 최고점 자격증 1개만 인정

※ 세부사항은 [별첨1]「NCS기반 채용 직무설명자료」 참고

※ 청각장애의 정도가 심한 응시자는 아래와 같이 공인영어능력시험 점수를 환산하여 기입하며, 환산점수가 소수점으로 계산될 경우 반올림하여 입력

구 분	TOEIC	TOEFL(IBT)	(New)TEPS
환산 기준	독해성적×200%	(독해+쓰기성적)×200%	(문법+어휘+독해성적)×167%

8 필기시험

☐ **시험대상:** 서류심사 합격자

☐ **시험과목:** NCS기반 직업기초능력평가/직무수행능력평가

☐ **세부내용**

구 분	영 역	직무별 평가내용
1교시 (총 80문항, 90분)	NCS기반 직업기초 능력평가 (총 40문항)	**[행정직·심사직] 총 40문항** - 의사소통능력, 문제해결능력, 정보능력, 조직이해능력 **[전산직] 총 40문항** - 의사소통능력, 수리능력, 문제해결능력, 정보능력 **[연구직] 총 40문항** - 의사소통능력, 수리능력, 문제해결능력, 정보능력, 자원관리능력
	직무수행 능력평가 (총 40문항)	**[보건의료지식]** **행정직·전산직·연구직 각 10문항 / 심사직 40문항** ※ 보건의료지식: 건강보험심사평가원 업무 및 역할, 건강보험법령* * **건강보험법령 출제범위 및 기준** - 국민건강보험법 (법률 제17758호, 시행일 '21.1.1.) - 국민건강보험법 시행령 (대통령령 제31453호, 시행일 '21.2.17.) - 국민건강보험법 시행규칙 (보건복지부령 제783호, 시행일 '21.3.1.) - 국민건강보험 요양급여의 기준에 관한 규칙 (보건복지부령 제773호, 시행일 '20.12.31.) ※ 법령파일은 「법제처 국가법령정보센터(www.law.go.kr)」에서 다운로드 가능
		[직무관련 전공지식 평가] **행정직·전산직·연구직 각 30문항** - 행정직: 법학, 행정학, 경영학, 경제학 등 통합전공지식 - 전산직: 프로그래밍 언어, 데이터베이스, 정보통신분야 지식 등 - 연구직: 보건의료분야 정책현안 지식, 통계 분석·해석 등

☐ **합격자 선발:** 모집분야별 채용인원의 3배수 선발

※ 합격 배수 내 동점자는 전원 선발

9 인성검사

☐ **검사대상:** 필기시험 합격자

☐ **기간 및 방법: '21. 5. 12.(수) 09시 ~ 5. 13.(목) 18시 / 온라인 실시**

☐ **검사내용:** 성격유형 및 건강보험심사평가원 조직적합도 등 검사

☐ **합격자 선발:** 인성검사 실시 완료자

10 증빙서류 등록

☐ **등록대상:** 면접심사 대상자

☐ **등록방법:** 증빙서류 스캔 후 채용홈페이지(https://hira.incruit.com)를 통한 제출(방문 또는 이메일·우편접수 불가)

☐ **등록기간: '21. 5. 14.(금) 17시 ~ 5. 21.(금) 18시**

☐ **유의사항**

- 증빙서류는 반드시 공고문에 명시된 기준일(발급 유효기간)에 맞게 발급받은 서류여야 하며, 성명을 제외한 출생년도, 출신학교, 성별은 블라인드 처리하여 제출

※ 비수도권 지역인재(강원지역인재 포함) 가점 우대사항 적용을 위한 확인절차가 필요한 경우에는 최종학력 졸업(예정)증명서 등록 시 학교명을 포함하여 제출

- 기간 내 증빙서류 미제출 등으로 인한 불이익은 지원자 본인의 책임으로 하고, **입사지원서에 입력한 내용과 증빙서류가 서로 상이한 경우 또는 허위로 밝혀질 경우 최종 합격자에서 제외**

11 면접심사

☐ **면접대상:** 기간 내 인성검사 실시를 완료한 자

☐ **면접장소:** 건강보험심사평가원 본원 교육장 등(강원도 원주시 혁신로 60)

☐ **면접방법**

구 분	평 가 내 용
다대일 집중면접 (면접위원 다수 / 면접자 1인)	직무역량, 조직적합성 및 인성 동시 평가 (심층, 인성면접) ※ 전산직: 코딩 및 프로그램 개발 관련 기술능력 검증 병행 연구직: 학위·개인학술연구논문 기반 PT면접 병행

NCS기반 채용 직무설명자료 : 심사직 (5급)

<table>
<tr><td rowspan="5">채용분야</td><td rowspan="5">심사직
5급</td><td>대분류</td><td colspan="7">06.보건·의료</td></tr>
<tr><td>중분류</td><td colspan="7">01.보건</td></tr>
<tr><td>소분류</td><td colspan="3">(의료행위 심사평가)</td><td colspan="2">03.약무</td><td colspan="2">01.의료기술지원</td></tr>
<tr><td rowspan="2">세분류</td><td>(심사)</td><td>(평가)</td><td>(의료행위 관리)</td><td>(의약품 관리)</td><td>(의약품 유통정보 관리)</td><td rowspan="2">01.의료기 관리</td><td rowspan="2">14.의료 정보관리</td></tr>
<tr><td colspan="5">심사직 5급의 직무 중 '의료행위 심사평가'와 '약무'관련 직무는 현재 NCS 미개발 분야</td></tr>
<tr><td>직무수행 내용</td><td colspan="9">○ (심사) 요양기관에서 환자를 진료하고 청구한 요양급여비용이 관련 법령에서 정한 기준에 따라 정확하게 청구되는지에 관한 업무
○ (평가) 요양급여가 의·약학적으로 타당하고 비용효과성 측면에서 정당하게 이루어졌는지에 관한 평가 업무
○ (의료행위 관리) 의사의 진료행위를 분류하고 행위별 표준코드를 부여하며, 적정한 가격 산정과 급여기준 등을 설정하여 관리하는 업무
○ (의약품 관리) 의약품에 대해 적정한 가격을 책정하고 급여기준 등을 설정하여 관리하는 업무
○ (의약품 유통정보 관리) 국내에서 유통되는 의약품에 대해 국가 표준코드를 부여하고 생산·수입·공급·소비 실적을 수집하여 관리하는 업무
○ (의료기관리) 다양한 의료기기의 분류 및 용도, 기능, 사양 등 기술적 내용을 이해하고 이에 따른 코드를 부여하며 적정한 가격 산정과 급여기준 등을 설정하여 관리하는 업무
○ (의료정보관리) 의료자원 현황(의료인력·시설·장비 등)을 의료공급자로부터 신고 받아 전산 등록·관리하고 요양급여비용, 진료비상환 등에 대해 사실관계 및 적법여부를 확인·조사하며, 그 결과에 따라 부당이득 환수 및 행정처분 등을 실시하는 업무</td></tr>
<tr><td rowspan="2">일반요건</td><td>연령</td><td colspan="8">무관</td></tr>
<tr><td>성별</td><td colspan="8">무관</td></tr>
<tr><td rowspan="2">교육요건</td><td>학력</td><td colspan="8">(초)대졸</td></tr>
<tr><td>전공</td><td colspan="8">의학, 약학, 간호학, 임상병리학, 방사선학, 물리치료학, 작업치료학, 치과기공학, 치과위생학, 보건의료정보관리학, 보건의료학</td></tr>
<tr><td>필요지식</td><td colspan="9">보건의료 관련 기본 지식, 보건통계 및 의학통계 기초지식, 건강보험에 관한 기초적 이해, 심사에 대한 기본지식, 심사관련 개념적 이해, 관련법령 이해(국민건강보험법, 의료법, 약사법 등), 의료 임상지식, 진료 정보 분석에 관한 지식, 급여기준 관련 지식, 보건의료 선험사례・국내외 보건의료 동향・의학전문용어(영어)</td></tr>
<tr><td>필요기술</td><td colspan="9">임상 실무 경험 및 관련 노하우, 기초 통계 능력, 보고서 작성 능력, 컴퓨터 활용능력, 브리핑 또는 프레젠테이션 능력, 데이터 분석 능력, 통계패키지 활용 능력, 진료정보 분석 능력, 임상관련 연구논문 검색 능력, DW(Data Warehouse) 활용능력</td></tr>
</table>

<table>
<tr><td>직무
수행태도</td><td colspan="2">데이터에 대한 분석적 태도, 총괄적인 관점에서 업무를 바라보는 태도, 문제해결의지, 설득적 의사소통, 정확하고 세밀한 일처리, 긍정적 마인드, 논리적 태도, 업무 표준화 및 정형화에 능숙한 태도, 협업능력, 원활한 의사소통</td></tr>
<tr><td rowspan="3">관련
자격사항</td><td>필수</td><td>면허 취득 후 관련업무 1년 이상 경력자
- 관련면허: 간호사, 의료기사(임상병리사, 방사선사, 물리치료사, 작업치료사, 치과기공사, 치과위생사), 보건의료정보관리사
- 관련업무: 종합병원급 이상 의료기관의 임상이나 심사경력 또는 진료비 심사기관의 심사경력 (치과기공사 및 치과위생사의 경우 대학병원 부속 치과병원 경력 포함 인정) (진료비 심사기관 인정 범위: 우리원, 국민연금공단 장애심사센터, 근로복지공단 산재의학센터)</td></tr>
<tr><td>공통</td><td>한국어 관련 자격(KBS 한국어능력시험, 국어능력인증), 한국사능력검정, 컴퓨터활용능력</td></tr>
<tr><td>우대</td><td>복수면허[약사, 간호사, 의료기사(물리치료사, 방사선사, 임상병리사, 치과기공사, 치과위생사, 작업치료사), 보건의료정보관리사] 소지자,
전문간호사(가정, 감염관리, 노인, 마취, 아동, 응급, 임상, 산업, 정신, 종양, 중환자, 호스피스, 보건)자격 소지자,
공인영어능력시험</td></tr>
<tr><td>직업
기초능력</td><td colspan="2">의사소통능력, 문제해결능력, 대인관계능력, 정보능력, 조직이해능력, 직업윤리</td></tr>
<tr><td>참고</td><td colspan="2">hira.or.kr / ncs.go.kr</td></tr>
</table>

3) 국민연금공단

2021년도 상반기 국민연금공단 신규직원 채용 공고

국민의 노후를 책임지는 국민연금공단에서 100세 시대를 함께 선도해 나갈 역량있는 인재를 모집합니다.

1. 채용분야 및 응시자격

공통지원 자격	• 성별·연령·학력 제한 없음 [공단 정년(만 60세) 이상자는 제외] • 대한민국 국적을 보유한 자 • 공단이 정한 임용일부터 교육입소 및 근무가 가능한 사람 • 공단 【인사규정 제11조(결격사유)】「주1」에 해당하지 않는 사람 ※적격자가 없는 경우에는 선발하지 않거나 모집인원 이하로 선발할 수 있음

<table>
<tr><th>직급</th><th>직렬</th><th colspan="2">분야</th><th>인원(명)</th><th>응시자격</th></tr>
<tr><td colspan="4">합계</td><td>156</td><td>-</td></tr>
<tr><td rowspan="5">6급갑</td><td rowspan="3">사무직</td><td rowspan="2">일반</td><td>전국</td><td>90</td><td>• 공통지원 자격 외 별도의 응시자격은 없음</td></tr>
<tr><td>지사</td><td>26</td><td>• 전국이 아닌 본인이 지원한 지사에서 최소 5년이상 근무 가능한 사람
<table>
<tr><th>강릉 · 삼척</th><th>청주 · 충주</th><th>목포 · 해남</th><th>경주영천 · 포항</th></tr>
<tr><td>3명</td><td>6명</td><td>2명</td><td>4명</td></tr>
</table>
<table>
<tr><th>홍성 · 서산태안 · 보령</th><th>안동 · 영주봉화
문경 · 김천성주</th><th>통영 · 진주 · 사천남해</th></tr>
<tr><td>3명</td><td>4명</td><td>4명</td></tr>
</table></td></tr>
<tr><td colspan="2">취업지원 대상자</td><td>10</td><td>• 「국가유공자 등 예우 및 지원에 관한 법률」 등 관련 법률에 따라 취업지원대상자에 해당하는 사람</td></tr>
<tr><td>심사직</td><td colspan="2">심사</td><td>10</td><td>• 간호사, 물리치료사, 임상병리사, 작업치료사 면허증 소지자로 면허 취득 이후 관련업무* 1년 이상 경력자
* 관련업무 : 병원급 의료기관(의료법 제3조제2항제3호)의 임상경력 또는 우리 공단 심사경력(기초근평 의학적 평가 포함)
【의료법 제3조(의료기관)제2항제3호】
병원급 의료기관: 의사, 치과의사 또는 한의사가 주로 입원환자를 대상으로 의료행위를 하는 의료기관으로서 그 종류는 다음 각 목과 같다.
가. 병원, 나. 치과병원, 다. 한방병원, 라. 요양병원, 마. 정신병원, 마. 종합병원
※ 경력환산은 30일을 1개월로, 365일을 1년으로 함</td></tr>
<tr><td>전산직</td><td colspan="2">전산</td><td>15</td><td>• 공단에서 인정한 전산관련 자격증을 취득한 이후 관련분야 1년이상 경력자
(기술사) 정보관리기술사, 컴퓨터시스템응용기술사(구.전자계산기기술사 또는 구.전자계산기조직응용기술사), 정보통신기술사
(기사) 정보처리기사, 전자계산기기사, 전자계산기조직응용기사, 정보통신기사, 정보보안기사(구.정보보호전문가(SIS))
(기타) 국제공인정보시스템감사사(CISA), 국제공인정보시스템보안전문가(CISSP), 국가공인SQL전문가</td></tr>
</table>

4. 전형방법 및 일정

☐ **(채용절차)** 각 전형단계별 합격자에 한하여 다음단계 응시자격 부여

서류전형 → **인성검사 및 필기시험** → **증빙서류 등록 · 심사** → **면접전형** → **최종합격** (시보임용)

☐ **전형단계 및 일정**

전형단계	일 정	합격자 발표일 등
서류전형	'21. 4. 28.(수) ~ 5. 13.(목)	'21. 5. 14.(금), 15:00 (필기시험 장소 등 안내)
필기시험① 및 인성검사	'21. 5. 22.(토) 13:00 ~ 17:00	'21.5.28.(금), 15:00
증빙서류 등록②	'21. 5. 28.(금) 15:00 ~ 6. 1.(화) 17:00	온라인을 통하여 진행
면접전형	'21. 6. 7.(월) ~ 6. 11.(금)	면접일정 및 장소는 면접대상자 발표 시 공지
최종합격자 선발	'21. 7. 1.(목), 15:00	합격자에 한해 별도 공지 예정
시보 임용	'21. 7. 26.(월)	임용일은 공단 사정에 따라 변경될 수 있음

※ 상기일정은 공단 사정에 따라 변경될 수 있으며, 변경 사항은 공단 홈페이지 (채용 홈페이지) 공지사항 란에 공지

① 서류전형 합격자는 **필기시험 본인여부 확인**을 위하여 다음사항을 등록

- **입력사항**: 주민등록상 생일, 본인 사진
- **입력방법**: 채용 홈페이지에 업로드
- **입력기간**: 서류전형 합격자 발표일 ~ '21. 5. 19.(수) 18:00까지

※ **입력된 생일 및 사진은 필기시험시 본인 확인용으로만 사용되며, 이후 전형단계에서는 블라인드 처리됩니다.**

② 증빙서류는 **입사지원서 작성 기준에 의하여 등록**해야하며, **증빙서류 미등록 시 최종합격자 선발에서 제외**함

5. 전형단계 안내

☐ 서류전형

○ **(방법)** NCS 기반의 평가항목별 **정성 · 정량 평가**

○ 직렬별 평가 항목

사무직	자기소개서*, 교육사항, 자격사항, 공인어학성적
심사전산·기술직	자기소개서*, 교육사항, 자격사항

* **모든 지원자(서류전형 우대자 포함)는 반드시 작성하여야 하며, 불성실 작성자, 허위 기재자에 대한 불이익이 있음**

○ **(선발)** 채용예정 인원의 10배수

□ 필기시험

○ **(대상)** 서류전형 합격자

○ **(장소)** 서울 또는 전북 전주 운영 예정

※ 필기시험 세부 장소는 **서류전형 합격자 발표 시 공고**하고, 코로나19 및 내·외부 사정을 반영하여 결정

○ **(방법)** 직업기초능력평가 및 종합직무지식평가 점수를 합산

○ **(선발)** 채용예정 인원의 2배수

○ **(시험과목)** 직업기초능력평가 60문항 + 종합직무지식평가 50문항

○ 직렬별 과목, 출제범위

직 렬		직업기초능력평가(50%)	종합직무지식평가(50%)
사무직		의사소통능력, 문제해결능력, 수리능력, 조직이해능력, 정보능력, 직업윤리	법·행정·경영·경제, 국민연금법 등 사회보장론 관련지식
심사직		의사소통능력, 문제해결능력, 수리능력, 자원관리능력, 조직이해능력, 직업윤리	기초의학*, 국민연금법 등 사회보장론 관련지식/ * 해부학, 생리학, 생화학, 병리학, 미생물학, 기생충학 등 포함
전산직		의사소통능력, 문제해결능력, 정보능력, 자원관리능력, 조직이해능력, 직업윤리	전산학, 국민연금법 등 사회보장론 관련지식
기술직	건축	의사소통능력, 문제해결능력, 기술능력, 자원관리능력, 조직이해능력, 직업윤리	건축공학*, 국민연금법 등 사회보장론 관련지식/ * 건축계획, 건축시공, 건축구조, 건축설비, 건축관계법규 등 포함
	건축설비		건축설비* 국민연금법 등 사회보장론 관련지식/ * 건축일반, 위생설비, 공기조화설비, 소방 및 전기설비, 건축설비관계법규 등 포함
	전기		전기공학*, 국민연금법 등 사회보장론 관련지식/ * 전기자기학, 전기응용 및 공사재료, 전력공학, 전기기기, 회로이론 및 제어공학, 전기설비기술기준 및 판단기준 등 포함
	안전관리		안전관리*, 국민연금법 등 사회보장론 관련지식/ * 안전관리론, 인간공학 및 시스템 안전공학, 기계위험방지기술, 전기위험방지기술, 화학설비위험방지기술, 건설안전기술 등 포함

○ **(이의신청제도)** 필기시험 불합격자에 대한 **필기시험 결과 이의신청 절차 운영**(필기시험 합격자 발표일 + 1일까지, 5.29.(토) 18:00)

□ 인성검사

○ **(대상)** 필기시험 대상자

☐ **면접전형**

○ **(대상)** 증빙자료 등록자
○ **(방법)** 경험 · 상황 면접, 집단토론 · 발표면접
○ **(장소)** 공단 본부(전북 전주)

* 「코로나19」 상황 등 내 · 외부 사정에 따라 일정 및 장소는 변경 가능

☐ **최종합격자 선발**

○ **(대상)** 면접전형 합격자
○ **(방법)** 면접전형 합격자 중 **필기시험 성적과 면접전형 성적을 합산하여 최종합격자 선발**
○ **(선발)** 채용예정 인원의 1배수, 156명
○ 입사지원서의 기재사항 및 제출자료 등의 내용이 **사실과 다른 경우에는 불합격 처리**

※ 지원서에 기재한 자격증 등 증빙서류를 등록 하여 **진위여부 확인 후 최종합격자 발표**

6. 서류전형 기준

☐ NCS 기반 직무역량 중심 자기소개서(10점)

○ **각 항목별** 반드시 1,000자(2,000바이트) 이상 구체적으로 성실하게 작성(최대 1,200자, 2,400바이트)

※ 모든 지원자(서류전형 우대자 포함)는 반드시 작성하여야 하며, **불성실, 허위사실을 작성**하는 경우 **불이익이 있음**

☐ **직무 관련 교육사항**「주2」(사무직30점 / 심사 · 전산 · 기술직 40점)

직렬		교 육 분 야
사무직		①경영·경제 ②법·행정 ③사회·복지 ④인문 · 어문 · 수학 · 통계학 등 기타 직무관련
심사직		①의학·간호 ②경영·경제 ③법·행정 ④인문 · 어문 · 수학 · 통계학 등 기타 직무관련
전산직		①정보공학·컴퓨터 ②경영·경제 ③법·행정 ④인문 · 어문 · 수학 · 통계학 등 기타 직무관련
기술직	건축	①건축공학 ②경영·경제 ③법·행정 ④인문 · 어문 · 수학 · 통계학 등 기타 직무관련
	건축설비	①건축설비 ②경영·경제 ③법·행정 ④인문 · 어문 · 수학 · 통계학 등 기타 직무관련
	전기	①전기공학 ②경영·경제 ③법·행정 ④인문 · 어문 · 수학 · 통계학 등 기타 직무관련
	안전관리	①안전관리 ②경영·경제 ③법·행정 ④인문 · 어문 · 수학 · 통계학 등 기타 직무관련

〈 인정 자격증 〉

직렬	분야		자격증
사무직	전문		변호사, 공인회계사, 보험계리사, 공인노무사, 세무사
	정보		컴퓨터활용능력 2급 이상, 정보처리기사, 정보처리산업기사, 사무자동화산업기사, 워드프로세서(구 1급)
	사무1		국제재무설계사(CFP), 한국재무설계사(AFPK), 사회복지사 1급, 사회조사분석사 2급 이상, 전산세무 1급, TAT 1급
	사무2		KBS한국어능력 3+급 이상, 한국사능력검정 3급 이상
심사직	필수		간호사, 물리치료사, 임상병리사, 작업치료사
	정보		컴퓨터활용능력 2급 이상, 정보처리기사, 정보처리산업기사, 사무자동화산업기사, 워드프로세서(구 1급)
	사무2		KBS한국어능력 3+급 이상, 한국사능력검정 3급 이상
전산직	필수		(기술사) 정보관리기술사, 컴퓨터시스템응용기술사(구.전자계산기기술사 또는 구.전자계산기조직응용기술사), 정보통신기술사 (기사) 정보처리기사, 전자계산기기사, 전자계산기조직응용기사, 정보통신기사, 정보보안기사(구.정보보호전문가(SIS)) (기타) 국제공인정보시스템감사사(CISA), 국제공인정보시스템보안전문가(CISSP), 국가공인SQL전문가
	사무2		KBS한국어능력 3+급 이상, 한국사능력검정 3급 이상
기술직	필수	건축	(기술사) 건축시공 (기사) 건축
		건축설비	(기술사) 건축기계설비 · 공조냉동기계 (기사) 건축설비 · 공조냉동기계
		전기	(기술사) 건축전기설비 (기사) 전기 · 전기공사
		안전관리	(기술사) 건설안전 · 기계안전 · 전기안전 (기사) 산업안전
	정보		컴퓨터활용능력 2급 이상, 정보처리기사, 정보처리산업기사, 사무자동화산업기사, 워드프로세서(구 1급)
	사무2		KBS한국어능력 3+급 이상, 한국사능력검정 3급 이상

□ **공인어학성적**(10점, 사무직 6급갑만 해당)

○ **입사지원서 접수마감일*** 까지 성적표가 발급된 공인어학성적에 한하며, 기재한 어학성적이 2개 이상일 경우 유효한 어학성적 중 **가장 유리한 1개의 성적만 인정**

* **2019.4.28.이후** 응시하고 입사지원서 접수마감일까지 발표한 성적에 한함

○ 취득일자, 등록번호 등을 잘못 기재할 경우 **관련 기관의 확인 불가로 불이익이 발생**할 수 있으니, **반드시 기재요령을 확인하고 정확하게 기재**

* 공인어학성적 인정 기준 표 **점수 미만 및 미제출한 경우 점수 미부여**

주2) 직무관련 교육사항

교육사항 분야	관련 교과목 예시
경영/경제	경영학원론, 경제학원론, 경영통계, 회계원리, 마케팅, 조직론, 재무관리, 세무관리, 생산관리, 인적자원관리, 경영전략, 계량경영, 경영정보, 기업윤리, 기업문화, 조직변화, 노사관계, 리더십, 품질관리, 서비스관리, 벤처창업과경영, e-비지니스, 조사방법론, 사회통계, 경제학원론, 미시경제학, 거시경제학, 재정학, 국제경제학, 무역학, 통상학, 유통학, 화폐금융론, 경제통계분석, 수리통계학, 정보통계학, 응용통계학, 금융통계학, 경제및인구통계론, 데이터마이닝, 고객관리, 소비자행동론, 재무회계, 관리회계, 투자론 등
법/행정	법학개론, 헌법, 민법총칙, 형법총론, 행정법총론, 채권총론, 상법총칙, 법학방법론, 법사상사, 법철학, 법제사, 채권각론, 형법각론, 민사소송법, 형사소송법, 행정법, 경제법, 세법, 세무, 물권법, 회사법, 국제법, 가족법, 노동법, 국제경제법, 영미법, 형사소송실무, 민사소송실무, 사회보장법제, 행정학개론, 행정사, 행정철학, 조직론, 국제행정, 노동행정, 도시행정, 보건행정, 복지행정, 비교발전행정, 인사행정, 재무행정, 지방행정, 시민참여론, 전자정부론, 한국행정사, 정부규제론, 공기업론, 공공관계론, 행정사례분석, 조사방법론, 정책학 등
사회/복지	사회조사방법론, 사회학사, 사회통계, 통계처리 및 분석, 사회조사실무, 사회조사분석실무, 현대사회학이론, 사회복지개론, 사회복지실천론, 사회복지조사방법론, 사회복지발달사, 사회복지정책론, 사회복지행정론, 사회복지법제론, 사회문제론, 복지국가론, 지역사회복지론, 사회봉사론, 빈곤과사회복지, 노인복지론, 아동복지론, 청소년복지론, 가족복지론, 여성복지론, 장애인복지론, 사회보장론, 사회복지현장실습, 인간과사회행동, 사회복지윤리 등
간호학/의학	간호학개론, 병리학, 응급간호, 성인간호학, 간호학실습, 모성간호학, 사회간호학, 간호윤리, 기생충학, 병리학, 미생물학, 생리학, 해부학, 생화학, 간호관리학, 건강증진, 중환자간호, 호스피스, 임상실습, 인체구조, 공중보건학, 의학개론, 의료정보학개론 및 실습, 인체유전학, 세포생물학, 분자생물학, 의공학, 의료윤리학, 역학, 의료관리학, 임상약리학, 응급의학, 감염관리, 보건의료제도론, 보건사업계획, 보건사회학, 의무기록관리, 보건의료정보관리학, 정신과학, 인간성장발달과건강, 간호정보학, 영양학및식이요법, 상담학개론, 장애총론, 발달심리학, 발달정신병리학, 상담이론과실제, 정서장애교육, 특수치료 등
전기공학	전자기학, 전기공학, 전자장, 전기계측, 전기설비, 디지털논리설계, 전기전자물성공학, 회로이론, 신호와시스템, 전력공학, 교류시스템공학, 신호처리, 전기기기, 제어공학, 전기전자재료, 펄스파워공학, 에너지공학 등
건축공학	건축공학, 건축재료학, 재료역학, 건축실계, 유체역학, 구조역학, 강구조공학, 건축구조시스템, 철근콘크리트공학, 건축계획, 건축설비, 토질역학, 토질공학, 건축종합설계, 수치해석, 건축구조계획, 측량학, 건축시공학, 건축공정관리, 건설계획 및 관리, 전기 및 조명이론, 건물유지 및 관리, 건축기준 및 안전관리, 건축구조도면, 구조보수·보강, 건축음향, 건축과 조경, 환경공학, 상하수도공학, 공간정보공학, 공간정보시스템, 건축법규, 건축사, 주거론, 사회문화와 건축, 건축과 예술, 캡스톤디자인 등

NCS기반 채용 직무설명서(심사)

<table>
<tr><th colspan="2">채용분야</th><th colspan="2">심사직</th></tr>
<tr><th colspan="4">분류체계</th></tr>
<tr><th>대분류</th><th>중분류</th><th>소분류</th><th>세분류</th></tr>
<tr><td colspan="3" rowspan="3">*NCS분류체계 미개발에 따른 공단 자체 개발</td><td>근로능력심사평가</td></tr>
<tr><td>장애심사</td></tr>
<tr><td>이의신청심사</td></tr>
<tr><td rowspan="2">02. 경영·회계·사무</td><td>01. 기획사무</td><td>01. 경영기획</td><td>01. 경영기획</td></tr>
<tr><td>02. 총무·인사</td><td>03. 일반사무</td><td>02. 사무행정</td></tr>
<tr><td>기관
주요업무</td><td colspan="3">○ 국민연금 가입자와 수급자에 대한 기록관리 및 유지, 연금보험료 부과, 급여의 결정 및 지급, 전국민 대상 노후준비 설계 및 상담, 장애인 활동지원서비스 제공, 기금의 관리 운용 업무</td></tr>
<tr><td>능력단위</td><td colspan="3">○ (근로능력심사평가) 01.기초수급자 근로능력 의학적평가 단계결정, 02.의학 자문회의 운영, 03. 근로능력 의학적평가 기준관리 지원, 04. 근로능력평가 관련 지사업무 지원
○ (장애심사) 01.장애연금 심사 및 장애등급 결정, 02.유족연금 심사업무, 03.의학 자문회의 운영, 04.장애심사 기준관리, 05.대외 민원대응
○ (이의신청심사) 01.이의신청에 따른 장애등급 재심사, 02.사전의견심사, 03.의학 자문회의 운영, 04.대외 민원대응
○ (사무행정) 01.문서작성, 02.문서관리, 03.데이터관리, 06.회의운영·지원, 07.사무행정업무관리</td></tr>
<tr><td>직무수행내용</td><td colspan="3">○ (근로능력심사평가) 기초수급자 근로능력의 심사평가를 위해 의학적 평가와 관련된 제반 업무
○ (장애심사) 장애등급 결정 및 장애연금 지급을 위해 장애심사와 관련된 제반 업무
○ (이의신청심사) 국민의 권리구제 강화를 위해 이의신청에 따른 장애등급 재심사 및 재결정 업무를 수행하고 관련 민원을 관리하는 업무
○ (사무행정) 심사업무 수행 및 민원관리를 위한 자료를 관리하고 의학 자문회의를 운영·지원하는 업무</td></tr>
<tr><td>전형절차</td><td colspan="3">○ 서류전형 → 필기시험・인성검사 → 면접전형 → 신체검사 → 임용</td></tr>
<tr><td>일반요건</td><td colspan="3">○ 간호사, 물리치료사, 임상병리사, 작업치료사 중 1개 이상 면허 소지자
○ 필수 면허 취득 이후 병원급 의료기관 임상경력 또는 국민연금공단 장애심사경력 1년 이상</td></tr>
<tr><td>교육요건</td><td colspan="3">○ 무관</td></tr>
<tr><td>필요지식</td><td colspan="3">○ (근로능력심사평가) 기초의학 관련 전문 지식, 국민연금법·장애인복지법·국민기초생활보장법·장애인활동지원에 관한 법률에 대한 이해, 장애심사규정 이해, 기초생활수급자 근로능력 평가사업 업무메뉴얼에 대한 이해, 개인정보보호법에 대한 이해 등
○ (장애심사) 기초의학 관련 전문 지식, 국민연금법·장애인복지법·장애인활동지원에 관한 법률에 대한 이해, 장애심사규정 이해, 개인정보보호법에 대한 이해 등
○ (이의신청심사) 기초의학 관련 전문 지식, 장애심사규정 이해, 개인정보보호법에 대한 이해, 민원사무처리규정에 대한 지식 등
○ (사무행정) 문서작성·관리 규정 및 지침에 대한 이해, 자료정리 분류, 문서대장 관리, 회의 운영방법, 업무전달 프로세스 등</td></tr>
</table>

필요기술	○ **(근로능력심사평가)** 심사 근거자료 및 정보 수집·분석 능력, 업무 프로세스 관리 능력, 컴퓨터 및 전산 활용 능력, 의사결정/판단력 등 ○ **(장애심사)** 심사 근거자료 및 정보 수집·분석 능력, 업무 프로세스 관리 능력, 부서간 업무협의 능력, 컴퓨터 및 전산 활용 능력, 의사결정/판단력, 자문회의 운영 기술 등 ○ **(이의신청심사)** 업무 프로세스 관리 능력, 부서간 업무협의 능력, 발표능력(presentation & speech), 컴퓨터 및 전산 활용 능력, 의사결정/판단력 등 ○ **(사무행정)** 문서기안 능력, 자료검색 능력, 문서배포 능력, 회의운영 계획 능력, 업무전달 능력 등
직무수행태도	○ 세밀/정확한 일처리, 규정 준수 의지, 지속적인 확인.검토 자세, 철저한 비밀보장과 중요한 개인정보를 보호하는 기본자세, 책임감 및 고객지향 태도 등
필요자격	○ 간호사, 물리치료사, 임상병리사, 작업치료사 중 1개 이상 면허 소지자
관련자격	○ 필수 면허(간호사, 물리치료사, 임상병리사, 작업치료사) ○ 컴퓨터활용능력 2급이상, 정보처리기사·산업기사, 사무자동화산업기사, 워드프로세서 ○ KBS한국어능력 3+급이상, 한국사능력검정 3급이상
직업기초능력	○ 의사소통능력, 문제해결능력, 수리능력, 자원관리능력, 조직이해능력, 대인관계능력, 직업윤리
참고사이트	○ 국가직무능력표준 홈페이지(www.ncs.go.kr)

4) 근로복지공단

▒ 채용절차

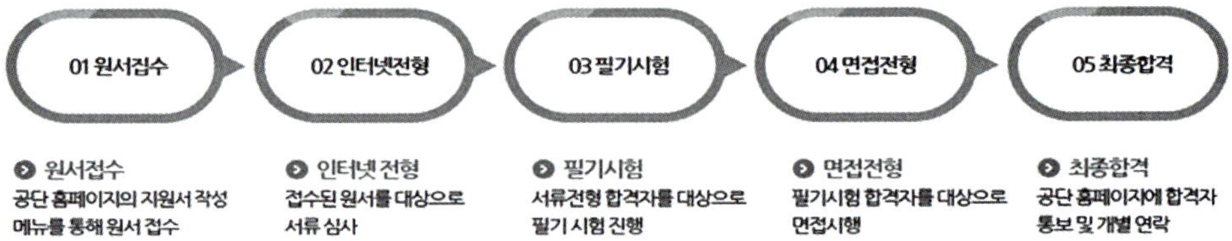

1. 응시자격 및 근무조건

□ 응시자격 (다음 조건을 모두 충족하는 자)

구분	응시분야	응시자격
공통자격		·국가공무원법 제33조 및 인사규정 제14조에 저촉되지 않는 자 ·연령제한 없음(만60세 미만인 자) ·남성의 경우 군필 또는 병역 면제자(일반직 7급의 경우 무관)
보험사업 (채용형인턴)	일반직 6급 (장애인)	·학력 및 경력제한 없음 ·「장애인 고용촉진 및 직업재활법 시행령」에 의한 장애인
	심사직 6급	·학력 및 경력 제한 없음 ·간호사 면허를 취득한 자
	재활직 6급	·학력 및 경력 제한 없음 ·사회복지사 2급 이상 또는 장애인재활상담사 3급 이상, 정신보건임상심리사·임상심리사·상담심리사 2급 이상 자격증 소지자
의료사업 (채용형인턴)	기술직 6급 (건축안전)	·학력 제한 없음 ·아래 자격요건을 충족한 자로 건축분야 1년이상 경력*자 -「국가기술자격법」에 따른 건축분야 자격증(건축산업기사 또는 실내건축산업기사 이상) 소지자로 안전관리분야 자격증(건설안전산업기사 또는 산업안전산업기사 이상) 소지자 * 건축분야 및 안전관리분야 자격 모두 소지하여야 함 * 건축분야 경력: 시공, 설계, 감리, 구조분야 경력에 한함 * 경력사항은 건축산업기사 (실내건축산업기사)이상 자격 취득 이후 경력에 한함
	기술직 6급 (전기소방)	·학력 제한 없음 ·아래 자격요건을 충족한 자로 전기분야 1년이상 경력*자 -「국가기술자격법」에 따른 전기분야 자격증(전기산업기사 또는 전기공사산업기사 이상) 소지자로 안전관리분야 자격증(소방설비산업기사(전기분야) 이상) 소지자 * 전기분야 및 소방설비(전기분야) 자격 모두 소지하여야 함 * 전기분야 경력: 전기 공사, 설비, 안전 등 전기관련 분야 경력에 한함 * 경력사항은 전기산업기사 (전기공사산업기사)이상 자격 취득 이후 경력에 한함

※ 분야별 수행직무는 [붙임] **NCS 직무기술서 참고**
※ 모든 전형 응시자격은 응시원서 접수 마감일('21. 5. 21.) 기준

4. 서류전형 평가기준

항목	주요내용
자기소개서 (적/부)	□ NCS직업기초능력을 반영한 자기소개서 적 · 부 평가 - 지원동기/조직이해, 자기계발, 문제해결능력, 대인관계능력, 직업윤리 (각 문항별 500자 이내 작성)
교육사항 (30점)	□ **[일반직 · 심사직 · 재활직 · 전산직 · 기술직 6급]** 직무관련 분야 교육이수 과목 ※ 전문대학 이상의 학교교육, 직업교육(고용노동부 HRD-Net 등록과정), 평생교육(국가평생교육진흥원 학점은행제 및 독학학사)을 통하여 이수한 교육과목에 한하여 인정 ※ 학위취득과정 이외 직업교육과정은 16시간 이상 교육수료 과정에 한하여 인정 ※ 채용분야 직무관련 학문분야 (일반직) 법학, 행정학, 경영학, 경제학, 회계학, 통계학, 사회복지학 (심사직) 간호학, 의학, 사회복지학, 심리학, 법학, 행정학, 경영학, 경제학, 회계학, 통계학 (재활직) 사회복지학, 심리학, 법학, 행정학, 경영학, 경제학, 회계학, 통계학 (전산직) 전산학(전자계산학), 컴퓨터과학, 컴퓨터공학, 정보통신공학 (기술직-건축) 건축학, 건축공학 (기술직-전기) 전기학, 전기공학 □ **[일반직 7급]** 고등학교(검정고시 포함) 교육과목 성적 전학년 내신등급 ※ 고교 1학년~3학년 전학년, 전과목 내신등급으로 평가하되, 전문교과 포함하고 예체능(체육, 음악, 미술 등) 과목 및 PASS/FAIL 과목성적은 산출 제외 ※ 고등학교 모든 교과목이 입력되지 않은 경우에는 서류평가대상으로 인정 불가 (교과목 입력 미달의 경우 0점 처리됨) ※ 내신등급의 산정방식: 학년별로 각 교과목별 석차등급을 이수단위수에 따라 가중평균 후 학년별 가중치에 따라 등급 산정 단, 석차등급(1~9등급)으로 표시되지 않는 교과목에 한하여 성취도⇒점수구간⇒5등급 평어(수우미양가)⇒검정고시 점수 순으로 적용
자격사항 (60점)	□ **[일반직 · 심사직 · 재활직]** <table><tr><td>**전산자격(20점)**</td><td>정보처리기사, 정보처리산업기사, 사무자동화산업기사, 컴퓨터활용능력 2급이상, 워드프로세서(워드프로세스1급 포함)</td></tr><tr><td>**국어능력(5점)**</td><td>국어능력인증시험, 한국어능력시험, 한국실용글쓰기검정</td></tr><tr><td>**한국사능력(10점)**</td><td>한국사능력검정</td></tr><tr><td>**전문자격(25점)**</td><td>변호사, 공인회계사, 세무사, 감정평가사, 법무사, 공인노무사, 보험계리사, 인간공학기술사, 산업위생관리기술사, 인간공학기사, 산업위생관리기사, 산업안전기사, 산업전문간호사, 사회조사분석사 2급이상, 전산회계운용사 3급이상, 직업상담사 2급이상, 보험심사관리사(1급 포함), 사회복지사 2급이상, 장애인재활상담사 3급이상, 정신보건임상심리사 2급이상, 임상심리사 2급이상, 상담심리사 2급이상, 투자자산운용사, 펀드투자권유대행인, 펀드투자권유자문인력</td></tr></table>※ **(재활직)** 채용자격기준에 해당하는 자격증(사회복지사2급, 장애인재활상담사3급, 정신보건임상심리사2급, 임상심리사2급, 상담심리사2급) 자격에는 점수 부여하지 않음

<table>
<tr><th>항목</th><th>주요내용</th></tr>
<tr><td>자격사항
(60점)</td><td>
□ [기술직]
<table>
<tr><td colspan="2">전산자격(20점)</td><td>정보처리기사, 정보처리산업기사, 사무자동화산업기사, 컴퓨터활용능력 2급이상, 워드프로세서(워드프로세스1급 포함)</td></tr>
<tr><td colspan="2">국어능력(5점)</td><td>국어능력인증시험, 한국어능력시험, 한국실용글쓰기검정</td></tr>
<tr><td colspan="2">한국사능력(10점)</td><td>한국사능력검정</td></tr>
<tr><td rowspan="2">전문
자격
(25점)</td><td>건축
안전</td><td>건축구조기술사, 건축시공기술사, 건설안전기술사, 건축기사, 실내건축기사, 건설안전기사, 산업안전기사</td></tr>
<tr><td>전기
소방</td><td>전기응용기술사, 전기기능장, 전기안전기술사, 소방기술사, 전기기사, 전기공사기사, 소방설비기사(전기분야)</td></tr>
</table>
□ [전산직]
<table>
<tr><td>전산자격(20점)</td><td>정보관리기술사, 컴퓨터시스템응용기술사, 빅데이터분석기사, 전자계산기조직응용기사, 정보처리기사, 정보보안기사</td></tr>
<tr><td>국어능력(5점)</td><td>국어능력인증시험, 한국어능력시험, 한국실용글쓰기검정</td></tr>
<tr><td>한국사능력(10점)</td><td>한국사능력검정</td></tr>
<tr><td>전문자격(25점)</td><td>CISSP, CISA, SQLP, DAP, SQLD</td></tr>
</table>
※ 각 평가항목 내 2가지 이상에 해당하는 경우 지원자에게 유리한 것 하나만 적용
※ 유효기간이 있는 자격의 경우 응시원서 접수 마감일까지 유효한 경우에 한하여 인정 (응시원서 접수마감일까지 발표・통지된 점수에 한함)
※ 국어능력인증시험은 '20.1월 시험부터 국가공인자격상실로 '20.1.1.이후 취득 자격은 인정하지 않음
</td></tr>
<tr><td>경력사항
(10점)</td><td>
□ [일반직・심사직・재활직]
• 근로복지공단에서 '18.1.1.~접수마감일까지 기간동안 청년(체험형)인턴으로 4개월 이상 근무한 경력이 있는 자
• 타 공공기관(근로복지공단 제외)에서 '18.1.1.~접수마감일까지 기간동안 청년(체험형)인턴으로 4개월 이상 근무한 경력이 있는 자
※ 공공기관: 「공공기관 운영에 관한 법률」제4조에 따른 공공기관
• 근로복지공단에서 '18.1.1.~접수마감일까지 기간동안 공무직 및 기간제근로자로 6개월 이상 근무한 경력이 있는 자
• 근로복지공단에서 '18.1.1.~접수마감일까지 직무체험형인턴(울산대 재학생)으로 2개월 이상 실습을 수료한 자
• 근로복지공단에서 '19.1.1.~접수마감일까지 기간동안 국가근로장학생으로 320시간 이상 활동한 경력이 있는 자
※ 기간의 산정은 월력상 개월수를 기준으로 하되, 경력사항별 둘 이상 기간을 합산하는 경우 30일을 1개월로 산정(30일 미만은 경력기간에 반영하지 않음)하며, 근로복지공단과 타 공공기관 근무경력은 합산하지 않음

□ [기술직-건축안전]
• 건축산업기사(실내건축산업기사) 이상 자격 취득 이후
- 건축분야(시공, 설계, 감리, 구조) 실무경력 2년 이상

□ [기술직-전기소방]
• 전기산업기사(전기공사산업기사) 이상 자격 취득 이후
- 전기분야 실무경력 2년 이상
</td></tr>
</table>

항목	주요내용
경력사항 (10점)	□ [전산직] • 공공기관(근로복지공단 포함)에서 공단 업무관련 IT* 직무분야 정규직(공무직 포함) 경력 1년 이상 ※ 공단 업무관련 IT 직무분야 ① SW아키텍트: SW아키텍트, 빅데이터전문가, UI/UX기획자, 업무분석가 ② SW엔지니어: 빅데이터개발자, UI/UX 퍼블리셔, 응용SW개발자, 시스템SW엔지니어 ③ DB엔지니어: DB엔지니어, 데이터아키텍트 ④ NW엔지니어: NW엔지니어 ⑤ 시스템 엔지니어: IT시스템관리자, IT지원기술자 ⑥ IT보안엔지니어: 정보보안전문가, 침해사고대응전문가 ※ 「공공기관 운영에 관한 법률」 제4조에 따른 공공기관 경력으로 기간의 산정은 월력상 개월수를 기준으로 하되, 둘 이상 기간을 합산하는 경우 30일을 1개월로 산정(30일 미만은 경력기간에 반영하지 않음) 근로복지공단과 타 공공기관 근무경력 합산 가능

5. 필기전형 평가기준

항목	주요내용
직업성격검사	□ [전 직군] • 조직적합성 및 성격역량 평가
NCS 직업기초능력	□ [전 직군] • NCS 직업기초능력 중 4가지 항목 70문항 - 의사소통능력, 문제해결능력, 자원관리능력, 수리능력
NCS 직무기초지식	□ [일반직 6급(일반전형)] • 직무수행에 필요한 기초지식 평가 항목 30문항 - 법학, 행정학, 경영학, 경제학, 사회복지학 (각 6문항)
우대사항	(아래 표 참조)

가점		우대항목
법령에 의한 취업지원 대상자*	10점	･법령에 의한 취업지원대상자로 만점의 10%를 가점하는 자
	5점	･법령에 의한 취업지원대상자로 만점의 5%를 가점하는 자
산재근로자 본인 및 자녀	5점	･산재보험 장해 3급 이상 판정을 받은 자 본인
	3점	･산재보험 유자녀 또는 장해 3급 이상 판정을 받은 자의 자녀
장애인	5점	･「장애인 고용촉진 및 직업재활법 시행령」 제3조의 규정에 해당하는 장애인
의사상자	5점	･「의사상자 등 예우 및 지원에 관한 법률」 제2조에 따른 의상자 또는 의사자 자녀
생활보호 대상자	5점	･「국민기초생활보장법」상 수급자 및 차상위 계층자

※ 상기 항목 중 두가지 이상에 해당하는 경우 지원자에게 유리한 것 하나만 적용

※ 법령에 의한 취업지원대상자는 최종 합격 3인 이하 채용의 경우 채용 전 단계에서 보훈가점 부여하지 않음

6. 면접전형 평가기준

<table>
<tr><th>항목</th><th>주요내용</th></tr>
<tr><td>NCS
직업기초능력
직무수행능력</td><td>• 직무수행에 필요한 직업기초능력 및 직무수행능력 평가
- 의사소통능력 · 문제해결능력 · 직업윤리 및 공단이해도 · 자기개발계획 평가
- 1인 집중면접 실시</td></tr>
<tr><td>우대사항</td><td>
<table>
<tr><th colspan="2">가점</th><th>우대항목</th></tr>
<tr><td rowspan="2">법령에 의한 취업지원 대상자*</td><td>10점</td><td>· 법령에 의한 취업지원대상자로 만점의 10%를 가점하는 자</td></tr>
<tr><td>5점</td><td>· 법령에 의한 취업지원대상자로 만점의 5%를 가점하는 자</td></tr>
</table>
※ 법령에 의한 취업지원대상자는 최종 합격 3인 이하 채용의 경우 채용 전 단계에서 보훈가점 부여하지 않음
</td></tr>
</table>

≪ NCS기반 채용 직무기술서 : 보험 심사직 ≫

<table>
<tr><th>채용분야</th><th colspan="4">보험사업 재활직</th></tr>
<tr><td rowspan="6">분류체계</td><td>대분류</td><td>중분류</td><td>소분류</td><td>세분류</td></tr>
<tr><td>03.금융・보험</td><td>02.보험</td><td>03.손해사정</td><td>03.신체손해사정</td></tr>
<tr><td rowspan="2">06.보건・의료</td><td rowspan="2">01.보건</td><td rowspan="2">01.의료기술지원</td><td>13.임상심리</td></tr>
<tr><td>14.의료정보관리</td></tr>
<tr><td rowspan="2">07.사회복지・종교</td><td>01.사회복지</td><td>02.사회복지서비스</td><td>02.일상생활기능지원</td></tr>
<tr><td>02.상담</td><td>03.심리상담</td><td>01.심리상담</td></tr>
<tr><td>공단주요사업</td><td colspan="4">산재·고용보험 적용·부과, 산재근로자 요양·보상·재활, 퇴직연금 등 근로자복지지원서비스 및 대국민 보건·의료서비스, 경영지원 등 공단 전반 업무 수행</td></tr>
<tr><td>전형방법</td><td colspan="4">서류심사 → 필기시험(직업기초능력) → 면접시험(직업기초능력) → 채용형인턴 선발 → 정규직 임용</td></tr>
<tr><td>지원요건</td><td colspan="4">○ 학력, 연령, 경력 및 성별 제한 없음
○ 간호사 면허를 취득한 자</td></tr>
<tr><td>직업기초능력</td><td colspan="4">의사소통능력, 수리능력, 문제해결능력, 자기개발능력, 자원관리능력, 대인관계능력, 조직이해능력, 직업윤리</td></tr>
<tr><td>필요자격</td><td colspan="4">○ 간호학・경영・경제・행정・법・사회복지・심리 관련 전문지식 및 직무관련 경력(경험) 보유자</td></tr>
<tr><th colspan="5">직무요건</th></tr>
<tr><td rowspan="6">신체손해사정</td><td>직무수행내용</td><td colspan="3">산재근로자의 사회복귀・직업복귀를 위한 재활지원 급여를 산출하여 지급하고 안내하는 업무</td></tr>
<tr><td>능력단위</td><td colspan="3">03.메디칼 심사 06.민원처리 13. 보험금 심사 14.보험금 산출</td></tr>
<tr><td>필요지식</td><td colspan="3">○ 산업재해보상보험법
○ 개인정보보호법
○ 기본 의학 지식
○ 신체부위별 후유장해에 대한 의학지식</td></tr>
<tr><td>필요기술</td><td colspan="3">○ 보상여부 판단 능력
○ 진료기록 이해・해석 능력
○ 보험급여 허위, 과장 청구 여부 판단 능력
○ 의료관련 보험금 청구 서류 분석 능력</td></tr>
<tr><td>직무수행태도</td><td colspan="3">○ 세심한 일처리
○ 고객지향적 태도
○ 프로세스 지향적 태도
○ 원칙 준수의 자세
○ 역지사지의 자세</td></tr>
</table>

임상심리	직무수행내용	정신건강 증진을 도모하기 위해 심리학적 지식을 활용하여 심리평가, 심리치료, 연구, 교육, 자문 등을 수행하는 업무
	능력단위	01.심리평가 06.심리재활
	필요지식	○심리검사 방법 ○관련 법규에 대한 지식, 윤리규정 ○임상심리학 기초지식
	필요기술	○수검자에게 적합한 검사 선택 ○효율적 검사 진행, 채점 및 해석 능력 ○자원관리기술 ○재활프로그램 운영
	직무수행태도	○개방적인 태도, 융통성 있는 자세 ○경청하는 자세 ○원칙 준수 태도 ○업무에 대한 책임감
의료정보관리	직무수행내용	적정진료 기준에 따른 진료서비스 제공을 모니터링하며, 관련 법과 기준에 따라 요양급여 청구 및 사후관리를 위한 정보를 제공하고 진료수가를 조정·관리
	능력단위	10.요양급여 정보관리
	필요지식	○산업재해보상보험법, 관련 법과 고용노동부 고시 및 산업재해보상보험 요양급여 산정기준 ○의료법, 국민건강보험법, 관련 법 및 보건복지부 법령/시행규칙 ○국민건강보험법, 관련 법과 보건복지부 고시 요양급여기준 ○적정진료 기준, 보험종별관리
	필요기술	○진료내역과 요양급여 심사기준을 비교하여 적용할 수 있는 능력 ○요양급여 기준 준수에 대하여 진료서비스 발생 의료기관과 협의 조정 능력 ○의료기관 및 외부 관련기관과의 협조 능력
	직무수행태도	○요양급여 상담과 안내 등 대민업무에 대한 긍정적인 태도 ○진료내역 및 진료비 삭감 원인 통보를 책임감 있게 처리하는 태도 ○심사결정통보에 대한 후속조치를 신속하게 처리하는 근면·성실한 태도
일상생활기능지원	직무수행내용	보호와 자립지원을 통하여 생활기능을 향상시키는 신체활동, 인지정서, 가사활동, 사회활동 전문서비스를 제공하는 업무
	능력단위	01.신체활동지원 02.인지정서지원 04.사회활동지원 05.건강지원 06.가족관계지원
	필요지식	○산재근로자 특성에 따른 지원 방법 ○장애인 관련 법규에 관한 지식 ○기관이용 절차 ○프로그램 평가 지식
	필요기술	○산재근로자 건강, 신체 특성 파악 ○심리 향상 프로그램 활용 능력 ○데이터 분석 및 활용

<table>
<tr><td></td><td>직무수행태도</td><td>○ 인내심・배려심・지지 태도
○ 지원에 대한 지속적인 노력 자세
○ 비밀보장 준수 의지
○ 전문가 지시 준수 의지</td></tr>
<tr><td rowspan="6">심리상담</td><td>직무수행내용</td><td>사회심리적 문제 해소 및 성장을 위하여 고객과 유대관계 형성, 전문적 상담을 통하여 심리회복 및 안정, 재활의욕을 고취하여 사회통합을 촉진하는 업무</td></tr>
<tr><td>능력단위</td><td>04.개인심리치료상담</td></tr>
<tr><td>필요지식</td><td>○ 상담의 과정과 기법
○ 가족상담의 기본 원리와 절차
○ 심리평가의 이해와 활용, 주요 상담 이론
○ 상담자 윤리강령</td></tr>
<tr><td>필요기술</td><td>○ 내담자의 상황・동기・관심사를 이해하는 공감능력
○ 상담목표 달성을 위한 상담전략 수립 능력
○ 상호작용 촉진 능력
○ 심리검사 종합 분석 기술</td></tr>
<tr><td>직무수행태도</td><td>○ 상담과정에 대한 분석적 태도
○ 경청하는 태도, 친절하고 온화한 자세
○ 가치중립적 태도
○ 개인정보보호법 준수 태도</td></tr>
<tr><td></td><td></td></tr>
<tr><td>참고사이트</td><td colspan="2">○ www.ncs.go.kr 홈페이지 → 학습모듈검색</td></tr>
</table>

5) 의료기관평가인증원

의료기관평가인증원 2021년 제6회 직원채용 공고

「의료기관평가인증원」은 의료기관 인증제도 및 의료기관을 대상으로 실시하는 각종 평가 업무를 통합.수행하여 의료의 질과 환자안전 수준을 제고함으로써 국민 건강의 유지 증진에 기여하기 위해 설립된 기관으로 함께 근무할 진취적이고 유능한 인재를 다음과 같이 모집하오니 많은 관심과 응모를 바랍니다.

2021.12.31.

의료기관평가인증원장

1 채용분야

○ 채용분야 및 선발예정인원 : 16명

구분				채용분야	인원	비고
정규직	행정직	6급(갑)		일반행정	1명	별표1. 직무기술서 참조
	연구직	6급(갑)	일반	인증 및 환자안전	6명	별표2. 직무기술서 참조
			보훈	인증 및 환자안전	1명	
비정규직	위촉 연구원	연구원라급		정신의료기관 평가사업	1명	별표3. 직무기술서 참조
				외국인환자 유치의료기관 평가사업	1명	별표4. 직무기술서 참조
				현장수요 대응형 환자안전 연구개발 활용확산	2명	별표5. 직무기술서 참조
				2021년 국내 의료기관 감염관리 실태조사 운영	4명	별표6. 직무기술서 참조

※ 정규직 채용이 확정된 자는 3개월 동안 수습직원 근무평정(별지 8호 서식) 후 「인사규정」 및 「인사규정 시행규칙」에 따라 임용을 취소할 수 있음

2 지원자격 및 우대사항

○ **임용자격기준(별도 기준시점 명시 외 입사지원서 접수 마감일 기준)**

- 「인사규정」 제15조(채용)
- 「무기계약근로자, 기간제근로자 및 단시간근로자 관리규칙」 제11조(채용자격기준)

구분		자격기준
정규직	행정직 6급(갑)	1. 국가 또는 지방공무원 9급직으로 재직한 자 2. 공공기관에서 6급직으로 재직한 자 3. 채용예정 분야에 적합하다고 인정되는 자
	연구직 6급(갑)	**(공통자격기준)** 1. 보건의료분야(보건학, 간호학) 학사학위 취득한 자 2. 기타 동등한 자격이 있다고 인정되는 자 **(보훈 채용 대상자 필수자격기준)** ○ 「국가유공자 등 예우 및 지원에 관한 법률」 등에 의한 취업지원대상자(보훈대상자)
비정규직	위촉연구원 (연구원 라급)	○ 학사학위 소지자

※ 채용자격기준 해당여부는 응시지원서의 경력사항에 기재한 내용과 합격 후 제출한 증명서류를 근거로 판단하며, 자격 미달자는 면접 또는 임용 취소

▸ 학위 등 취득 및 졸업 등이 완료되어야 함(**졸업예정자 지원 불가**)
▸ 병역은 면제 또는 제대한 자에 한함(남성의 경우 **군 미필자 지원 불가**)
▸ 만18세 미만자 및 우리원 정년 만60세 도달한 자는 지원할 수 없음

○ **공통자격요건** : 「인사규정」 제14조(결격사유)에 해당되지 않는 자

1. 피성년후견인 또는 피한정후견인
2. 파산선고를 받고 복권되지 아니한 자
3. 금고 이상의 실형을 선고받고 그 집행이 종료되거나 집행을 받지 아니하기로 확정된 후 5년이 경과되지 아니한 자
4. 금고 이상의 형을 선고받고 그 집행유예 기간이 끝난 날부터 2년이 지나지 아니한 자
5. 금고 이상의 형의 선고유예를 받은 경우 그 선고유예 기간 중에 있는 자
6. 법률 또는 법원의 판결에 따라 자격이 상실 또는 정지된 자
7. 징계에 의하여 파면된 자로서 그 징계처분을 받은 날로부터 5년이 경과하지 아니한 자
8. 징계에 의하여 해임된 자로서 그 징계처분을 받은 날로부터 3년이 경과하지 아니한 자
9. 「부패방지 및 국민권익위원회 설치와 운영에 관한 법률」 제82조(비위면직자 등의 취업제한)에 해당하는 자
10. 다른 공공기관에서 부정한 방법으로 채용된 사실이 적발되어 채용이 취소된 자가 채용 취소일로부터 5년이 경과하지 아니한 자
11. 「형법」 제303조 또는 「성폭력범죄의 처벌 등에 관한 특례법」 제10조에 규정된 죄를 범한 사람으로서 300만원 이상의 벌금형을 선고받고 그 형이 확정된 후 2년이 지나지 아니한 자

○ **우대사항** : 「인사규정 시행규칙」 제14조(채용심사의 특전)

1. 「국가유공자 등 예우 및 지원에 관한 법률」 및 「보훈보상대상자지원에 관한 법률」 등에 의한 '취업지원대상자'
2. 「장애인고용촉진 및 직업재활법」 등에 따른 장애인
3. 「국민기초생활보장법」 제2조 제1호 및 제2호에 따른 수급(권)자 본인 또는 대상 가구의 구성원
4. 「지방대학 및 지역균형인재육성에 관한 법률」에 의한 지방대학의 학생 또는 지방대학을 졸업한 사람. 다만 청년인턴에 한하여 졸업예정자 포함
   * 대학까지의 최종학력(대학원 이상 제외)을 기준으로 서울·인천·경기 지역을 제외한 비수도권 지방학교 졸업자
5. 직무와 관련된 면허·자격증 소지자
6. 최근 2년 이내 응시한 공인 어학시험점수(TOEIC, TOEFL(IBT), TEPS) 소지자
7. 국사편찬위원회 주관 한국사능력검정시험 2급 이상 소지자
8. 대한상공회의소 주관 컴퓨터활용능력, 한국산업인력공단 주관 사무자동화산업기사, 정보처리기사, 한국인터넷진흥원 주관 정보보안 기사 소지자
9. 「경력단절여성등의 경제활동 촉진법」에 따른 경력단절 기간이 연속으로 1년 이상인 여성
10. 의료기관평가인증원에서 연속으로 3개월 이상 청년인턴 경험자
11. 의료기관평가인증원 설립일('10.10.26.) 이후 연속으로 6개월 이상 기간제 근무 경력자

- **우대사항 세부내용(대상자별 가산점 기준, 별도 기준시점 명시 외 입사 지원서 접수 마감일 기준)**

대상	세부내용적용	가산점 기준	증명서류
1. 국가유공자 및 보훈대상자 등	「국가유공자 등 예우 및 지원에 관한 법률」 및 「보훈보상대상자지원에 관한 법률」 등에 의한 '취업지원대상자'	전형단계별 만점의 5%(직계존속등에 해당하는 경우) 또는 10%(본인일 경우) 가산점 부여	국가유공및 취업지원 대상자 증명서
2. 장애인	「장애인고용촉진 및 직업재활법」에 따른 장애인	전형단계별 만점의 5% 가산점 부여	장애인 증명서
3. 저소득층	「국민기초생활 보장법」 제2조 제1호 및 제2호에 따른 수급(권)자 본인 또는 대상 가구의 구성원	전형단계별 만점의 5% 가산점 부여	국민기초생활 수급자 증명서
4. 비수도권 지역인재	「지방대학 및 지역균형인재육성에 관한 법률」에 의한 지방대학의 학생 또는 지방대학을 졸업한 사람. 단, 청년인턴에 한하여 졸업예정자 포함	전형단계별 만점의 2% 가산점 부여	대학까지의 최종학력 졸업증명서(대학원 이상 제외)

<table>
<tr><th>대상</th><th>세부내용적용</th><th>가산점 기준</th><th>증명서류</th></tr>
<tr><td rowspan="3">5. 직무관련 면허·자격증 소지자
(위촉연구원은 연구직 기준으로 적용)</td><td>■ 연구직
- 의사, 약사, 간호사</td><td>전형단계별 평가점수 합계에 가산점 부여
- 의사(전문의) : 5점
- 의사(일반의) : 4점
- 약사, 간호사 : 3점</td><td>관련 면허증 사본</td></tr>
<tr><td>■ 행정직
- 변호사, 공인회계사, 법무사, 세무사, 공인노무사</td><td>전형단계별 평가점수 합계에 가산점 부여
- 변호사, 공인회계사 : 4점
- 법무사, 세무사, 공인노무사 : 3점</td><td>관련 면허증 및 자격증 사본</td></tr>
<tr><td colspan="3">※ 사전에 공고된 학위 또는 자격기준 중 어느 하나를 충족하는 경우 면허·자격증 가산점은 별도로 부여하지 않음. 학위기준과 자격기준 모두 충족하는 경우에만 면허자격증 가산점 부여</td></tr>
<tr><td rowspan="2">6. 공인어학시험 점수 소지자</td><td>외부전문기관 시험기관에서 시행한 공인어학능력시험 점수 소지자</td><td>전형단계별 평가점수 합계에 가산점 부여</td><td>성적표</td></tr>
<tr><td colspan="3">* 가산점 : 접수 마감일 기준 2년 이내 응시한 결과만 인정
<table>
<tr><th>가산점</th><th>TOEIC</th><th>TOEFL(IBT)</th><th>NEW TEPS</th></tr>
<tr><td>3점</td><td>900점 이상</td><td>102점 이상</td><td>435점 이상</td></tr>
<tr><td>2점</td><td>850점 이상</td><td>92점 이상</td><td>386점 이상</td></tr>
<tr><td>1점</td><td>800점 이상</td><td>85점 이상</td><td>350점 이상</td></tr>
</table></td></tr>
<tr><td>7. 한국사능력검정 시험 성적 소지자</td><td>외부전문시험기관에서 시행한 한국사능력검정 시험 2급 이상 소지자</td><td>전형단계별 평가점수 합계에 가산점 부여
- 2급 이상 : 1점</td><td>인증서</td></tr>
<tr><td>8. 전산관련 능력 시험 성적 소지자</td><td>외부전문시험기관에서 시행한 컴퓨터활용능력, 사무자동화산업기사, 정보처리기사, 정보보안기사 소지자</td><td>■ 공통
전형단계별 평가점수 합계에 가산점 부여
- 컴퓨터활용능력 1급 : 2점
- 컴퓨터활용능력 2급 : 1점
■ 행정직군 중 전산 직무에 한함
전형단계별 평가점수 합계에 가산점 부여
- 정보처리기사 : 3점
- 정보보안기사 : 3점
- 사무자동화산업기사 : 3점</td><td>자격증 또는 취득(합격) 확인서</td></tr>
<tr><td>9. 경력단절여성</td><td>「경력단절여성등의 경제활동 촉진법」에 따른 경력 단절기간이 연속으로 1년 이상인 여성</td><td>서류전형 평가점수 합계에 가산점 부여
- 1년 이상 : 1점</td><td>고용보험 피보험자격 이력내역서</td></tr>
</table>

〈 인정 자격증 〉

<table>
<tr><th>직렬</th><th colspan="2">분야</th><th>자격증</th></tr>
<tr><td rowspan="4">사무직</td><td colspan="2">전문</td><td>변호사, 공인회계사, 보험계리사, 공인노무사, 세무사</td></tr>
<tr><td colspan="2">정보</td><td>컴퓨터활용능력 2급 이상, 정보처리기사, 정보처리산업기사, 사무자동화산업기사, 워드프로세서(구 1급)</td></tr>
<tr><td colspan="2">사무1</td><td>국제재무설계사(CFP), 한국재무설계사(AFPK), 사회복지사 1급, 사회조사분석사 2급 이상, 전산세무 1급, TAT 1급</td></tr>
<tr><td colspan="2">사무2</td><td>KBS한국어능력 3+급 이상, 한국사능력검정 3급 이상</td></tr>
<tr><td rowspan="3">심사직</td><td colspan="2">필수</td><td>간호사, 물리치료사, 임상병리사, 작업치료사</td></tr>
<tr><td colspan="2">정보</td><td>컴퓨터활용능력 2급 이상, 정보처리기사, 정보처리산업기사, 사무자동화산업기사, 워드프로세서(구 1급)</td></tr>
<tr><td colspan="2">사무2</td><td>KBS한국어능력 3+급 이상, 한국사능력검정 3급 이상</td></tr>
<tr><td rowspan="2">전산직</td><td colspan="2">필수</td><td>(기술사) 정보관리기술사, 컴퓨터시스템응용기술사(구.전자계산기기술사 또는 구.전자계산기조직응용기술사), 정보통신기술사
(기사) 정보처리기사, 전자계산기기사, 전자계산기조직응용기사, 정보통신기사, 정보보안기사(구.정보보호전문가(SIS))
(기타) 국제공인정보시스템감사사(CISA), 국제공인정보시스템보안전문가(CISSP), 국가공인SQL전문가</td></tr>
<tr><td colspan="2">사무2</td><td>KBS한국어능력 3+급 이상, 한국사능력검정 3급 이상</td></tr>
<tr><td rowspan="6">기술직</td><td rowspan="4">필수</td><td>건축</td><td>(기술사) 건축시공 (기사) 건축</td></tr>
<tr><td>건축설비</td><td>(기술사) 건축기계설비 · 공조냉동기계 (기사) 건축설비 · 공조냉동기계</td></tr>
<tr><td>전기</td><td>(기술사) 건축전기설비 (기사) 전기 · 전기공사</td></tr>
<tr><td>안전관리</td><td>(기술사) 건설안전 · 기계안전 · 전기안전 (기사) 산업안전</td></tr>
<tr><td colspan="2">정보</td><td>컴퓨터활용능력 2급 이상, 정보처리기사, 정보처리산업기사, 사무자동화산업기사, 워드프로세서(구 1급)</td></tr>
<tr><td colspan="2">사무2</td><td>KBS한국어능력 3+급 이상, 한국사능력검정 3급 이상</td></tr>
</table>

□ **공인어학성적**(10점, 사무직 6급갑만 해당)

- ○ **입사지원서 접수마감일*** 까지 성적표가 발급된 공인어학성적에 한하며, 기재한 어학성적이 2개 이상일 경우 유효한 어학성적 중 **가장 유리한 1개의 성적만 인정**

  * **2019.4.28.이후** 응시하고 입사지원서 접수마감일까지 발표한 성적에 한함

- ○ 취득일자, 등록번호 등을 잘못 기재할 경우 **관련 기관의 확인 불가로 불이익이 발생**할 수 있으니, **반드시 기재요령을 확인하고 정확하게 기재**

  * 공인어학성적 인정 기준 표 **점수 미만 및 미제출한 경우 점수 미부여**

4 전형일정 및 전형절차

○ 지원서 접수기간: 2021.12.31.(금) ~ 2022.1.14.(금) 14:00까지

- 접수방법: **온라인**으로만 접수(https://koiha.recruiter.co.kr)

※ **우리원은 블라인드채용을 준수하고 있으며 입사지원서 및 자기소개서 작성 시 출신 지역, 가족관계, 학교명, 성별, 나이, 혼인여부 등의 편견요인을 기재할 경우(이메일에 특정 단체명 기재, 주소에 학교기숙사명 기재 등 포함) 감점 처리 할 수 있음**

○ 전형일정

구분	일정	비고
채용공고 및 지원서 접수기간	2021. 12. 31.(금) ~ 2022. 01. 14.(금) 14:00까지	· 공고기간 14일간 (우리원 홈페이지 및 알리오시스템 등 공고) · **온라인으로만 접수**
서류전형	2022. 02. 04.(금)	
서류전형 합격자 발표	2022. 02. 08.(화)	· 우리원 홈페이지 게시 및 개별 통보(예정)
면접전형	2022. 02. 14.(월) ~ 2022. 02. 17.(목)	· 장소 : 의료기관평가인증원(홈페이지 약도 참조) ※ 면접비 미지급
결격여부 확인 등	2022. 02. 18.(금) ~ 2022. 03. 02.(수)	· 비위면직자 및 증빙서류 확인 등 · 전력조회 실시 · 채용점검위원회 실시
면접전형 합격자 발표	2022. 03. 03.(목)	· 홈페이지 공고 및 개별 통보(예정)
임용후보자 등록	2022. 03. 03.(목) ~ 2022. 03. 10.(목)	· 채용관련 원본 제출 및 채용검진 결과 등 제출
임용예정일	2022. 03. 14.(월)	· 임용일부터 즉시 근무가능자

* 임용 등록을 하지 않을 경우 지원자에게 불이익이 있을 수 있음

** 합격발표일 현재 재직중이라고 하더라도 임용일의 변경은 원칙적으로 불가하며, 임용일에 출근하지 못하는 경우 합격이 취소될 수 있음

*** 전형 일정은 기관 내부사정에 따라 조정될 수 있음

○ 전형절차

서류전형 (정성평가+정량평가)	⇒	면접전형 (정성평가+정량평가)	⇒	비위면직자 확인 등 (증빙자료 확인 등)	⇒	채용점검 위원회 (채용절차검증)	⇒	합격자발표/ 임용

구분	평가 기준	만점	심사기준	대상자
①서류전형	·(정성평가) 입사지원서 및 자기소개서 등 내용 심사 ·(정량평가) 대상자별 가산점	100점	·지원동기(20점), 경력·경험(20점), 문제해결(20점), 설득력(20점), 포부·지식(20점), 총100점 ·해당자에 한하여 별도 가산점(10점) 부여	·입사지원서 최종 지원자 전원 ·서류전형 결과 **만점의 60%이상** 고득점자 중 채용 예정인원의 **4배수** 이내 선발
②면접전형	·(정성평가) 채용분야 관련 심사위원과의 질의/응답 ·(정량평가) 대상자별 가산점	100점	·직원으로서의 자질(20점), 면접태도(20점), 업무수행능력(20점), 전문성(20점), 조직친화력(20점), 총100점 ·해당자에 한하여 별도 가산점(10점) 부여	·면접전형은 서류전형 합격자에 한함 ·면접전형 결과 **만점의 60%이상** 고득점자를 채용예정인원 이내의 적격자를 합격 예정자로 선발
③비위면직자 확인 등	·결격여부 심사 - 비위면직 여부 조회 - 학위 및 경력 등 증빙 대조	-	·채용예정자 지원자격 요건 충족 적부 판정	·면접전형결과 합격 예정자
④채용점검위원회	·채용절차 사전 검증	-	·제한경쟁채용 절차의 공정성 사전 검증(특별채용절차 점검표 활용)	·채용절차(연구직, 6급(갑) 보훈 제한)
⑤합격자발표	-	-	-	·합격자
⑥임용후보자 등록 및 결격 여부 심사	·결격여부 심사 - 채용신체검사 등	-	-	·합격자

※ 서류심사 시 입사지원 자격 요건에 해당되지 않을 경우 심사에서 배제

5 제출서류(블라인드채용, 모든 개인정보는 마스킹 처리)

구분	세부내용
서류 접수/ 서류 전형	○ **서류접수(온라인 접수, https://koiha.recruiter.co.kr)** ① **입사지원서** ② **자기소개서**
면접 전형	○ **서류전형 합격자** • 서류심사 합격자에 한하여 필요 시 관련 증빙자료를 요청할 수 있으며, 입사지원서에 기재된 내용이 사실과 다를 경우에는 면접 또는 임용이 취소될 수 있음 * 입사지원서에서 요구하지 않은 **개인정보가 제출서류에 포함되는 경우(학교명 등) 해당 내용을 가린 후(마스킹처리) 제출** * **제출 서류는 전형결과에 어떠한 영향도 미치지 않으며, 면접관에게도 일체 제공되지 않음**
결격 여부 심사	○ **면접전형 합격자에 한하여 제출**(기관 안내에 따라 제출) • 졸업증명서 또는 학위증명서(편입일 경우 편입 前 관련증명서 포함) * 외국대학졸업자는 아포스티유확인서(해당국가 현지 정부기관에서 발급) 또는 학력인정확인서(주한 해당국 대사관) 중 택1하여 제출, 외국학위 신고필증(박사학위 소지자) • 교육이수 증명서 • 경력/재직증명서(입사지원서에 기재된 전 경력, 폐업시 폐업증명서) • 취업지원대상자 및 장애인 증빙서류(발급기관에서 발급받은 증명서, 카드형태의 증 불가, **제출처에 의료기관평가인증원을 반드시 명시**해야함) • 가산점(우대)항목 증빙서류 • 자격증 등 증빙서류 사본 • 건강보험자격득실확인서(국민건강보험공단 홈페이지에서 인터넷발급 가능) * 건강보험가입이력 확인이 어려울 경우 고용보험 가입증명서로 대체 가능 • 주민등록등본(민원24 홈페이지에서 인터넷발급 가능) • 주민등록초본(군필 여부 확인용, 민원24 홈페이지에서 인터넷발급 가능) • 최종합격자는 **관련서류 원본 제출 必** * **종합병원 이상의 (공무원)채용신체검사서** • 그 외 인증원 제규정 등에 따른 증빙자료

* 모든 제출서류는 입사지원서에 기입한 내용의 사실여부 확인을 위한 용도이며, 입사지원시 반드시 **증빙서류 제출이 가능한 사항에 한하여** 기재바랍니다.

** 최종합격 후 **경력산정시 특별한 경우를 제외하고 입사지원서에 미기재한 경력은 인정하지 않습니다.**

*** 증빙서류는 **3개월 이내** 발급분만 유효하므로 발급 소요기간을 충분히 고려하여 사전에 준비하여 주시기 바랍니다.(단, 상장 및 수료증 등 기한의 정함이 없고, 해당 사실에 변함이 없는 경우는 3개월 이전 발급분서도 인정)

【서류제출 시 유의사항】
1) 최종합격자는 입사지원서 상에 기재된 내용에 대한 모든 증빙서류를 제출해야 함
2) 보훈대상자 및 취업지원대상자증명서 등 양식의 **제출처에 반드시 우리원 명이 명시**되어야 함
※ 제출된 서류에 기재된 사항이 사실과 다를 경우 임용을 취소할 수 있음

6 채용비리 피해자 구제방안

❑ 최종합격자 발표 이후 채용비리가 발생될 경우 최종 불합격 처리된 지원자라도 서류전형 및 면접전형 합격기준 적격자 구제 가능(허위서류 제출, 부정청탁 등 채용비리로 인한 피해자 발생 시 예비 순번 순위에 따라 구제 가능)

7 기타사항

❑ 본 직원 채용공고는 **블라인드 채용 가이드라인을 준수**하며 지원서(자기소개서 포함) 작성 시 **출신지역, 가족관계, 학교명, 성별, 나이, 혼인여부 등의 편견요인을 기재할 경우 감점 처리** 할 수 있으며 채용 과정에서 실무자가 알게 된 개인정보(장애정도, 면접 시 신분 확인과정에서 알게 된 정보 등)는 심사위원에게 일체 제공되지 않음

❑ 본 직원 채용공고는 기관의 사정에 의하여 변경될 수 있으며, 변경된 사항은 홈페이지에 공고함

❑ 시험단계별 합격자의 경우 우리 원 홈페이지에서 확인 할 수 있으며, 공지사항 등을 통하여 통보한 후 별도의 수신확인 하지 않음. 접수 시 기재한 연락처 등의 오기로 인하여 수신이 불가능하거나 수신을 하지 않은 경우에 대한 모든 책임은 지원자에게 있음

❑ **입사지원서** 등에 기재된 내용이 **오기입**이나 **허위**임이 판명될 경우 또는 합격자 발표 후라도 채용신체검사 등 부적합한 사유가 있을 경우에는 **합격 및 임용을 취소**할 수 있음

※ **(유의사항) 입사 지원서, 자기소개서 작성시 근무형태(정규직, 계약직, 파견직, 인턴), 경력기간, 소속기관 등 정확하게 작성하지 않을 경우 불이익을 받을 수 있음**

❑ **소정양식으로 작성하지 않은 경우 및 제출서류가 미비할 경우에는 접수하지 아니**하며, 접수된 서류는 **「채용절차의 공정화에 관한 법률」**에 따라 처리함

- 제출된 서류는 「채용절차의 공정화에 관한 법률」제11조에 의거 채용여부확정일 이후 **14일이내 채용서류(전자서류제외)의 반환**을 청구할 수 있음
  - 청구방법 : 반환청구서를 우편·방문 방식으로 제출하거나 스캔본을 이메일로 제출(recruit@koiha.or.kr)
  - 반환방법 : 수취인 비용부담의 등기우편물 또는 직접 방문수령
  - 채용서류 반환 청구기간이 지난 경우 및 채용서류를 반환하지 아니한 경우 개인정보 보호법에 따라 채용서류를 파기함
- 최종합격자의 **임용포기, 임용결격사유 발생, 임용 후 3개월 이내 퇴직사유발생** 등으로 **결원** 발생을 대비하여 고득점자 순으로 예비후보자를 선발 및 채용할 수 있음
- **예비후보자**는 채용분야 인원이 **6명 이상**일 경우는 최종합격자 수의 **50%이내**로, **6명 미만**일 경우는 최종합격자 수의 **100% 이내**로 함
- 최종합격자의 임용시기는 우리원의 인력 상황에 따라 다를 수 있으며, 임용시기와 절차 등은 인사담당자가 개별 통지함. 또한, **최종합격자의 임용시기는 최대 12개월 이내 순차적**으로 할 수 있음

  ※ 채용합격자의 취득점수 순위로 임용 순서를 정함
- 지원서 접수결과 자격기준을 충족하는 지원인원이 모집인원과 동수이거나 미달하는 경우 해당 모집분야에 한하여 **연장공고를 실시** 할 수 있음
- 분야별 적격자가 없을 경우 해당분야의 채용절차를 진행하지 않을 수 있으며, **전형결과 적격자가 없는 경우 채용하지 않을 수 있음**
- 재직 중 영리업무 및 겸직이 금지되므로 현재 4대보험 가입자는 **근로시작일 전까지 직전근무지에서 반드시 퇴사처리가 완료**되어야 함
- 「부패방지 및 국민권익위원회의 설치와 운영에 관한 법률」 제82조에 따른 비위면직자 등의 취업제한 적용을 받는 자는 채용 결격사유에 해당함
- **채용 관련 인사청탁자, 비리연루자 및 부정합격자는** 부정청탁금지법 등 관련 법령 및 지침에 따라 **적발 즉시 합격 또는 임용이 취소됨**
- 우리원은 직원 채용과 관련한 **인사 청탁을 일체 받지 않으며**, 인사 청탁 시 불이익은 지원자에게 있음

- ❑ 우리원은 순환근무를 운영하고 있는 기관으로, 임용 후 기관의 상황에 따라 **채용분야와 다른 업무도 부여**할 수 있음
- ❑ 접수마감 시간에는 동시접속으로 인한 시스템장애 등으로 접수가 어려울 수 있으며, **최종제출완료** 건에 대하여만 평가를 진행할 예정임(작성중 또는 임시저장, 접수마감시간 이후 제출건은 평가대상에서 제외)
- ❑ 최종합격자는 발표 후 입사를 포기하는 경우, 반드시 **임용포기 서류**를 우리원으로 **제출**하여야 함
- ❑ 기타 자세한 사항은 인사담당자(☎02-2076-0691)로 문의(평일 09:00~12:00, 13:00~18:00)하시기 바랍니다.

직무기술서 : 인증 및 환자안전(연구직 6급(갑))

<table>
<tr><td rowspan="4">채용
분야</td><td rowspan="4" colspan="2">인증 및 환자안전
(연구직 6급(갑))</td><td>대분류</td><td rowspan="4">현재 NCS 분류체계 미개발 분야</td></tr>
<tr><td>중분류</td></tr>
<tr><td>소분류</td></tr>
<tr><td>세분류</td></tr>
<tr><td>기관
주요
사업</td><td colspan="4">의료기관평가인증원은 의료기관 인증제도 운영 및 환자안전법에 따라 환자안전사고보고학습시스템 운영 등을 통하여 의료기관의 환자안전과 의료의 질적 수준 향상을 촉진하여 국민들의 보건의료서비스에 대한 만족도를 증진함으로써 국민 건강의 유지·증진 기여</td></tr>
<tr><td rowspan="2">일반요건</td><td>연령</td><td colspan="3">무관</td></tr>
<tr><td>성별</td><td colspan="3">무관</td></tr>
<tr><td>직무내용</td><td colspan="4">□ (인증) 인증제도 운영을 위하여 대상자 확인, 조사시행 및 결과관리, 사후관리 및 평가분석, 인증(또는 평가)기준개발 및 기준의 이해 작성, 조사위원 교육 등 관리, 대상기관 관리
□ (환자안전) 환자안전사고 보고 자료 접수 및 관리, 환자안전사고 예방을 위한 매뉴얼 개발 및 교육, 환자안전 사고 통계분석, 환자안전위원회 및 전담자 관리</td></tr>
<tr><td>필요지식</td><td colspan="4">□ (인증) 의료법 등 보건의료 관련 법령, 국내외 의료기관 인증 및 평가제도에 대한 이해, 간호에 관한 지식, 보건의료행정에 대한 지식, 해부학, 조직학, 발생학 등 인체 조직의 구조와 기능에 대한 기초 지식, 의무기록 및 간호기록 등에 대한 이해력
□ (환자안전) 환자안전법·의료법 등 관련 법령, 보건의료 통계에 대한 분석 능력, 환자안전사고 예방을 위한 의료행위와 관련된 기본 지식, 의무기록 및 간호기록 등에 대한 판독능력, 연구용역 수행을 위한 편람 등 이해력</td></tr>
<tr><td>필요기술</td><td colspan="4">□ (인증) 사람에 대한 간호 기술, 이해관계자와의 의견조율 능력, 설득적 문서작성 능력, 거시적 환경변화 파악 능력, 평가결과 분석 능력
□ (환자안전) 문제해결 능력, 의료와 관련된 간호 기술, 분석통계프로그램 운영기술, 통계처리 및 자료분석 능력, 문서작성 능력, 의사소통 능력, 문서작성 및 요약 능력</td></tr>
<tr><td>직무
수행태도</td><td colspan="4">□ (공통) 예산처리의 투명성, 공무수행을 위한 정직성, 협력적인 태도, 협력업체에 대한 이해와 상호존중, 매뉴얼을 꼼꼼하게 확인하는 태도, 작업협력 및 배려하는 자세, 원활한 의사소통을 하려는 의지, 업무에 대한 책임감, 지속적인 자기관리 태도, 업무분야에 대한 적극적인 학습태도, 사업평가를 위한 객관적인 태도, 창의적인 사고 노력, 업무의 안내서 작성 및 연차별 시행계획서 작성의 습관화, 문제해결을 위한 적극적인 태도, 사회변화를 고려할 수 있는 넓은 시각, 업무처리에 대한 신속함, 맡은 업무에 대한 끈기, 회사에 대한 주인의식, 각종 법령정보 수집과 내용 확인의지, 업무 지시에 대한 수용적 의지, 다양한 정보 수집을 하려는 태도, 민원에 대해 적극적으로 경청하는 태도, 업무환경에 잘 적응할 수 있는 긍정적인 자세, 검토 자료의 논리적인 분석태도, 고객 지향적 태도, 상황판단력과 관찰력이 있는 자세, 경영목표에 대한 전략적 이해, 평가계획을 세밀하게 검토하는 정확성 유지, 다양한 모니터링 방법을 효과적으로 적용하려는 합리적 태도, 팀을 구성하려는 적극적 자세</td></tr>
<tr><td>관련
자격사항</td><td colspan="4">채용공고문 참고</td></tr>
<tr><td>직업
기초능력</td><td colspan="4">의사소통능력, 문제해결능력, 자원관리능력, 대인관계능력, 조직이해능력, 직업윤리, 수리능력, 위기관리</td></tr>
<tr><td>참고
사이트</td><td colspan="4">www.koiha.or.kr /www.ncs.go.kr /</td></tr>
</table>

6) 건강증진개발원

한 국 건 강 증 진 개 발 원
2022년 직원(일반직, 공무직) 채용 공고

『한국건강증진개발원』은 국민의 건강증진에 이바지하기 위하여 효율적이고 체계적인 정책개발 및 지원 사업을 수행하는 기관으로, 함께 근무할 유능한 인재를 채용하고자 하오니 많은 관심과 응모 바랍니다.

2022. 1.

한국건강증진개발원장

1 채용분야 및 지원자격

□ 채용분야 및 직무내용 *** 동일 채용공고 내 채용분야별 중복지원 불가**

고용형태	채용직급	채용분야	인원	직무내용
일반직	5급	건강증진사업일반	12명	건강증진사업 기획 및 운영 제반업무
		전산	1명	정보시스템 구축 및 운영 제반업무
		경영기획	1명	경영기획 및 평가 관련 제반업무
	6급	전산	2명	정보시스템 구축 및 운영 제반업무
		세무회계	1명	회계 및 세무 관련 제반업무
		인사행정	1명	인사관리 및 사무행정 관련 제반업무
공무직	가급	전산·정보화	1명	정보화사업 기획 및 운영, 정보시스템 운영 제반업무
	나급	안전	1명	기관 안전관리 제반업무
		회계	1명	회계 및 세무, 국제회계기준(IFRS) 관련 제반업무
		개인정보(전산)	1명	개인정보보호 관련 제반업무
		보건통계	1명	보건정책 및 보건경제 분야 정책연구 관련 통계분석 제반업무

* **지원 자격기준은 '임용자격기준'** 참조, 채용분야별 **직무 세부내용은 '직무기술서'** 참조

- 직무내용 등은 기관내부 사정에 따라 조정될 수 있음
- 임용자격기준 중 학위취득의 경우 해당 학위의 졸업예정자도 지원 가능함.
  단, 임용예정일 기준으로 학위를 취득(증명서 등 제출)해야 인정

□ 자격요건 및 우대사항

○ 공통자격요건 : 인사규정에 따른 채용결격사유에 해당되지 않는 자

한국건강증진개발원 인사규정 제14조(결격사유)

1. 피성년후견인 피한정후견인 및 만 15세 미만인 자(「초중등교육법」에 따른 중학교에 재학 중인 만 18세 미만자 포함)
2. 파산선고를 받고 복권되지 아니한 자
3. 금고 이상의 실형을 선고받고 그 집행이 종료되거나 집행을 받지 아니하기로 확정된 후 5년이 지나지 아니한 자
4. 금고 이상의 형을 선고받고 그 집행유예 기간이 끝난 날부터 2년이 지나지 아니한 자
5. 금고 이상의 형의 선고유예를 받은 경우에 그 선고유예 기간 중에 있는 자
6. 법원의 판결 또는 다른 법률에 따라 자격이 상실되거나 정지된 자
7. 징계에 의하여 파면된 자로서 그 징계처분을 받은 날부터 5년이 경과하지 아니한 자
8. 징계에 의하여 해임된 자로서 그 징계처분을 받은 날부터 3년이 경과하지 아니한 자
9. 직무수행에 부적합한 자
10. 부패방지 및 국민권익위원회 설치와 운영에 관한 법률 제82조 제1항의 비위면직자로서 제2항의 요건을 충족하지 못한 자
11. 공공기관 채용에서 부정행위로 합격취소 처분을 받은 날부터 5년이 경과하지 아니한 자
12. 재직기간 중 직무와 관련하여 「형법」 제355조 및 제356조에 규정된 죄를 범한자로서 300만원 이상의 벌금형을 선고받고 그 형이 확정된 후 2년이 지나지 아니한 자
13. 「성폭력범죄의 처벌 등에 관한 특례법」 제2조에 규정된 죄를 범한 사람으로서 100만원 이상의 벌금형을 선고받고 그 형이 확정된 후 3년이 지나지 아니한 사람
14. 미성년자에 대한 다음 각 목의 어느 하나에 해당하는 죄를 저질러 파면·해임되거나 형 또는 치료감호를 선고받아 그 형 또는 치료감호가 확정된 사람(집행유예를 선고받은 후 그 집행유예기간이 경과한 사람을 포함한다)
    가. 「성폭력범죄의 처벌 등에 관한 특례법」 에 따른 성폭력범죄
    나. 「아동·청소년의 성보호에 관한 법률」에 따른 아동·청소년대상 성범죄

○ 임용자격기준

직 급	분 야	자격 기준
5급	건강증진 사업일반 전산 경영기획	· 관련분야 학사학위 소지자 · 관련분야 전문학사학위를 취득한 후 채용분야에 2년 이상 재직한 자 · 위와 동등한 자격이 있다고 인정되는 자 ※ 석사학위 이상 소지자도 지원 가능
6급	전산 세무회계 인사행정	· 고등학교 졸업자 · 위와 동등한 자격이 있다고 인정되는 자 ※ 대학(전문대학포함) 재학(휴학포함) 및 졸업자는 응시 불가(단, 전문학사 이상 중퇴로 최종학력이 고졸 이하인 경우 응시 가능
가급	전산·정보화	· 관련 학사학위(전산 등)를 취득 후 7년 이상의 실무 경력이 있는 자
나급	안전	· 산업안전보건법 시행령 제17조에 따른 안전관리자에 해당하는 자*로써 관련 실무경력 3년 이상인 자 * 안전관리자 자격요건(요약) : 아래 중 1개 이상 해당자 (1) 산업안전지도사, 산업안전기사 및 산업기사, 건설안전기사 및 산업기사 자격 소지자 (2) 「고등교육법」에 따른 전문대학 이상의 학교에서 산업안전 분야의 학위 취득자
	회계	· 관련분야 석사학위 소지자 · 관련분야 학사학위를 취득한 후 채용분야에 3년 이상 재직한 자 · 채용분야에 5년 이상 재직하고, 관련분야 전문학사학위 소지자 · 위와 동등한 자격이 있다고 인정되는 자
	개인정보(전산)	· 관련 학사학위(정보보안, 전산 등)를 취득 후 5년 이상의 실무 경력이 있는 자
	보건통계	· 보건 또는 통계 관련 석사학위 소지자 · 보건 또는 통계 관련 학사학위 취득한 후 채용분야에 3년 이상 재직한 자 · 채용분야에 5년 이상 재직하고, 관련분야 전문학사학위 소지자

※ 상기 자격요건 해당 시 응시 가능하며 분야별 자격기준 증빙서류(졸업증명서, 자격증, 경력증명서 등) 제출 필수 단, 경력은 전일제 근무 경력기준으로 인정함(재직자의 경우 공고 마감일 기준까지 인정)

○ 우대사항

가. 특별가점

구분			내 용
공통가점			① 「국가유공자 등 예우 및 지원에 관한 법률」 및 「보훈보상대상자지원에 관한 법률」 등에 의한 '취업지원대상자' ② 「장애인복지법」제32조 상의 장애인 등록자 ③ 「국민기초생활 보장법」제2조 제1호 및 제2호에 따른 수급(권)자 본인 또는 대상 가구의 구성원 ④ 「지방대학 및 지역균형인재육성에 관한 법률」에 의한 지방대학의 학생 또는 지방대학을 졸업한 사람 * 대학까지의 최종학력(대학원 이상 제외)을 기준으로 서울.인천.경기 지역을 제외한 비수도권 지방학교 졸업(예정)자로 세부기준은 **'[별첨1] 비수도권 지역인재의 범위' 참조** ⑤ 「공공기관의 운영에 관한 법률」 제4조에 따른 공공기관 청년인턴 4개월 이상 근무자(단일경력에 한함, 합산불가) 또는 「한국건강증진개발원」 청년인턴 수료자(중도퇴사 없이 만료일까지 근무한 경우에 한함) ⑥ 「공기업·준정부기관의 경영에 관한 지침」 제19조에 따른 한국사능력검정시험 1급 자격 소지자 ⑦ 「경력단절여성등의 경제활동 촉진법」제2조제1호에 의한 경력단절여성인 자 중 가족돌봄 및 출산·육아의 사유로 6개월 이상 경제활동을 중단하였거나 경제활동을 한 적이 없는 여성으로 관련 증빙서류 제출이 가능한 자 ⑧ 「북한이탈주민의 보호 및 정착지원에 관한 법률」 제2조에 의한 북한이탈주민으로서 관련 증빙서류 제출이 가능한 자 ⑨ 「다문화가족 지원법」 제2조에 의한 다문화가족의 구성원 관련 증빙서류 제출이 가능한 자
직무숙련도 우대사항			⑩ 한국건강증진개발원 설립일('14.7.29.) 이후 6개월 이상 기간제 근무 경력자 * 6개월 이상 연속하여 근무한 경력기준(계약연장 및 보조원 경력자는 포함하되 청년인턴은 제외) ※ 6개월 이상 연속 근무기간에 한하여 합산 가능
직무기반가점	5급	건강증진 사업일반	⑪ 공무원 6급 이하 채용시험 가산대상 자격증 중 '보건' 및 '통계' 직렬 자격증 소지자 로 세부내용은 **'[별첨2] 직무관련 가산대상 자격증' 참조**
	가급	전산·정보화	⑫ 공기업·공공기관 등 공공부문 관련 경력 3년 이상 또는 관련자격증(정보관리기술사, 컴퓨터시스템응용기술사, ADP, CPPG, CISA) 중 1개 이상 보유자
	나급	안전	⑬ 산업안전지도사 또는 산업안전기사 자격 소지자
		회계	⑭ 공공기관에서 관련 경력 3년 이상 보유자
		개인정보(전산)	⑮ 공기업·공공기관 등 공공부문 관련 경력 3년 이상 또는 관련자격증(CPPG, CISA, CISSP) 중 1개 이상 보유자
		보건통계	⑯ 보건 또는 통계 관련분야 박사학위 소지자

나. 기본가점

구분	내 용
기본가점	⑰ 「청년고용촉진 특별법」 제2조 및 「청년고용촉진 특별법 시행령」 제2조에 따른 만15세부터 34세 이하인 자* * 공고문의 임용일 기준 만 34세 이하인 자(1987.4.19. 이후 출생자 해당)

대상 및 분야별 가점기준

가. 특별가점

대상	세부적용내용 (세부사항은 상기 우대사항 참조)	가점기준	입사 시 제출 증빙서류
① 취업지원 대상자	「국가유공자 등 예우 및 지원에 관한 법률」 및 「보훈보상대상자지원에 관한 법률」 등에 의한 '취업지원대상자'	전형단계별 만점의 5% 또는 10% 가산점 부여	취업지원대상자 증명서
	※ 「국가유공자 등 예우 및 지원에 관한 법률 제31조」 및 「취업지원 업무처리지침 제 41조의3」에 따름(채용분야별 채용인원이 3명이하인 경우 가점적용 불가)		
② 장애인	「장애인고용촉진 및 직업재활법 시행령」 제3조에 따른 장애인	전형단계별 만점의 5% 가산점 부여	장애인 증명서
③ 저소득층	「국민기초생활 보장법」 제2조 제1호 및 제2호에 따른 수급(권)자 본인 또는 대상 가구의 구성원	전형단계별 만점의 5% 가산점 부여	국민기초생활수급자 증명서, 주민등록등본
④ 비수도권 지역인재	「지방대학 및 지역균형인재육성에 관한 법률」에 의한 지방대학의 학생 또는 지방대학을 졸업한 사람 * 세부내용은 [별첨1] 참조	서류심사 만점의 3% 가산점 부여	대학까지의 최종학력 졸업증명서(대학원 이상 제외)
⑤ 청년인턴	「공공기관 운영에 관한 법률」 제4조에 따른 공공기관 청년인턴 4개월 이상 경험자 또는 한국건강증진개발원 청년인턴 수료자	서류심사 만점의 3% 가산점 부여	청년인턴 근무경력 증명서
⑥ 한국사능력 검정시험	한국사능력검정시험 1급 소지자	서류심사 만점의 3% 가산점 부여	한국사능력검정 1급 증명서
⑦ 경력단절 여성	「경력단절여성등의 경제활동 촉진법」 제2조제1호에 의한 경력단절여성	전형단계별 만점의 5% 부여	건강보험자격득실확인서(6개월 이상 경제활동 중단 및 없음을 증빙), 주민등록등본 또는 가족관계증명서(가족돌봄, 출산, 육아 증빙)
⑧ 북한이탈 주민	「북한이탈주민의 보호 및 정착지원에 관한 법률」 제2조에 의한 북한이탈주민	서류심사 만점의 3% 가산점 부여	북한이탈주민보호대상자 결정통지서 또는 북한이탈주민등록확인서, 가족관계증명서, 주민등록등본
⑨ 다문화 가정	「다문화가족 지원법」 제2조에 의한 다문화가족의 구성원	서류심사 만점의 3% 가산점 부여	국적취득증명서 또는 대한민국 여권 사본, 가족관계증명서

⑩ 직무숙련도 우대가점	한국건강증진개발원 기간제 근속 직원 (6개월 이상 근로자) * 6개월 이상 연속하여 근무한 경력기준 (계약연장 및 보조원 경력자 포함) * 6개월 이상 근무경력에 한하여 합산 가능	서류심사 만점의 가산점 부여 - 6개월 이상 3% - 12개월 이상 5%	한국건강증진개발원 경력증명서 또는 재직증명서
⑪ 건강증진 사업일반 * 직무기반 가점	공무원 6급 이하 가산대상 자격증 소지자(보건, 통계 직렬) **[별첨2] 참조**	서류심사 만점의 가산점 부여(3% 또는 5%)	해당 자격증 사본
⑫ 전산정보화 (가급) * 직무기반 가점	공기업·공공기관 등 공공부문 관련 경력 3년 이상 또는 관련자격증(정보관리기술사, 컴퓨터시스템응용기술사, ADP, CPPG, CISA) 중 1개 이상 보유자	서류심사 만점의 3% 가산점 부여	공공부문 근무경력 증명서 또는 해당 자격증 사본
⑬ 안전(나급) * 직무기반 가점	산업안전지도사 또는 산업안전기사 자격 소지자	서류심사 만점의 3% 가산점 부여	해당 자격증 사본
⑭ 회계(나급) * 직무기반 가점	공공기관 관련 경력 3년 이상 보유자	서류심사 만점의 3% 가산점 부여	해당 경력증명서 사본
⑮ 개인정보 (전산)(나급) * 직무기반 가점	공기업·공공기관 등 공공부문 관련 경력 3년 이상 또는 관련자격증(CPPG, CISA, CISSP) 중 1개 이상 보유자	서류심사 만점의 3% 가산점 부여	공공부문 근무경력 증명서 또는 해당 자격증 사본
⑯ 보건통계 (나급) * 직무기반 가점	보건 또는 통계 관련분야 박사학위 소지자	서류심사 만점의 3% 가산점 부여	관련 학위 취득증명서 (졸업증명서)

1) 특별가점 우대항목이 2개 이상 해당되는 경우, 가산비율이 높은 1개 항목만 적용 (증명서를 통해 확인된 사항만 인정)
2) 가산점 적용은 각 전형별 평가결과 만점의 40% 이상인 자에 한하여 적용함

나. 기본가점

대상	세부적용내용 (세부사항은 상기 우대사항 참조)	가점기준
⑰ 청년	「청년고용촉진 특별법」 제2조 및 「청년고용촉진 특별법 시행령」 제2조에 따른 만15세부터 34세 이하인 자* * 공고문의 임용일 기준 만 34세 이하인 자 (1987.4.19. 이후 출생자 해당)	전형단계별 만점의 5% 가산점 부여

1) 가산점 적용은 각 전형별 평가결과 만점의 40% 이상인 자에 한하여 적용함

※ 가점은 특별가점과 기본가점 합계로 취득점수에 반영하며, 합계는 만점의 15%를 초과할 수 없음
※ 입사지원 시 가점 기재사항에 대한 증빙서류 미제출 등 기재사항 증빙불가 시 가점적용 제외

2 근무조건

고용형태	· 정규직(일반직 및 공무직)
근무지역	· 한국건강증진개발원(서울시 광진구 소재)
보 수	· 한국건강증진개발원 내부 규정에 따름(개인별 경력 기준에 따라 상이) * 4대보험 가입 ※ 공공기관 경영공시(알리오)를 통해 관련규정 확인 가능
근무일수	· 주 5일(40시간) 근무 등 내부규정에 따름
임용기간	· 임용일 ~ 정년까지
수습기간	**【 일반직 5급 및 6급 】** · 임용일로부터 3개월 수습기간(보수는 100% 지급) · 수습기간 평가에 따라 최종 신분 결정(평가 세부사항은 내규에 따름) **【 공무직 가급 및 나급 】** · 해당사항 없음 ※ 인사규정 제13조의2제1항에 의거하여 수습기간을 운영하지 않음

3 전형절차 세부내용 및 추진일정

○ 전형절차 및 평가방법

구분	평가방법	평가항목	합격기준
(1차) 서류심사	· 교육, 자격 및 경력사항 평가 · 자기소개서, 경험소개서 평가	· 자격 및 교육사항 · 조직적합성 · 직무적합성	· 평균점수 60점 이상자 중 고득점 순으로 채용예정인원의 10배수 이내 (필수자격요건 해당자에 한함)
(2차) 필기시험	· 직업성격(인성)검사(적/부)	· 성취지향, 영향력, 조직적응, 관계지향, 변화지향, 통합지향, 자기조절, 자기확신	· 평균점수 40점 이상자 중 고득점 순으로 채용예정인원의 5배수 이내 (직업성격검사 적격자에 한함) ※ 평균점수 산출방법 - 건강증진사업일반 채용분야에 한하여 직업기초능력검사(50%) +직업역량검사(50%) - 그 외 분야 직업기초능력검사(100%)
	· NCS직업기초능력검사	· 의사소통능력, 문제해결능력, 자원관리능력, 직업윤리, 조직이해능력	
	· 직업역량검사 ※ '건강증진사업일반' 채용분야에 한하여 시행	· 관련법령(국민건강증진법, 지역보건법) · 국민건강증진종합계획 · 기관 사업내용(홈페이지 內)	
(3차) 면접심사	· 심사위원과의 질의 및 응답	· 지원 분야에 대한 자기개발능력, 전문지식 응용능력, 문제해결능력, 창의력	· 평균점수 70점 이상자 중 고득점 순으로 채용예정인원의 1배수 이내
(4차) 결격여부 심사	· 결격여부 심사 - 입사지원 시 기재사항과 증빙서류 원본 대조 - 비위면직여부조회 사전조회(공공기관 청렴포털)	· 채용예정자 지원 자격요건 충족 적부 판정	· 조회결과 결격여부 '해당없음'의 경우

※ 적격자가 없을 경우 채용 전형별 합격 배수보다 적게 선발될 수 있음

별첨2 직무관련 자격 소지자 가점내용

□ 「국가기술자격법」에 따른 자격증(보건 및 통계 직렬)

구분	기술사, 기능장, 기사	산업기사
가산대상 자격증	**(보건)** 산업위생관리, 대기관리, 대기환경, 수질관리, 수질환경, 소음진동, 폐기물처리, 식품, 식품가공, 방사선관리, 광해방지, 인간공학, 임상심리사 1·2급	**(보건)** 산업위생관리, 대기환경, 수질환경, 소음진동, 폐기물처리, 식품
	(통계) 사회조사분석사 1급	**(통계)** 사회조사분석사 2급
서류전형 가산비율	5%	3%

□ 그 밖의 법령에 따른 자격증(보건 및 통계 직렬)

구분	기술사, 기능장, 기사 상당	산업기사 상당
가산대상 자격증	의사, 한의사, 치과의사, 수의사, 약사, 한약사, 방사성동위원소취급자(특수, 일반), 방사선 취급감독자, 응급구조사 1급, 보건교육사 1급	임상병리사, 의무기록사, 방사선사, 간호사, 조산사, 물리치료사, 치과기공사, 치과위생사, 작업치료사, 위생사, 영양사, 응급구조사 2급, 보건교육사 2급
서류전형 가산비율	5%	3%

첨부 2 채용분야별 직무기술서

【직무기술서: 건강증진사업일반(일반직 5급)】

<table>
<tr><td rowspan="6">채용
분야</td><td rowspan="6">건강증진
사업_일반</td><td>대분류</td><td>중분류</td><td>소분류</td><td>세분류</td></tr>
<tr><td rowspan="5">06. 보건/의료</td><td rowspan="5">01. 보건</td><td rowspan="3">보건정책개발
(NCS 미개발분야)</td><td>보건정책개발</td></tr>
<tr><td>지역사회 정책 개발</td></tr>
<tr><td>지역사회 네트워크 연계</td></tr>
<tr><td rowspan="2">보건사업
(NCS 미개발분야)</td><td>보건 콘텐츠 개발</td></tr>
<tr><td>보건사업 관리</td></tr>
<tr><td colspan="2">기관
주요사업</td><td colspan="4">한국건강증진개발원은 건강한 삶에 대한 국민적·사회적 여망에 부응하고자 국민건강증진법에 의해 설립된 공공기관으로, 국민건강증진기금의 효율적인 운영과 국민건강증진사업의 원활한 추진으로 국민의 건강증진에 기여함
□ 국민건강증진 정책수립을 위한 자료개발 및 정책분석
□ 국민건강증진종합계획 수립의 지원, 국민건강증진정책심의위원회의 운영지원
□ 국민건강증진기금의 관리·운용의 지원 업무
□ 국민건강증진법 제25조제1항제1호부터 제9호까지의 사업에 관한 업무
- 금연교육 및 광고, 흡연피해예방 및 흡연피해자 지원 등 국민건강관리사업, 건강생활의 지원사업, 보건교육 및 그 자료의 개발, 보건통계의 작성·보급과 보건의료관련 조사·연구 및 개발에 관한 사업, 질병의 예방·검진·관리 및 암의 치료를 위한 사업, 국민영양관리사업, 구강건강관리사업, 시도지사 및 시군구청장이 행하는 건강증진사업, 공공보건의료 및 건강증진을 위한 시설장비의 확충
□ 국민건강증진사업의 관리, 기술지원 및 평가
□ 지역보건의료계획에 관한 기술지원
□ 그 밖에 국민건강증진 관한 업무</td></tr>
<tr><td colspan="2">직무
내용</td><td colspan="4">□ (사업기획) 건강증진정책 및 사업 관련 현황을 파악하고, 분석하여 새로운 사업 기획
□ (사업전략·매체개발) 건강증진사업 전략 수립 및 콘텐츠·매체 개발
□ (사업홍보 및 의사소통) 홍보 전략 수립·홍보, 의사소통 전략 수립 및 시행
□ (사업 수행 및 관리) 건강증진사업 실행, 관리, 운영관리
□ (사업 평가) 평가방법 선정, 지표개발, 평가, 환류 실시
□ (정책 개발·지원) 지자체 혹은 중앙정부 차원의 보건정책 개발·지원, 통계분석 및 보고서 작성</td></tr>
<tr><td colspan="2">능력
단위</td><td colspan="4">□ (보건정책개발) 01. 보건정책 개발·지원, 02. 보건통계 개발 및 분석
□ (보건사업 기획) 01. 보건사업 환경 분석, 02. 보건사업 목표설정, 03. 보건사업 운영계획 수립
□ (보건콘텐츠 개발) 01. 콘텐츠 요구조사, 02. 콘텐츠 개발전략 수립, 03. 콘텐츠 내용 개발, 04. 콘텐츠 평가 및 보완
□ (보건사업 관리) 01. 보건사업 운영, 02. 보건사업 평가, 03. 보건사업 행정
□ (지역사회 정책 개발) 01 지역사회 분석 02 지역사회 전략기획 개발
□ (지역사회 네트워크 연계) 01 지역사회 네트워크 분석 02 자원 연계 계획 수립</td></tr>
<tr><td colspan="2">필요
지식</td><td colspan="4">□ (보건정책개발) 국민건강증진에 관한 법률, 국내·외 보건관련 기관에 대한 이해, 보건행정에 대한 지식, 보건정책 현황 및 평가에 대한 지식, 건강증진의 이론과 접근방법, 보건정책평가에 대한 지식, 보건조사방법론, 보건정책론, 연구 수혜자에 대한 특성, 보건지수·지표에 대한 개념 및 분석방법, 보건분야 빅데이터에 대한 이해, 연구결과 분석 및 해석방법, 보건연구주제 및 문제 선정에 대한 지식, 국내외 연구동향
□ (보건사업 기획) 사업수혜자의 특성 이해, 보건사업의 구조에 대한 개념, 지역사회에 대한 이해, 사업 효과분석에 대한 지식, 조직의 비전 및 전략, 국가 주요 사업계획, 보건사업 관련 법률, 사업 예산범위에 대한 지식, 인적자원관리
□ (보건콘텐츠 개발) 요구조사의 방법 및 필요성, 콘텐츠 수요자에 대한 지식, 트렌드 조사에 대한 지식, 개발을 위한 예산 및 자원에 대한 지식, 개발 예산범위에 대한 지식, 콘텐츠 평가 계획 수립 방법,</td></tr>
</table>

	콘텐츠 적용 가능한 보건관련 지식, 콘텐츠 수요자 특성분석, 보건자료 수집방법 □ **(보건사업 관리)** 현장에 대한 지식, 예산의 집행, 업무 흐름도에 대한 지식, 우수사례 정보 공유방법, 사업평가를 위한 항목 구성, 보건사업 성과측정 지표 개발 방법, 데이터 수집 및 분석 방법, 조사 설문지 작성방법, 평가의 목적 및 원칙, 자료정리 분류, 업무용 소프트웨어의 특성, 보고서 작성 지침, 문서관리 규정, 사무기기 활용능력, 경비처리 지침 □ **(지역사회 정책 개발)** 지역사회 현안 및 동향에 대한 지식, 지역사회 특성에 대한 이해, 지역사회 현안에 대한 이해, 조사결과 분석에 대한 지식, 국내외 연구동향 □ **(지역사회 네트워크 연계)** 네트워크 이론, 보건복지 관련 정책동향에 대한 지식, 중앙정부, 지방자치단체의 보건·복지 관련 계획에 대한 지식, 통계자료 분석 지식
필요 기술	□ **(보건정책개발)** 정책 동향 수집 및 분석 능력, 지역사회 특성 분석능력, 보건정책 주요 이슈 파악 능력, 연구 회의체 운영능력, 통계분석능력, 보고서 작성능력, 이해관계자와의 의견조율 능력, 설득적 문서작성 능력, 설문지 개발 능력, 보건지수·지표개발 능력, 기술·추론통계 능력, 통계자료 해석능력, 연구 또는 사업결과를 외부에 효과적으로 전달하는 능력, 통계패키지(SAS, SPSS 등) 활용 기술 □ **(보건사업 기획)** 사업 효과성 분석 기술, 환경 분석기법 활용능력(SWOT, 5 force), 수혜자의 요구를 파악할 수 있는 능력, 국내외 보건사업 파악 능력, 거시환경 변화 파악능력, 보건 사업 트렌드의 변화 파악 능력, 사업타당성 분석 능력, 핵심 업무 선정능력, 과거 실적 추이 data 분석 능력, 효과적인 자원분배 기술, 기획서 항목 구성 능력, 프로젝트 범위관리 능력, 예산수립 능력 □ **(보건콘텐츠 개발)** 요구조사 도구개발 및 수행 능력, 요구 우선순위 결정, 정보관리능력, 자문위원 회의체 운영 능력, 콘텐츠 수요 파악 능력, 수요자 만족을 위한 콘텐츠 선별 능력, 효과적인 콘텐츠 홍보능력, 콘텐츠 효용성 분석 기술, 콘텐츠 수요자 분석 능력, 물적·인적자원 확보 능력, 의사소통 및 협업능력, 인적자원 관리 능력, 타 사업과의 연계모델 검토 능력, 수요자에게 적합한 콘텐츠 구성 능력, 개선·보완점 도출능력, 스토리보드 검수 능력, 콘텐츠 평가지표 개발 능력 □ **(보건사업 관리)** 운영 리스크 관리 능력, 운영인력관리능력, 문제해결능력, 협력적 이해관계자와의 의사소통능력, 정책수립 시 활용할 수 있는 근거마련 능력, 자문단 구성 및 운영 능력, 평가에 대한 통계분석 능력, 평가 계획서 및 보고서 작성 능력, 데이터 분석 능력, 평가 자료 수집 능력, 수요자 추가 요구사항 분석능력, 의사표현 능력, 문서편집능력, 회의체 운영능력, 경비내역 분석능력 □ **(지역사회 정책 개발)** 정책동향 수집 및 분석 능력, 지역사회 특성 분석 능력, 협상 및 조정능력, 조사결과 분석 능력, 통계자료 해석 능력, 보고서 작성 기술 □ **(지역사회 네트워크 연계)** 지역사회 주요 이슈 파악 능력, 지역사회 자원파악 능력, 보건관련 계획과 복지 영역의 관련성 연결 능력, 지역사회 자원 조직화 능력, 이해관계자와의 의견조율 능력
직무수행 태도	□ **(공통)** 협력적인 태도, 원활한 의사소통을 하려는 의지, 업무에 대한 책임감, 업무분야에 대한 적극적인 학습태도, 사업평가를 위한 객관적인 태도, 창의적인 사고 노력, 문제해결을 위한 적극적인 태도, 사회 변화를 고려할 수 있는 넓은 시각, 업무처리에 대한 신속함, 맡은 업무에 대한 끈기, 각종 법령정보 수집과 내용 확인의지, 다양한 정보 수집을 하려는 태도, 검토 자료의 논리적인 분석태도, 상황 판단력과 관찰력이 있는 자세
자격 기준	공고문의 자격 및 임용자격기준 참고
직업 기초능력	의사소통능력, 문제해결능력, 자원관리능력, 조직이해능력, 직업윤리, 대인관계능력
참고 사이트	www.ncs.go.kr / www.khealth.or.kr

※ 본 직무수행 내용은 한국건강증진개발원 직무를 반영하여 NCS에서 제시한 내용을 일부 수정함

※ 관련 능력단위의 세부 지식, 기술, 태도를 참고

7) 간호 전문사관(간호장교)

2021년 후반기 장교 전문사관 모집선발 계획

2021년 후반기 장교 전문사관 모집선발 계획을 다음과 같이 공고합니다.

2021년 8월 6일

육 군 참 모 총 장

1 일 반 계 획

가. 모집인원 : 000명(여성 00명)

단위 : 명, ( ) : 여성

구 분	5급공채	통 역	재 정	군 악	법무행정
인 원	00	00 (00)	00 (00)	00 (00)	00

구 분	전 산	변 리	의 정		간 호
			약 제	물리치료	
인 원	00 (00)	00	00 (00)	00 (00)	00 (00)

나. 모집선발 일정

구 분		일 자	비 고
지원서 접수		8. 9.(월) ~ 8. 30.(월)	인터넷 지원
1차 평가	전공평가	· 군악 : 9. 7.(화) · 법무행정 : 9. 6.(월) · 변리 : 9. 6.(월) · 통역 : 9. 11.(토)	세부일정은 알림톡 개별 통보 (장소 및 시간 등)
	합격자 발표	9. 30.(목)	
1차 합격자 서류접수		10. 4.(월) ~ 10. 18.(월)	등기우편 접수
2차 평가	신원조사	10. 4.(월) ~ 10. 13.(수)	온라인 접수
	신체/인성검사	10. 5.(화) ~ 7.(목)	국군대전병원(대전)
	면접평가	11. 22.(월) ~ 26.(금)	인재선발센터(계룡)
최종합격자 발표		12. 23.(목)	

다. 평가요소 및 배점

단위 : 점

구 분	계	1차 평가						2차 평가	
		소계	전공 평가	대학 성적	자격증	학 력	경 력	면 접	기 타
5급 공채	–	서류전형으로 자격요건 충족여부 평가						미실시	합 · 불 (신체검사, 인성검사)
통역 · 교수	100	50	50	·	·	·	·	50	
재 정	100		·	5	·	5	40		
법무행정	100		30	10	·	·	10		
변 리	100		30	·	·	·	20		
군 악	100		40	5	·	5	·		
전 산	100		·	10	15	10	15		
의 정	100		·	15	·	5	30		
간 호	100		·	15	2	3	30		

라. 지원자격

[붙임#1]

1) 군인사법 제10조(결격사유 등)에 해당되지 않는 자

2) 연령 : 임관일 기준('22. 6. 1.) 만 20세 이상 27세 이하인 자

- 법무행정 : '22. 8. 1. 기준
- 만 29세까지 지원가능자 : 박사수료자, 공인회계사협회 등록자, 5급 공채 합격자, 약사 · 외국변호사 자격증 소지자
- 군필자 : 「제대군인지원에 관한 법률 시행령」 에 의거 응시연령 상한

> ① 2년 이상의 복무기간을 마치고 전역한 제대군인 : 3세 → 만 30세
> ② 1년 이상 2년 미만의 복무기간을 마치고 전역한 제대군인 : 2세 → 만 29세
> ③ 1년 미만의 복무기간을 마치고 전역한 제대군인 : 1세 → 만 28세

3) 학력 : 학사학위취득(예정)자, 이와 동등이상의 학력이 있다고 인정된 자

마. 단기복무장려금 지급

[붙임#2]

1) 대상 : 학사학위 취득 예정자로서 대학교 재학중인 자(기준일 : '22. 2. 28.)

2) 지급금액 : 400만원(일시불)

바. 의무복무기간 : 임관일로부터 3년 ('22. 6. 1. ~ '25. 5. 31.)

* 법부행정 : '22. 8. 1. ~ '25. 7. 30.

2 세 부 계 획

<table>
<tr><th colspan="3">구 분</th><th>일 정</th><th>비 고</th></tr>
<tr><td colspan="3">모집 공고</td><td>8. 6.(금)</td><td>· 인터넷 육군모집 홈페이지</td></tr>
<tr><td colspan="3">인터넷 지원 접수</td><td>8. 9.(월)
~ 8. 30.(월)</td><td>· 5급 공채 지원자만 합격증 등기우편 제출
· 기타 분야 지원자는 제출서류 없음</td></tr>
<tr><td rowspan="5">1차 평가</td><td rowspan="4">전공 평가</td><td>군 악</td><td>9. 7.(화)</td><td>· 동영상 평가로 진행
· 소인등록기준 9. 2.(목)까지 등기우편 접수</td></tr>
<tr><td>법무행정</td><td>9. 6.(월)</td><td>· 장소 : 인재선발센터(충남 계룡시)</td></tr>
<tr><td>변 리</td><td>9. 6.(월)</td><td>· 장소 : 육군 분석평가단(충남 계룡시)</td></tr>
<tr><td>통 역</td><td>9. 11.(토)</td><td>· 장소 : 육군사관학교(서울 노원구)</td></tr>
<tr><td colspan="2">합격자 발표</td><td>9. 30.(목)</td><td>· 「육군모집」 홈페이지 공지, 개별 통보</td></tr>
<tr><td colspan="3">1차 평가 합격자
서류접수</td><td>10. 4.(월)
~ 10. 18.(월)</td><td>· 제출서류는 [붙임#4] 참조</td></tr>
<tr><td rowspan="3">2차 평가</td><td colspan="2">신원조사</td><td>10. 4.(월)
~ 10. 13.(수)</td><td>· 온라인 접수, 서류제출 없음</td></tr>
<tr><td colspan="2">신체검사
/ 인성검사</td><td>10. 5.(화)
~ 10. 7.(목)</td><td rowspan="2">· 세부일정은 1차 합격자 발표 시 공지
· 신체/인성검사 : 국군대전병원(대전 유성구)
· 면접평가 : 인재선발센터(계룡시)</td></tr>
<tr><td colspan="2">면접평가</td><td>11. 22.(월)
~ 11. 26.(금)</td></tr>
<tr><td colspan="3">최종 합격자 발표</td><td>12. 23.(목)</td><td>· 육군모집 홈페이지 공지, 개별 통보</td></tr>
<tr><td colspan="2" rowspan="2">양성교육</td><td>법무행정</td><td>'22. 5월 ~ 7월</td><td>· 임관일 : '22. 8. 1.</td></tr>
<tr><td>기 타</td><td>'22. 4월 ~ 5월</td><td>· 임관일 : '22. 6. 1.</td></tr>
</table>

* 선발일정은 조정될 수 있으며, 조정 시 「육군모집」 홈페이지에 공지

3 지원절차 / 평가방법

가. 지원서 작성

1) 인터넷 육군모집 홈페이지(www.goarmy.mil.kr) 접속, 지원서 작성
2) 마지막 단계인 **"설문서 작성"**까지 마쳐야 접수처리가 완료됩니다.
   * 진행절차 : 개인정보 제공 동의서 → 개인정보 입력 → 인적사항 입력 → 자격/면허 입력 → 리더십 입력 → 병역사항 입력 → 설문서 작성
3) "지원서 작성방법 안내" 첨부파일을 참고하여 정확히 기재
4) 지원서 작성 후 별도의 제출서류 없음
   *** 단, 5급 공채는 자격증(합격증빙서류)을 등기우편으로 제출해야 합니다.**

나. 1차 평가 : 전공평가, 서류전형

1) 모집과정별 전공평가, 대학성적, 학력, 경력, 자격증으로 서류전형 평가
2) 전공평가는 통역 · 군악 · 법무행정 · 변리 과정만 실시
   * 군악은 동영상 평가로 진행, 자료 소인등록일자 기준 9. 2.(목)까지 등기우편 제출
3) 세부 평가내용과 배점은 [붙임#3] 참조

다. 2차 평가 : 신체검사, 인성검사, 면접평가, 신원조사

1) 1차 평가 합격자는 지원서류를 등기우편으로 제출
   * 지원서류는 [붙임#4] 참조, 등기우편 제출주소는 [붙임#10] 활용
2) AI면접
   가) 준비사항

· PC용 카메라, 마이크	· 윈도우 7 이상(Mac OS 불가)
· 크롬 인터넷 브라우저	· 유선 인터넷 환경 권장

   나) 지정된 기간 내 AI면접 웹사이트 접속 후 안내에 따라 진행(개별 안내)
   다) 면접기회는 1회만 부여하며, 결과는 면접평가 간 참고자료로 활용
   라) AI면접을 미실시할 경우 평가에 영향을 미칠 수 있음.
3) 신체검사
   가) 신체검사 기준은 육군모집 홈페이지의 "선발신체검사기준표" 참조
      * 메인메뉴 → 다운로드 → 평가관련자료 → 신체검사기준표 게시판
   나) 합격기준

◦ 질병과 심신장애에 의한 신체등위 합격기준 : 1, 2, 3급	
◦ 신장과 체중에 의한 신체등위(BMI) 합격기준 : 1, 2급 * 신체등위(BMI) 3급은 심의를 통해 합격 · 불합격 결정	[붙임#9]

   다) 재검 대상자는 군 병원이 지정한 일자에 재검을 실시, 재검기회는 1회만 부여
   라) 신체검사 불참자, 재검 미실시자, 재검실시 결과 불합격자는 불합격 처리

4) 인성검사 : 신체검사 간 실시하며, 인성검사 결과는 면접평가 시 활용

5) 면접평가 : 3개 면접장으로 구분하여 진행

구분	1면접장		2면접장	3면접장
	외적자세	품성평가	내적 역량	
내용	· 신체균형 · 발성/발음	· 인성 · 지원동기 · 사명감 · 예절/태도	· 국가관 · 리더십 · 안보관 · 상황판단 · 사회성	· AI면접 · PI검사 · 인성검사 결과확인
공통	표현력, 논리성, 이해력, 판단력			

* 5급공채 과정은 면접평가 미실시

6) 신원조사

가) 「군인사법」 제10조 2항의 "장교 임용 결격사유"에 대해 확인

나) 군사안보지원사령부 홈페이지(www.dssc.mil.kr)에서 온라인 접수/제출 [붙임#7]

라. 최종 합격자 선발

1) 합격자 발표 : 12. 23.(목) / 인터넷 육군모집 홈페이지 공지, 개별 통보

2) 양성교육 입교 전까지 합격자에게 형사(징계)처벌 등 결격사유가 발생하거나 자진포기자 발생 시 예비합격자로 대체

4 기 타 사 항

가. 평가 결과는 공개하지 않으며, 제출된 서류는 반환되지 않습니다.

나. 지원서 작성내용과 제출서류가 허위로 판명되거나 제출서류가 미비된 경우 선발에서 제외하며, 선발된 후에도 결격사유 또는 제출서류에 허위 사실이 발견될 경우 합격이 취소됩니다.

다. 전공평가, 신체검사, 면접평가 시 수험표와 신분증(주민등록증, 운전면허증, 여권만 인정)을 반드시 지참하기 바랍니다. 신분증을 지참하지 않으면 응시가 불가합니다.

라. 학사학위 취득예정자 및 면허 · 자격 취득예정자는 '22. 3. 21.(월)까지 취득한 졸업증명서, 면허 · 자격증을 제출해야 합니다.

* 제출일자는 조정될 수 있으며 최종합격자 공고를 확인하기 바랍니다.

모집과정별 지원자격

1. 세부 지원자격

<table>
<tr><th>과 정</th><th>내 용</th></tr>
<tr><td>5급공채</td><td>· 5급 공개경쟁 채용시험(행정, 기술, 외교, 입법, 법원행정) 합격자</td></tr>
<tr><td>법무행정</td><td>· 학사학위 이상 취득(예정)자로서 외국 변호사 자격 취득(예정)자</td></tr>
<tr><td>변 리</td><td>· 학사학위 이상 취득(예정)자로서 변리사 자격증 취득(예정)자 또는 2차 시험 합격자</td></tr>
<tr><td>재 정</td><td>· 학사학위 이상 취득(예정)자로서
- 한국공인회계사(KICPA) 자격증 소지자 또는 2차 시험 합격자
- 미국공인회계사(AICPA) 자격증 소지자 또는 합격증 교부 예정자
· 5급 공개경쟁채용시험(행정, 입법) 재경직류 합격자</td></tr>
<tr><td>통 역</td><td>· 학사학위 이상 취득(예정)자로서 아래의 영어 어학능력 시험성적이 있는 자
<table>
<tr><th colspan="2">지필평가</th><th colspan="2">말하기평가</th></tr>
<tr><td rowspan="2">TOEIC</td><td rowspan="2">950점 이상</td><td>TEPS-S</td><td>81점 이상</td></tr>
<tr><td>TOEIC-S</td><td>180점 이상</td></tr>
<tr><td rowspan="2">TEPS</td><td rowspan="2">526점 이상</td><td>OPIc</td><td>IH 이상</td></tr>
<tr><td>G-TELP</td><td>Level2, 96이상</td></tr>
<tr><td>TOEFL</td><td>iBT 114점 이상</td><td>FLEX</td><td>227 이상</td></tr>
</table>
* 어학성적 유효기간 : '19. 10. 1. ~ '21. 9. 30.
* 지필평가 성적증명서(원본) 1부, 말하기평가 성적증명서(원본) 1부 제출</td></tr>
<tr><td>군 악</td><td>· 음악대학/예술대학 학사학위 이상 취득(예정)자로서 관현악, 타악, 성악, 국악, 지휘, 피아노, 작곡, 실용음악 등 전공자</td></tr>
<tr><td>의 정</td><td>· 약제 : 약사 면허 취득(예정)자
· 병원행정사 : 병원행정사 또는 보건의료정보관리사 자격증 취득(예정)자
· 물리치료사 : 물리치료 관련 전공 3년제 전문학사학위 이상 취득(예정)자로 물리치료사 면허증 취득(예정)자</td></tr>
<tr><td>간 호</td><td>· 학사학위 이상 취득(예정)자로서 간호사 면허 취득(예정)자</td></tr>
<tr><td>전 산</td><td>· 전산학을 전공한 석사학위 이상 취득(예정)자
· 전산 관련학을 전공한 학사학위 취득(예정)자로서 아래 1개 분야 이상 해당자
<table>
<tr><th>기술사</th><th>기 사</th><th>국제공인자격증</th></tr>
<tr><td>· 컴퓨터시스템 응용기술사
· 정보관리기술사</td><td>· 정보처리기사
· 전자계산기 조직응용기사
· 고등학교 이상 전국대회 입상자</td><td>· CCNA-CCNP-CCIE(동일계열)
· MCSA-MCDBA-MCSE(동일계열)
· OCA-OCP-OCM(동일계열)
· LPIC · SCJP(OCJP)
· CISSP · CISA</td></tr>
</table></td></tr>
</table>

2. 지원 가능 연령

가. 임관일('22. 6. 1.) 기준 만 20~27세이나 다음의 경우 연령을 상한 적용

* 법무행정 임관일 : '22. 8. 1.

나. 만 29세까지 가능자

- 박사학위 수료자, 5급 공채 · 법무행정 지원자 중 유자격자
- (재정) 공인회계사협회 등록증 소지자, (변리) 6개월 이상 실무 수습한 자

1차 평가 합격자 제출서류

1. 제출서류 : 10. 4.(월) ~ 10. 18.(월)

가. 공 통

구 분	내 용
지원서	· 지원서 출력 후 증명사진 부착 · 증명사진은 6개월 내 촬영, 출력된 인쇄물은 미인정
개인정보 제공 동의서	· 지원서 출력 시 함께 출력되며, 본인 자필 서명
개인정보 제공 동의서 (복수국적 확인용)	· [붙임#5] 출력하여 본인 자필 서명
자기소개서(4부)	· [붙임#6] 양식 참조하여 워드작성 후 4부 출력/복사 · 본인 자필 서명

나. 학 위

구 분	내 용
고등학교 생활기록부	· 검정고시자 - 검정고시 합격증명서(원본) 제출 - 중·자퇴 전 학교 생활기록부(원본) 추가 제출 · 국외 고등학교 졸업자 - 고등학교 성적표(원본) 제출 - 번역본, 국내 중학교 생활기록부(원본) 추가 제출
대학교 성적증명서	· 국내대학 졸업(예정)자 - 전체 학기의 평점, 백분율 점수가 기재된 성적표(원본) 제출 - 졸업예정자는 이수한 학기까지의 성적이 기재 · 국외대학 졸업(예정)자 - 성적 산출기준(평균평점, GPA, A+~F 등)이 기재된 성적표 (원본) 제출 - 졸업예정자는 이수한 학기까지의 성적이 기재 - 아포스티유(원본), 번역본 추가 제출
학위취득 증명서	· 국내대학 졸업(예정)자 - 졸업자 : 학위가 기재된 졸업증명서(원본) 제출 - 졸업예정자 : 졸업예정증명서(원본) 제출 · 국외대학 졸업(예정)자 - 졸업자 : 학위기(사본), 아포스티유/주재국 영사확인(원본) 제출 - 졸업예정자 : 대학교 성적증명서로 대체 · 석사 학위자, 박사 수료자 - 관련 증명서(원본) 제출 - 국외대학일 경우 아포스티유/주재국 영사확인(원본) 제출
학위조회동의서 (2종)	· 대상 : 국외대학 졸업(예정)자 · [붙임#8] 학위조회동의서(2종)를 자필 작성하여 제출

다. 면허/자격증

구 분	내 용
5급공채	· 5급 공개경쟁채용시험 합격증(사본)
재 정	· 한 · 미 공인회계사 자격증(사본) * 협회등록자인 경우 공인회계사협회 등록증(사본) 추가 제출 * 5급공채인 경우 5급 공개경쟁채용시험 합격증(사본)
법무행정	· 외국 변호사 자격증(사본)
변 리	· 변리사 자격증(사본)
전 산	· 전산 관련 자격증(사본)
의정(약제)	· 약사 면허증(사본)
의정(물리치료)	· 물리치료사 자격증(사본)
간 호	· 간호사 면허증(사본)
통 역	① 지필평가 영어성적표(원본) 1부 ② 말하기평가 영어성적표(원본) 1부

* 취득예정자는 2차합격, 응시 수험표, 합격증명서 등 증빙이 가능한 문서(원본) 제출

라. 경력사항

1) 대상 : 5급 공채, 재정, 법무행정, 변리, 전산, 의정, 간호
2) 관련 면허/자격 취득 이후 재직증명서(원본) 1부 제출

2. 제출방법 : 우체국 등기우편 / 주소는 [붙임#10] **참조**

3. 모든 원본 제출서류는 발급 유효기간, 인증번호, 바코드 등을 통해 발급기관의 인증이나 문서의 진위여부 확인이 가능해야 하며, 제출된 서류는 반환되지 않습니다.

* 발급일자 초과에 따라 조회가 안되는 경우가 발생하지 않도록 주의

4. 코로나 상황으로 국외학위 관련 서류(아포스티유/주재국 영사확인, 대학성적표, 학위기)**의 발급/제출이 불가할 경우 사본 제출 후 최종합격 시 안내에 따라 원본을 제출하기 바랍니다.**

8) 법무간호사

▶ [법무법인YK] 의료소송 간호사 채용

모집 상세 내역

모집부문

모집부문	담당업무	자격요건 및 우대사항	인원
간호사 (경력)	· 의료사고 상담을 통한 소송 쟁점 확인 (방문상담, 전화상담) · 의무기록 검토 및 분석자료 작성 · 의뢰인 관리 업무 등	· 임상 경력 2년 이상 (우대사항) · 법률사무소 경력 · 즉시 출근 가능자	1명

복리 후생

법정복리후생
주 5일 운영, 퇴직연금, 4대보험가입

급여제도
기본급여, 인센티브제

식사관련
중식제공

명절
명절선물,귀향비

휴일/휴가
연차제도

회사행사
하계 및 동계워크샵(회사전액부담)

사무실 환경
회의실(PT가능),공기청정기, 무선인터넷
냉장고, 전자레인지

회사분위기
인재육성중시, 회식/야근 강요없음

2. 합격 자기소개서

1) 가톨릭대학교 서울성모병원

▶ #1. 성장과정 (900byte)

【가족들의 지지를 통한 자기효능감 향상】

저는 부모님과 언니들의 사랑을 받으며 화목한 가정환경에서 자랐습니다. 어렸을 적부터 부모님의 맞벌이로 언니들과 보내는 시간이 많아 자매애가 두텁습니다. 그래서 회장 선거 출마, 시험공부, 아르바이트, 인간관계 등의 고민이 생기면 언니들과 공유하였습니다. 언니들은 그럴 때마다 귀찮아하지 않고 마치 자기 일인 것처럼 고민을 들어주었고 현실적인 조언과 함께 "너 정도면 충분히 잘할 수 있어!", "네가 못하면 누구든 할 수 없을 거야" 등의 할 수 있다는 격려를 해주었습니다. 이러한 격려를 통해 회장 선거에 출마하고, 해보고 싶던 아르바이트를 하는 등 다양한 일에 자신감 있게 도전하게 되었습니다. 이렇게 도전한 일들이 성공을 거두는 경험들이 누적되다 보니 무슨 일이든 해낼 수 있다는 자기효능감이 향상되어 예상치 못한 상황이 와도 '잘 될 거야', '난 잘할 수 있어' 같은 말들을 되뇌며 자신감을 가지고 긍정적으로 생각하는 사람이 되었습니다.

▶ #2. 성격 및 특기사항 (900byte)

【높은 회복 탄력성】

저는 어떤 상황에서도 항상 긍정적으로 생각하는 성격을 지니고 있습니다. 3년 이상 주말 아르바이트를 꾸준히 하면서도 남들보다 공부 시간이 부족하니까 더 열심히 해야 한다는 생각으로 공부하여 매 학기 성적장학금을 받았습니다. 또한, 아르바이트하면서 짜증을 내는 손님이 있을 때도 '오늘 힘든 일이 있으셨구나'하는 마음으로 받아들입니다. 이러한 높은 회복 탄력성으로 어떤 상황이든 유연하게 적응할 수 있습니다.

【고민상담 하기】

어렸을 때부터 사람들과 대화하는 것을 좋아하여 고민 상담을 많이 해주었습니다. 그래서 친구들로부터 '너한테는 거리낌 없이 고민을 털어놓을 수 있어', '말하면 마음이 편안해진다'라는 말들을 들었습니다. 고민 상담하는 특기를 살려 고등학생 때 또래 상담반으로 활동했었습니다. 이러한 경험을 통해 대화 속에서 많은 배려가 필요하다는 것을 깨달았습니다. 해당 특기는 환자들과의 라포형성과 동료와의 협력에 많은 도움이 될 것으로 생각합니다.

▶ #3. 생활신조 (900byte)

【변화를 두려워하지 말고 도전하자】

어떤 경험이든 해가 되는 경험은 없고 항상 얻는 것이 있다고 생각합니다. 가족들의 지지를 통해 다양한 일들에 도전해봄으로써 겪게 된 경험 속에서 항상 깨달은 것이 있었습니다. 지금은 별 도움이 안 되는 경험이었다고 생각할지라도 언젠가는 도움이 된다고 생각합니다. 대학생 때 경험한 것 중 가장 의미 있던 일은 초등학교 보건실에서 봉사한 경험입니다. 보건실에서 봉사하면서 간단한 외상 처치도 시행해 보고, 아이들을 직접 사정해보았습니다. 해당 경험으로 인류애를 느끼고, 아이들의 시선으로 의사소통하는 방법과 상처 부위별로 드레싱 하는 방법에 대해 배울 수 있어서 유익했습니다. 또한, 저에게 있어서 변화는 발전이라고 생각합니다. 저도 과거에는 안정적인 것을 추구했지만, 다양한 경험들로부터 외향적인 성격으로 변하고 무언가 배우고 깨달으면서 한층 더 발전해가는 저 자신을 보며 뿌듯함을 느꼈습니다. 그러므로 변화를 긍정적으로 받아들이고, 두려워하지 않는 자세가 중요하다고 생각합니다.

▶ #4. 지원동기 및 장래계획 (900byte)

【인류애를 통한 전인 간호】

서울성모병원에서 정확한 술기 능력과 의사소통 능력을 바탕으로 병원 구성원들과 잘 협력하여 환자를 최우선으로 하는 전인 간호를 제공하기 위해 지원하였습니다. 인간 사랑의 마음을 가지고 있으며 사람의 생명을 다루고 아픈 사람들을 돌보는 것에 소명의식을 가지고 있는 저의 가치관이 서울성모병원과 부합한다고 생각합니다.

단기적으로는 빠른 눈치로 병원 시스템에 빠르게 적응할 것입니다. 그리고 생명존중의 마음을 바탕으로 엄격하고 철저한 간호 술기를 시행해 환자의 건강과 회복을 최우선으로 하는 간호와 더불어 의사소통 능력을 활용하여 환자들이 행복한 입원 경험을 느낄 수 있도록 정서적 간호를 제공할 것입니다. 중기적으로는 신규 간호사들이 빠르게 적응하고 오래 근무할 수 있도록 기술적 측면과 정서적 측면에서 도움을 주는 간호사가 되겠습니다. 장기적으로는 현실에 안주하지 않고 발전하기 위해 석사학위를 취득하고 시험을 통과하여 종양 전문 간호사가 되어 병원의 발전에 이바지하겠습니다.

▶ #5. 역량 및 업적 (3,000 byte)

【정확한 간호 술기와 침착함을 통한 빠른 상황대처】

간호 술기를 익히기 위해 오픈랩을 이용해 제한된 시간 내 정확히 수행하도록 연습하고, 추가로 머릿속으로 시뮬레이션하는 반복훈련법을 사용하여 기본간호학실습에서 A⁺라는 점수를 얻을 수 있었습니다. 실습할 때 간호사 선생님께서 유치 도뇨에 필요한 물품을 준비해보라고 하셔서 처음에는 당황했지만, 술기 과정을 천천히 되새겨보며 침착하게 유치도뇨 물품을 준비하여 칭찬받았습니다.

저의 침착함이 실습에 도움이 된 경험이 있습니다. 병실을 돌아다니며 환자들의 활력 징후를 측정하던 도중 가래로 인해 불편해 보이는 환자가 있었고, 갑자기 환자가 가래를 토하는 것을 본 후 환자를 옆으로 눕혀 흡인을 예방하고 동료에게 간호사 선생님께 알릴 것을 부탁하였습니다. 그 후 산소포화도 측정기를 손가락에 끼웠습니다. 간호사 선생님께 침착한 대처를 했다고 칭찬을 받았고, 간호사 선생님들께서 빠르게 흡인 간호를 시행해 환자 상태가 다시 안정화되었던 경험이 있습니다. 반복적으로 간호 술기를 연습하고 실제 임상실습에서 적용했던 경험으로 입사 후에 침착하게 상황에 대처하며 간호 술기를 시행할 수 있을 것입니다.

【의사소통능력】

상급종합병원에서 내원객 안내 및 무인수납기 사용을 도와드리는 봉사를 53시간 하였습니다. 봉사하면서 주로 어르신들과 의사소통을 하게 되었습니다. 고등학생 때 또래 상담자로 활동했던 경험과 대학생 때 병원 코디네이터 수료과정을 통해 병원에 맞는 전문적인 의사소통기술을 배웠던 것이 봉사할 때 많은 도움이 됐습니다. 다양한 의사소통기술을 바탕으로 환자와 보호자에게 친절하게 설명해드렸습니다. 봉사하면서 어르신들의 눈높이로 대화하는 방법에 대해 배울 수 있었습니다. 또한, 실습하면서 환자분들과의 라포 형성에도 많은 도움을 주었습니다. 간호사는 병원에서 다양한 부서의 구성원들, 환자, 보호자 등 많은 사람과 의사소통을 하는 사람이기 때문에 명확하고 효과적인 방법으로 의사소통하는 것이 중요하다고 생각합니다. 그러므로 그동안 차곡차곡 쌓아온 의사소통 기술을 활용해 병원에서 협력적인 간호사가 될 것입니다.

【논의와 조율을 통한 협력】

학교 동아리 프로그램에 대학 동기 5명과 함께 취업 동아리를 만들어 참여한 경험이 있습니다. 저는 동아리 내에서 취업동아리 제출 보고서 총괄을 담당하였습니다. 동아리 활동 초기 계획을 세울 때 개인마다 지원하는 병원이 달라 활동 시기에 대한 문제점이 제기되었습니다. 병원 지원 시기는 다르지만 준비는 다 같이 시작하자는 의견과 개인의 우선순위가 있는데, 다 같이하는 것은 무리가 있다는 의견으로 나뉘었습니다. 이러한 상황에서 저는 각각의 방법에 대한 장단점 적어보기, 동아리 경험이 있는 주변 지인에게 조언 구하기의 방법은 어떠한지 팀원들에게 의견을 제시하였습니다. 이후 의논과 조율을 통해 지원 시기별로 나누어 활동을 진행하는 것으로 결정하였습니다. 이후에도 계속 의논하여 모두가 만족하는 전체적인 활동계획을 세웠고 매주의 목표들을 달성하였습니다.

이를 통해 의견 충돌에는 각각의 이유가 존재하기 때문에 긍정적인 의사소통 방법으로 양측의 입장을 경청하고 명확한 근거를 밝혀 의논과 조율을 통해 의사를 결정하는 것이 가장 원만한 문제해결방법이라는 것을 배웠습니다. 서울성모병원에 입사 후 동료와의 마찰이 발생했을 때, 조율을 통해 최선의 방법을 찾아 원만하게 문제를 해결할 수 있을 것으로 생각합니다.

2) 고려대학교의료원

#1. 자유양식 (2,000자)

【지원동기 및 생활신조 : 치료적 의사소통을 실천하는 간호사】

'스마트한 의4소통' 캠페인을 통해 환자와의 치료적 의사소통을 중요시하는 고려대학교의료원의 모습이 인상 깊었습니다. 이는 평소 대상자 눈높이에 맞는 의사소통을 중요시 생각하는 저의 생활신조와 일치하여 지원하게 되었습니다.

대학교 2학년 겨울방학 때 초등학교 1, 2학년을 대상으로 전염병 예방 교육봉사를 진행했습니다. 당시 코로나바이러스 감염증-19 초기 단계로 전염병 예방에 대한 경각심이 부족한 상황이었습니다. 그래서 초등학생들이 쉽게 따라 할 수 있는 올바른 마스크 착용법을 교육하기 위해 며칠 간 고민한 끝에 나름의 생각으로 개발한 '코끼리 코할 때처럼 코 부위를 꾹 눌러주세요'와 같은 멘트와 동작을 시범보이며 교육을 수행하였습니다. 그 결과 교육을 받은 초등학생들은 올바르게 마스크를 착용하는 모습을 관찰할 수 있었습니다.

입사의 기회를 주신다면 제가 추구하는 '대상자 눈높이에 맞는 맞춤형 간호하기'를 바탕으로 '스마트한 의4소통' 캠페인에 적극적으로 동참할 것이며, 이를 통해 간호 대상자의 치료 순응도와 만족도 향상에 힘쓰겠습니다. 언제나 간호 대상자를 중심에 두고 개인별 간호요구에 따른 '맞춤형 환자중심 간호'를 실천하는 고려대학교의료원 간호사가 되겠습니다.

【성격 : 책임감과 근면함, 그리고 신뢰】

대학 재학 중 3년간 학과 반대표를 맡으면서 교수님과 학급 동기들로부터 책임감과 근면함, 리더십을 인정받았습니다. 매 수업 시작 30분 전 강의실에 먼저 도착하여 조명 켜기, 냉난방 시설 가동, 강의 자료 및 전산장비 점검 등의 역할을 담당함으로써 수업이 원활하게 진행될 수 있도록 애썼습니다. 또한, 학교 및 학과, 교과목의 각종 공지 사항들을 꼼꼼하게 메모하고 우선순위를 고려하여 전달함으로써 학생들과 교수님 사이의 가교역할을 성공적으로 수행하였습니다. 특히 과제물, 시험 일정과 같은 주요 사항들은 사전에 여러 차례 공지하여 학급 동료들이 놓치는 일이 없도록 하였습니다. 저의 이러한 학급경영에 대한 정성어린 모습을 보고 동기들은 매 학기마다 진행되는 반대표 투표에서 저를 선출하여 주었습니다. 3년간 반대표 역할을 담당하며 힘든 점도 많았지만 동기들의 보내주는 신뢰에 책임감을 느껴 늘 근면하고 솔선수범하는 태도로 최선을 다했고, 현재도 반대표 역할을 수행하고 있습니다.

이제 그동안 다져온 책임감과 근면함에 바탕을 둔 신뢰를 고려대학교의료원에서 발휘하고자 합니다. 함께할 수 있는 기회를 주신다면 주어진 일에 최선을 다하며 간호 대상자와 동료 간호사, 의료진들이 신뢰할 수 있는 믿음직한 고려대학교의료원 간호사가 될 것을 약속드립니다.

【역량 및 장점 : 사랑하면 알게 되고 알면 보이나니】

'사랑하면 알게 되고 알면 보이나니' 제가 참 좋아하는 문구입니다. 어떤 일이든, 어떤 대상자이든 진심으로 대하고 관심을 가진다면 보이지 않던 것들도 알 수 있게 된다는 의미로 해석됩니다. 이러한 마음으로 간호 대상자를 대할 때 좋은 간호사가 될 수 있다고 생각합니다.

외과계 중환자실 실습 중 뇌출혈로 혼수상태인 환자분의 뇌실외배액장치의 배액 속도가 평소와 다르게 급격하게 증가하고, 출혈 양상을 나타내는 붉은색임을 확인했습니다. 즉시 담당 간호사 선생님께 환자 상태를 알려드렸고, 재출혈 여부 확인을 위한 조치로 영상 검사가 진행됐습니다. 외과계 중환자실 실습 전, 외과계 질환에 대해 선행학습을 하고 실습에 임했기에 문제 상황임을 빨리 알 수 있었습니다.

의식 상태가 불안정한 환자분 입안에 가래가 다량 있음을 확인했습니다. 산소마스크가 씌워져 있어서 쉽게 확인할 수 없었지만, 환자분이 계속해서 입을 내미는 동작을 보이셨습니다. 그 동작을 유심히 보던 중 입안에 가래가 다량 있음을 확인했고, 흡인 위험성이 있다고 판단하여 입안에 있는 가래를 뱉을 수 있도록 조치를 취했습니다. 빠른 조치 후 담당 간호사 선생님께 알려드렸고, 구강 내 흡인을 시행할 수 있었습니다.

이처럼 저는 간호 대상자를 진심으로 대할 수 있는 따뜻함과 이론을 실무에 적용하여 환자의 상태를 빠르게 파악할 수 있는 관찰력과 판단력을 갖추고 있습니다. 고려대학교의료원의 간호사로 함께 할 수 있는 기회를 주신다면, 대상자를 사랑하고 사랑함으로써 알게 되는 간호문제에 대하여 뛰어난 관찰력과 빠른 판단력으로 최상의 간호를 제공하는 간호사로 성장하고자 끊임없이 노력할 것입니다.

3) 삼성서울병원

▶ #1. 지원한 직무를 잘 수행할 수 있는 이유를 구체적으로 기술하십시오. (학교생활중심으로) (600자)

【진심을 다하는 것의 소중함】

실습할 때 극심한 어지러움을 호소하는 메니에르 환자를 만났습니다. 틈나는 대로 찾아가 지지하고 이야기를 들어주려 노력한 덕분에 신뢰관계를 형성할 수 있었고, 훈련법을 알려주어 어지러움에 적응하며 점차 증상이 개선되도록 도왔습니다. 이후 고통에서 놓여난 대상자의 감사의 마음이 담긴 편지를 받았고, 진심으로 다른 사람을 대하는 것의 소중함을 몸소 배울 수 있었습니다. 대상자의 입장에서 생각하고, 그들의 호소에 귀 기울이는 간호사가 되겠습니다.

▶ #2. 직무수행과 관련된 경력사항 및 기타활동에 대하여 기술하십시오. (600자)

【누구든 할 수 있지만 누구나 못하는 일】

산업체 인턴십 프로그램에 두 차례 참여하여 중환자실과 신경외과 병동에서 근무한 경험이 있습니다. 중환자실에서 배설량을 측정하던 중 소변량이 확연히 줄어든 것을 발견하고 간호사 선생님께 바로 보고한 덕분에 즉각적인 조치를 취할 수 있었습니다. 이를 계기로 신뢰를 얻어 흡인과 위관영양 등을 수행해 볼 수 있는 기회를 얻게 되었습니다. 누구나 할 수 있는 기본에 충실하는 것이 가장 중요한 일이 될 수 있음을 깨달았습니다.

▶ #3. 가장 행복했던 경험과 자신에게 일어난 변화를 기술하시오. (사례중심으로) (1,200자)

【진정성으로 이루어낸 동료애】

군 시절 의무병으로 100여 명의 일반병사들과 초소로 파견 근무를 나간 적이 있습니다. 이전에 근무한 의무병의 태만과 불친절한 태도로 의무병에 대한 부정적인 선입견이 형성되어 있던 터라 어울릴 수 있기까지 어려움이 있었습니다. 이러한 상황을 극복해보고자 병사 한 명, 한 명의 이름을 익혀 친근감을 느끼게 하려 노력하였고, 먼지 필요한 도움이 없는지 살피며 적극적으로 다가갔습니다. 덕분에 병사들은 물론 간부들도 의무병에 대한 인식이 긍정적으로 바뀌었습니다. 이후 저는 부대의 중요한 일원으로서 함께 할 수 있었고, 신병이 오면 친근감 있게 '우리 중대 의무병 아저씨'라며 저를 소개하여 동료애를 느낄 수 있게 되었습니다.

이전에는 이미 형성된 인식을 바꾸는 것은 거의 불가능하다고 생각하여 '나만 아니면 그만'이라는 생각으로 생활하였는데, 용기를 내어 먼저 상대방에게 다가가고 성실한 태도로 진실성을 보인다면 극복할 수 있다는 것을 체득하는 기회가 되었습니다. 이러한 경험은 여러 구성원의 팀워크가 중요한 간호현장에서 적응할 때에도 꼭 필요할 것으로 사료됩니다. 귀원의 가족이 된다면 긍정의 아이콘으로서의 역할을 담당하는 간호사가 될 것임을 확신합니다.

#4. 지원동기 및 입사 후 포부는 무엇인지 기술하십시오. (600자)

【Happinnovation을 이끄는 간호사】

따뜻한 배려를 바탕으로 진정한 환자의 행복을 추구하는 삼성서울병원의 비전이 간호사는 대상자와의 공감을 중시하고 마음을 다해야 한다는 소신을 가진 저에게 큰 매력으로 다가와 지원을 결심하였습니다.

입사 후 응급실에서 행복한 간호사로서 일임을 담당하고자 하며, 저의 진정성 있는 배려가 환자의 행복으로 이어질 수 있도록 성심을 다해 간호를 제공할 것입니다. 대상자의 아픔에 공감하며 환자가 행복한 병원, 다시 찾고 싶은 삼성의 Happy Nurse가 될 것을 소망합니다.

4) 서울아산병원

#1. 자신의 성장과정부터 취미, 입사지원 동기, 희망업무 및 포부, 본인의 장점 및 기타 특기사항 서술 (4,800 byte)

【미소가 만드는 파장】

'저의 작은 행동이 지구 반대편의 누군가에겐 미소를 짓게 하는 위대한 파장이 된다'라는 나비효과에 관해 이야기해주시는 부모님 밑에서 성장하였습니다. 이러한 성장 과정을 통해 대인관계의 가장 기본은 타인에 대한 배려라고 생각했습니다. 누군가를 처음 만났을 때, 미소 띤 얼굴로 건네는 인사가 상대방에 대한 배려와 존중의 시작이라고 생각하여 실습을 비롯해 어떤 상황에서든지 미소 띤 얼굴로 먼저 다가가 소통하려 노력했습니다. 이러한 태도가 저의 장점이 되어 환자분들은 '웃는 모습 참 좋다', '나도 기분이 좋아진다'라는 말을 해주셨고 저를 '친절 간호사'로 추천해주셨습니다. 다소 무겁고 차가운 병원에서 간호사가 주는 긍정적인 이미지는 낯선 공간에 있는 환자에게 큰 힘이 된다는 것을 깨달았습니다. 제 강점들이 누군가에겐 기쁨과 위로가 될 수 있음을 인지하고, 공감의 가치를 실현하는 서울아산병원의 간호사가 되겠습니다.

【가치 있는 지식에 바탕을 둔 신뢰】

신뢰관계를 형성하기 위해선 단순히 환자를 위하는 미소뿐만 아니라 합리적인 근거에 기반을 둔 의료지식이 필수적이라고 생각하였습니다. 간호학을 공부하면서 목적이나 방향에 따라서 지식을 습득하는 과정과 결과가 달라진다고 생각하였습니다. 이러한 판단을 통해 환자가 어떤 불편함을 느낄지, 제가 어떻게 배려해야 할지 고민하면서 표면적인 공부에서 벗어나 저만의 공부 방식을 만들었습니다. 그렇게 공부한 결과, 저는 신뢰를 주는 간호사가 되기 위한 확신을 얻었고, 4년 전액장학금과 학과 성적 1등이라는 좋은 결과도 얻을 수 있었습니다. 노력과 끊임없는 자기 계발을 통해 탄탄히 쌓아 온 기초로 최상의 간호를 제공할 것이며, 신뢰를 통해 감동을 전달하는 서울아산병원의 전문 인력으로 성장하겠습니다.

【대상자 중심 교육】

다양한 지식을 가지고 있어도 그것을 환자에게 전달할 수 없으면 환자는 자신의 상태를 모른 채 간호를 받아들여야 하는 상황이 오게 될 것으로 생각했습니다. '레인보우' 동아리의 일원으로 취약계층 의료급여 수급권자에게 질환 및 운동법을 교육하는 활동을 통해 정보전달의 능력을 키우기 위해 노력하였습니다. 처음에는 대상자분들이 쉽게 마음을 열지 않았고 교육 참여도도 높지 않아서 힘들게 느껴졌습니다. 하지만 교육을 받는 견해에서 다시 생각하며 토론한 결과, 저희의 교육 방법이 노인분들께는 이해하기 어렵다는 것을 깨달았습니다. 이후 눈높이에 맞춘 쉬운 언어와 그림을 이용하여 교육하였고 대상자분들의 적극적인 참여와 긍정적인 반응을 이끌어 낼 수 있었습니다. 동아리 활동을 통해 단순한 지식 전달이 아니라, 상대방에 대한 이해를 바탕으로 지식을 공유하는 방법을 배웠습니다. 서울아산병원에서 환자의 특성에 맞게 맞춤형 교육을 실천하는 간호사가 되겠습니다.

【마음을 알아채는 아티스트】

빠른 시간 안에 사람의 특징을 그림으로 담아내는 캐리커처가 제 취미입니다. 신입생 성적 우수학생을 위해 진행된 어학연수프로그램(말레이시아-UCSI University)에서 제 취미는 소통의 창이 되어주었습니다. 활동 중 간호학생 대표로 고아원에 봉사를 하면서 쉽게 마음을 열지 못하는 아이들에게 캐리커처를 선물하며 대화하려 노력했습니다. 저는 남들보다 빠르게 아이들의 특성도 파악하였고 아이들은 자신의 특징이 잘 드러난 캐리커처를 보며 즐거워했습니다. 모든 사람이 부담 없이 보고 웃을 수 있는 제 취미가 저에겐 관찰력을 길러주었습니다. 서울아산병원의 간호사로서 빠른 관찰 능력을 환자의 요구를 파악하고 최적의 의료를 제공하는 데 활용하겠습니다.

【감성이 깃든 간호사】

고아원에서 봉사한 이후, 여러 봉사활동을 하면서 저 자신보다는 주변에 관심이 생겼습니다. 우리가 사는 사회 속에는 다양한 사람들이 함께한다는 것을 깨달았습니다. 서울아산병원은 '우리 사회의 가장 어려운 이웃을 돕는다'라는 설립취지에 따라 의료사업을 비롯한 다양한 복지사업을 전개하고 있습니다. 세상과 함께하는 마음을 가슴속에 간직한 서울아산병원의 간호사를 꿈꾸며 가슴이 벅차올랐습니다. Asan In Asia 프로젝트의 일원이 되어 세계 여러 사람과 공통의 목표를 가지고 활동하고 그곳의 생생한 의료 현장을 접하고 싶습니다. 특히 의료 서비스가 충분히 제공되는 않는 곳에서 서울아산병원의 의료인으로서 한국의 질 높은 기술들을 공유하고 그들에게 희망과 꿈을 주고 싶습니다.

【행복을 안겨주는 참된 치유】

중환자실에서 적응하지 못하는 환자들을 위해 '감사 경영'을 도입하여 질병의 치료뿐만 아니라 환자의 행복까지 책임지는 서울아산병원의 보도 자료를 보았습니다. 저 역시 서울아산병원의 중환자실 간호사가 되어 최상의 간호를 통해 인류의 건강한 삶에 이바지할 것이라 다짐했습니다. 입사 후, 중환자실의 간호사로 1분 1초가 급격하게 변화하는 중환자들에게 충분한 소통과 수준 높은 간호를 제공하는 간호사가 되기 위해서, 서울아산병원의 경력개발제도(CLS)를 통해 전문성을 갖춘 간호사로 성장하겠습니다. 5년 후에는 중환자 전문간호사가 되어 환자들이 트라우마나 위축감 등을 극복하고 학교나 사회에 정상적으로 복귀할 수 있도록 돕겠습니다. 끊임없이 다양한 의문을 가지면서 질병의 치료가 아닌 진정한 치유를 제공하는 서울아산병원의 의료인으로 성장하겠습니다.

▶ #2. 본원의 핵심가치와 지원자 본인이 가장 부합한다고 생각되는 항목을 선택하여 경험이나 사례를 서술하시기 바랍니다. (2,000 byte)

【극복이 주는 가치】

서울아산병원의 '사실 및 성과'와 '미래지향'의 가치가 저에게 가장 부합한다고 생각합니다. 간호사로서 영어에 대한 실전감각, 넓은 분야의 임상실습, 혁신적인 첨단의료기술의 경험 3가지는 직무를 수행함에 있어 필수적이라고 생각했습니다. 이러한 자질을 갖추기 위해서 정부에서 주관하는 글로벌 현장체험 프로그램에 참여하였습니다. Bloomfield College의 간호학과 교수님의 수업을 통해 과제를 수행하기 위해 다양한 논문을 찾아보고 에세이를 작성하면서 영어에 대한 실전감각을 갖추기 위해 노력하였습니다. 또한, 팀 과제를 하는 과정에서 토론 주제를 제시하며 다양한 의견을 발표하여 교수님의 칭찬과 함께 좋은 성적을 얻었습니다. 심장 전문 병원으로 유명한 Newark Beth Israel Medical Center에서 실습할 때, 심장 분야에 대해 배우지 않은 상태로 실습하는 것은 어렵고 벅차게 느껴졌습니다. 그러나 다양한 간호를 수행해볼 기회들을 놓치고 싶지 않았고 '시련은 있어도 실패는 없다'라는 아산의 긍정적 사고방식과 도전정신이 미국에서도 빛났습니다. 먼저, 이론적인 부분을 공부해야겠다고 판단하여 실습 외 시간에 틈틈이 심혈관계에 대해 독학했습니다. 이해되지 않는 부분들은 담당 프리셉터에게 e-메일을 통해 질문하였고, 친구들과 스터디그룹을 구성하여 서로에게 부족한 부분을 보완했습니다. 과정이 쉽지는 않았지만, 공부할수록 간호사 선생님들께서 사용하시는 용어와 중재들이 이해되기 시작하였고 이루려는 의지가 있다면 해낼 수 있다는 긍정적인 자세를 갖게 되었습니다. 이러한 모습을 높게 평가해주신 프리셉터 선생님의 추천으로 다양한 수술들을 참관해보는 기회를 얻어 한국에서 할 수 없었던 수술실에서의 간호도 몸소 체험했습니다. 또한, 미국의 선진화된 첨단 의료 기구를 직접 작동해볼 기회를 얻게 되어 혁신적인 선진 간호업무를 배워볼 수 있던 값진 시간을 가졌습니다. 중간 중간 찾아오는 고비 탓에 포기하고 싶은 순간들이 있었지만, 저 자신에 대한 가능성과 도전, 그리고 극복의 가치를 배웠기에 힘든 순간에도 대처할 수 있었습니다. 글로벌 현장학습을 통해 객관적이며 검증 가능한 사실에 입각하여 전문분야를 끊임없이 개척하기 위해 부단히 배우고 노력하는 자세가 돋보였다고 생각합니다.

5) 세브란스병원(연세대학교 신촌병원)

▶ #1. 성장과정/자기신조 (최대 250자)

– 개인적인 내용으로 작성된 부분이라 졸업생의 요청에 의해 공개하지 않음 –

▶ #2. 지원동기/입사 후 포부 (최대 400자)

【환자의 곁에서 최선을 다하는 간호사】

오랜 시간 교회 찬양팀에서 봉사활동을 해오며 하나님의 사랑을 실천하는 일을 소망해왔습니다. 간호학과에 진학 후 '하나님의 사랑으로 인류를 질병으로부터 자유롭게 한다.'라는 연세대학교 의료원의 미션과 저의 소망이 일치하여 지원하였습니다.

다양한 연령대의 봉사활동으로 쌓은 대상자의 눈높이에 맞는 의사소통 능력과 성실한 전공 공부를 통해 쌓인 전공지식을 보유하고 있습니다. 이러한 역량들을 통하여 '환자 중심의 간호'를 실천하겠습니다.

입사 후 끊임없이 공부하며 빠르게 업무를 익히겠습니다. 충실하게 익힌 지식으로 후배 간호사를 이끌어 주는 선배 간호사가 되겠습니다. 임상 경험과 전문 지식을 바탕으로 간호사와 환자 모두가 신뢰하고 만족하는 간호부가 되는데 기여하겠습니다.

▶ #3. 업무수행능력 (최대 300자)

【주위를 살피는 세심한 눈】

평소 세심한 관찰로 주변을 둘러보는 습관이 있어 실습할 때에도 다양한 위기 상황을 대처했습니다. 외과 병동 실습을 할 때, 완전히 회복되지 않은 환자분께서 휘청거리시는 것을 발견하여 빠르게 부축해 사고를 예방할 수 있었습니다. 또한, 중환자실 실습 중 경고음이 들려 신속히 확인하였고, 인공호흡기의 연결이 안 된 것을 파악하여 처치 후 담당 선생님께 말씀드렸습니다. 선생님께서는 당황하지 않고 처치를 잘하였다고 칭찬해주셨습니다. 이러한 세심한 관찰력과 빠른 판단력으로 환자의 안전을 책임지겠습니다.

▶ #4. 팀워/협력 (최대 250자)

【언제나 든든한 동료】

조별 과제를 할 때 소극적인 자세의 조원으로 인해 갈등이 발생했습니다. 대화를 통해 해당 조원은 자료조사의 어려움을 겪었다는 것을 알게 됐고, 함께 방향을 찾아갔습니다. 점차 팀원은 적극적으로 과제에 참여하였고 조원들 간의 오해도 풀려 과제가 원활히 진행됐습니다. 그 결과 교수님께 조원 간 참여도에 높은 점수를 받으며 과제를 마무리 할 수 있었습니다. 이러한 경험을 토대로 어려움을 함께하며 힘이 되어주는 동료가 되겠습니다.

▶ #5. 열정/몰입성 (최대 250자)

【끊임없는 노력】

질 높은 간호를 위해서는 간호지식을 완벽히 알아야 한다고 생각해 학업에 매진했습니다. 수업 시간보다 일찍 등교하여 예습하고, 수업 시간 동안에는 완벽히 이해하겠다는 마음가짐으로 집중하였습니다. 글로만 설명되어 어려운 부분은 표와 그림을 그려 정리하고 외워지지 않는 내용은 따로 모아 틈틈이 보았습니다. 그 결과, 상위 1.6%의 등수와 성적 장학금을 받을 수 있었습니다. 끊임없이 배우려는 자세로 최선을 다하는 간호사가 되겠습니다.

▶ #6. 동아리/사회봉사활동 (최대 200자)

【작은 정성이 큰 기쁨으로】

발달장애아 센터에서 봉사했을 때, 자신을 때리는 아이가 있어 그럴 때마다 눈을 맞추며 손을 잡아주었습니다. 그러자 점차 때리는 행동은 줄었고 저를 안으며 해맑게 웃는 모습도 보였습니다. 관심과 사랑으로 아이가 좋은 방향으로 바뀌는 것을 보며 행복을 느꼈습니다. 항상 따뜻한 마음으로 환자에게 다가가는 간호사가 되겠습니다.

3. 주요 의학약어(용어)

용어(약어)	full term	의미
AA	Aplasticanemia	재생불량성 빈혈
AAA	Abdominal aortic Aneurysm	복부대동맥류
ABGA	arterial blood gas analysis	동맥혈가스분석
ABR	absolute bed rest	절대안정
a.c	ante civum, before meals	식전
A/S	Arthroscopy	관절경
abscess		농양
acromegaly		말단비대증
ACTH	adrenocorticotrophic hormone	부신피질 자극 호르몬
Adenexectomy		부속기 절제술
adenoma		선종
Adenomyosis		자궁선근종
ADH	antidiuretic hormone	항이뇨호르몬
adhesion		유착
ADL	Activity of daily living	일상생활활동
AED	Automatedexternaldefibrillator	자동제세동기
AF	atrial fibrillation	심방세동
AFB	acid fast bacilli	항산성 간균
AGE	Acutegastroenteritis	급성 위염
agitation		초조증
AIDS	acquired immune deficiency syndrome	후천성 면역 결핍증
ALL	acute lymphocytic leukemia	급성 림프성 백혈병
ambivalence		양가감정
AML	acute myelocytic leukemia	급성 골수성 백혈병

용어(약어)	full term	의미
amnesia		기억상실, 건망증
anal fissure		항문열상
anal fistula		치루, 항문루
ANC	Absolute Neutrophil Count	절대호중구수
aneurysm		동맥류
angiogram		혈관조영법
anorexia		식욕부진
ANS	autonomous nervous system	자율신경계
anuria		무뇨
AP	angina pectoris	협심증
apathy		무감동
APGAR	Apgar score	아프가점수
aphagia		연하불능
aphasia		실어증
aplastic hypoplastic anemia		재생불량성(저형성증)빈혈
APN	acute pyelonephritis	급성 신우신염
Apnea&Dyspnea&Orthopnea		무호흡, 호흡곤란, 기좌호흡
Appendicitis		충수돌기염(맹장염)
ARDS	Acute respiratory distress syndrome	급성호흡장애 증후군
ARF	acute renal failure	급성 신부전
arteriosclerosis		동맥경화증
ascites		복수
asphyxia		질식
aspiration		흡인
asthenia		무력증

용어(약어)	full term	의미
asthma		천식
ataxia		운동실조
atelectasis		무기폐
atrophy		위축
azotemia		질소혈증
B.P	blood pressure	혈압
BDR	Background Diabetic Retinopathy	비증식성 당뇨병성 망막증
Benign		양성 '좋음'을 뜻함
bid	bis in die	하루 두번
blood culture		혈액배양
BMR	basal metabolic rate	기초신진 대사율
BMT	bone marrow transplantation	골수이식
bone marrow aspiration		골수천자
BPH	benign prostatic hypertrophy	양성전립성 비대증
brain stem		뇌간
bronchiectasis		기관지 확장증
Bronchiolitis		세기관지염 =기관지초염
bronchitis		기관지염
bronchopneumonia		기관지폐렴
bronchospasm		기관지경련
BT	bleeding time	출혈시간
BUN	blood urea nitrogen	혈중요소질소
C.C	chief complain	주호소
C/S	cesarean section	제왕절개
ca.	cancer	암

용어(약어)	full term	의미
CABG	Coronary artery bypass graft	관상동맥우회술
CAD	Coronary Arterial Disease	관상동맥질환
CAPD	Continuous ambulatory peritoneal dialysis	지속적 활동성 복막투석
cardiomegaly		심장비대증
CBD	common bile duct	총담관
cerebral concussion		뇌진탕
cerebral contusion		뇌좌상
CP	cerebral palsy	뇌성마비
CHD	Congenital Heart Disease	선천성 심질환
Chemotherapy		화학요법
cheyne-stokes respiration		체인스토크스 호흡
CHF	congestive heart failure	울혈성 심부전
chickenpox		수두
cholecystitis		담낭염
cleft lip(harelip)		토순
cleft palate		구개파열
CLL	chronic lymphocytic leukemia	만성 임파구성 백혈병
CNS	central nervous system	중추신경계
Coagulation		응고
colitis		결장염, 대장염
colostomy		장루 형성술
COM	chronic otitis media	만성 중이염
confusion		혼돈
constriction		협착
COPD	chronic obstructive pulmonary disease	만성폐쇄성 폐질환

용어(약어)	full term	의미
coryza		코감기
CPR	cardiopulmonary resuscitation	심폐소생술
CPCR	cardiopulmonary cerebral resuscitation	뇌심폐소생술
CRF	chronic renal failure	만성 신부전
CSF	cerebrospinal fluid	뇌척수액
CSR	central supply room	중앙공급실
CTD	chesttubedrainage, closed thoracotomy drainage	흉관배액, 폐쇄적 개흉술 배액
CVA	cerebrovascular accident	뇌졸중
CVP	central venous pressure	중심정맥압
cyanosis		청색증
cystitis		방광염
D&C	Dilatation and curettage	경관 개대와 소파술
D.P.T	Diphtheria, Tetanus, Pertussis	디프테리아, 파상풍, 백일해
D/C	discontinue	중지
DAMA	discharge against medical service	자의퇴원
Debridement		변연절제술
decubitus		와위(옆으로 누워)
Deformation		변형
dehydration		탈수
delirium		섬망
delusion		망상
dementia		치매
dermatitis		피부염
dermatology		피부과
deverticulosis		게실증

용어(약어)	full term	의미
DI	drug intoxication	약물중독
Diaphoresis		발한
DIC	Disseminated intravascular coagulation	산재성 혈관내 응고
Diplopia		복시
disruption		파열
dizziness		현훈
DJD	degenerative joint disease	퇴행성 관절염
DKA	diabetic ketoacidosis	당뇨병성 케톤산증
DM	diabetes mellitus	당뇨병
DNR	do not resuscitation	소생술 거부
DOA	dead on arrival	도착시 사망
DOE	Dyspnea on exertion	운동 시 호흡곤란
drowsy		졸림
DT	delirium tremens	진전성 섬망
DTR	deep tendon reflex	심부건반사
DUB	Dysfunctional uterine bleeding	부정자궁 출혈
DVT	Deep vein thrombosis	심부정맥 혈전증
DW	distilled water	증류수
dysarthria		구음장애
dysphagia		연하곤란
Dysuria&Anuria&Oliguria& Pyuria		배뇨곤란(통증), 무뇨, 핍뇨, 농뇨
E.O.D	every other day	하루건너
Ecchymosis		반상출혈
ECG	electrocardiogram	심전도

용어(약어)	full term	의미
eclampsia		자간증
Ectopic pregnancy		자궁외 임신
eczema		습진
EDC	Expected data of confinement	분만예정일
EDH	Epidural hematoma	경막외혈종
EEG	electroencephalogram	뇌파전도
EKC	Epidemic kerato conjuntivitis	유행성 각 결막증
embolism		색전증
emphysema		폐기종
empyema		농흉
enema		관장
ENT	ear, nose, throat	이비인후과
enterocolitis		소장 결장염
epistaxis		비출혈
epilepsy		간질
Eruption		발진
Erythema		홍반
esophageal varix		식도 정맥류
ESR	erythrocyte sedimentation rate	적혈구 침강속도
Ex	excision	절제술
F.H	family history	가족력
facial palsy		안면신경마비
fatigue		피로
FBS	fasting blood sugar	공복시 혈당
FFP	Fresh Frozen Plasma	신선동결혈장

용어(약어)	full term	의미
FHT	Fetal heart tone	태아심음
fibroma		섬유종
Frequency of urination		빈뇨
FSH	follicle stimulating hormone	여포자극 호르몬
ft.	feet, foot	피트, 발
FUO	fever of unknown origin	원인불명 열
FUS	first use syndrome	첫회사용 증후군
GA	General appearance	전신 외양
gangrene		괴저
gastrectomy		위절제
Gastric gavage		위영양
GB	gall bladder	담낭
GCS	glasgow coma scale	의식사정도구
general sugery		외과
GERD	Gastro-esophagus reflux disease	위식도 역류 질환
GFR	glomerular filtration rate	사구체 여과율
gingivitis		치은염
Glaucoma&Cataract		녹내장, 백내장
goiter		갑상선종
gout		통풍
h.s	hora somni, at bedtime	취침시간
hallucination		환각
Hb	hemoglobin	헤모글로빈
HBP	high blood pressure	고혈압
HCC	hepato-cellular carcinoma	간세포암

용어(약어)	full term	의미
HD	hemodialysis	혈액투석
headache		두통
heartburn(pyrosis)		속쓰림, 가슴앓이
hemangioma		혈관종
hematemesis		토혈
hematuria		혈뇨
hemophilia		혈우병
hemoptysis		객혈
hemorrhoid		치질
hemothorax		혈흉
hepatoma		간종양
hepatomegaly		간비대
herniation		탈장
herpes zoster		대상포진
hiccup		딱꾹질
HIV	Human immunodeficiency virus	인간 면역결핍 바이러스
HNP	herniated nucleus pulposus	추간판탈출증
Hoarseness		목쉰소리
HTGE	hypertonic glucose enema	고장성 글루코즈 관장
hydrocephalus		뇌수종
hydronephrosis		수신증
hyperglycemia		고혈당증
Hyperplasia		과형성
hypertrophy		비대
hyperventilation		과도호흡

용어(약어)	full term	의미
hypochondriasis		건강염려증
hypoglycemia		저혈당증
hypotension		저혈압
Hypoxia&Hypoxemia		저산소증, 저산소혈증
Hysterectomy		자궁절제술
I&D	incision and drainage	절개와 배농
I&O	intake & output	섭취와 배액
I.C.U	intensive care unit	중환자실
I.M	intramuscular	근육주사
I.V	intravenous	정맥주사
ICH	Intracranial hemorrhage	뇌출혈
ICP	Intracranial pressure	뇌압
IDDM	Insulin dependent diabetes mellitus	인슐린 의존성 당뇨
IICP	increased intracranial pressure	두개내압 상승
I&D	Incision and Drainage	절개와 배농
ileus		장폐색
Immunotherapy		면역요법
indigestion		소화불량
infarction		경색
I/O	Intake and Output	섭취량/배설량
insight		통찰
insomnia		불면증
inspiration		흡기
intestinal obstruction		장폐색
intussusception		장중첩증

용어(약어)	full term	의미
Invasion		침습, 침범
ischemia		허혈
Jaundice		황달
KUB	kidney, ureter, bladder	신장, 요관, 방광 촬영
KVO	keep vein open	정맥확보
kyphosis		척추후만증
laryngitis		후두염
LC	Livercirrhosis	간경화증
leukopenia		백혈구 감소증
LFT	liver function test	간기능 검사
LMP	Last menstrual period	최종 월경일
LP	Lumbar puncture	요추천자
Lymphadenitis		림프선염
M.M.R	Measles, Mump, Rubella	홍역, 볼거리, 풍진
M.U	Myomauteri	자궁근종
Malformation		기형
MDS	Myelodysplastic syndrome	골수 이형성증
medicine		내과
meningitis		뇌수막염
melena		흑색변
Metastasis		전이
MG	myasthenia gravis	중증근무력증
MI	myocardial infartion	심근경색
migraine		편두통
MRI	magnetic resonance imaging	자기공명영상

용어(약어)	full term	의미
MRSA	methicillin resistant *Staphylococcus aureus*	메치실린 내성 황색포도상구균
Mydriasis		동공산대 = 산동증
myelitis		척수염
Myocarditis		심근염
myxedema		점액수종
neuralgia		신경통
neurology		신경과
neuro-surgery		신경외과
Neurosis		신경증
NPO	nothing per oral cavity	금식(경구투여 금지)
NRS	numeric rating scale	숫자평가척도
NSAID's	Nonsteroidal antiinflammatory drugs	비스테로이드성 항염제
NTG	Nitroglycerin	니트로글리세린
OBGY	Obstetricsand Gynecology	산부인과
OD	oculus dexter right	오른쪽 눈
OM	otitis media	중이염
OMPC	Otitis media purulent chronic	화농성만성중이염
OPD	out patient department	외래
opthalmology		안과
OR	operating room	수술실
orthopedic sugery		정형외과
OS	oculus sinister, left eye	왼쪽 눈
Otalgia		이통
OU	Oculus utergue	양안
p.o	par oss, by mouth	구강으로(경구투여)

용어(약어)	full term	의미
P/E	physical examination	신체검진
palpitation		심계항진
pancreatitis		췌장염
Pancytopenia		범혈구 감소증
paraplegia		대마비
pc	post cibum, post meal	식후
PCA	patient controlled analgesia	환자 자가통증 조절
PCI	percutaneous coronary intervention	경피적관상동맥 중재술
PD	peritoneal dialysis	복막투석
pediatrics		소아과
percussion		타진법
peritonitis		복막염
perforation		천공
Petechia		점상출혈
PFT	pulmonary function test	폐기능
PH	past history	과거력
Phlebitis		정맥염
PI	present illness	현병력
PID	pelvic inflammatory disease	골반의 염증성 질환
PL	per l-tube	L-tube로 투여
plastic sugery		성형외과
pleural effusion		늑막 삼출액
Pleurisy,pleuritis		늑막염
PNS	peripheral nervous system	말초신경계
polydipsia		다갈증

용어(약어)	full term	의미
polyp		용종
polyuria		다뇨증
PR	per rectum	직장으로 투여
PRN	whenever necessary	필요시마다
Pruritus		소양증
PT	physical therapy	물리요법
PTC	Percutaneous Transhepatic Cholagiography	경피적 간담관 조영술
PTCA	percutaneous translumenal coronary angioplasty	경피적 경혈관 관상동맥 확장술
pulmonaryedema		폐부종
Purpura		자반
PVC	Premature Ventricular Contraction	심실 조기수축
Pyothorax &Pneumothorax		농흉, 기흉
q.d	quaque die, everyday	매일
q.h	quaque hora, every hour	매시간
Qid	quatre in die, four times a day	하루에 4번
RA	rheumatoid arthritis	류마티스성 관절염
Radiationtherapy		방사선 요법
Radicalmastectomy		근치 유방절제술
rales		나음, 수포음
regression		퇴행
rhinitis		비염
RI	Regular Insulin	속효성 인슐린
ROM	range of motion	수동적운동범위
SAH	Subarachnoid hemorrhage	지주막하 출혈

용어(약어)	full term	의미
SDH	subdural hemorrhage	경막하 혈종
seizure		경련
Septicemia		패혈증
SLE	Systemic lupus erythematosus	전신성홍반성루푸스
stat.	statum	즉시
stomatitis		구내염
Squamousecellca		편평세포암종
suicide		자살
syncope		실신
syphilis		매독
T&A	Tonsillectomy and Adenoidectomy	편도 및 아데노이드 적출술
T.M	Tympanic membrance	고막
tarry stool		혈변
TBc	tuberculosis	결핵증
thrombophlebitis		혈전성 정맥염
thyroidism		갑상선 중독증, 갑상샘 기능항진증
Tid	three times a day	하루에 3번
tinnitus		이명
TPN	total parenteral nutrition	총비경구적 영양
tracheotomy		기관절개술
tremor		진전
Tx.	treatment	치료
U/A	urinalysis	뇨분석
URI	upper respiratory infection	상기도 감염

용어(약어)	full term	의미
urticaria		두드러기
urinaryincontinence		소변실금
UTI	urinary tract infection	요로감염
varicose vein		정맥류
VAS	visual analog scale	시각상사척도
vertigo		현훈
vesicle		수포
VF	Ventricular Fibrillation	심실세동
VRE	Vancomycin-Resistant *Enterococci*	반코마이신 내성 장구균
VT	Ventricular Tachycardia	심실빈맥
wheezing		천명음, 천식음
WNL	within normal limits	정상치

4. 약물계산

1) 단위의 환산

1 ℓ	1000 mℓ	1 g	1,000 mg
0.25 ℓ	250 mℓ	1 mg	1,000 mcg
1 mℓ	1 cc	1 mcg	1,000 ng
1 kg	1,000 g	1 mℓ(cc)	20 drops(gtt)

2) 수액 gtt 계산

- gtt는 분당 떨어지는 방울수를 의미. gtt는 mℓ로 바꾸어서 계산
- 1 mℓ = 20 gtt, 1 gtt = 1/20 mℓ

60 gtt/min	1초에 1방울	20 gtt/min	3초에 1방울
40 gtt/min	1.5초에 1방울	10 gtt/min	6초에 1방울
30 gtt/min kg	2초에 1방울	5 gtt/min	12초에 1방울

- gtt에 3을 곱하여 시간당 mℓ 계산
- 공식 : ( ) gtt × 3 =( ) mℓ/hr

60 gtt/hr	180 mℓ/hr	20 gtt/hr	60 mℓ/hr
40 gtt/hr	120 mℓ/hr	10 gtt/hr	30 mℓ/hr
30 gtt/hr	90 mℓ/hr	5 gtt/hr	15 mℓ/hr

3) 약용량 계산 공식

(1) 약물계산

약의 용량(mg) : 용액의 양(mℓ) = 처방된 용량(mg) : 뽑을 용액의 양(mℓ)

예) 1000 mg : 5 mℓ = 500 mg : (χ) mℓ

1000 χ =5 × 500 mg, χ = 2500/1000 = 2.5 mℓ

(2) 수액계산

분당 방울 수 = 1일 수액주입량(mℓ) × mℓ당 방울 수/ 시간 × 60분

예) ① 5% D/W 800 mℓ를 4시간 동안 주입 시 분당 방울 수는? (1 mℓ = 20 gtt)

(66 gtt = 800 mℓ × 20 gtt / 4시간 × 60분)

② 시간당 주입량 1 hr 후 : mℓ = gtt × 3

[20 gtt 주입 시 1 hr 후엔 60 mℓ(20 gtt × 3)]

(3) 시간당 주입량 : 총주입량을 총 주입시간으로 나누어 계산

총 주입량/ 총 주입시간

예) ① 24시간 동안 3000 mℓ를 주입하려고 할 때 시간당 mℓ는?

(3000 mℓ / 24시간 = 125 mℓ/hr)

② 5% D/W 1000 cc를 20 gtt/min 속도로 주입할 경우 1시간당 몇 주입량은?

(20 gtt × 3 = 60 cc)

③ Dopamin 800 mg 혼합액 NS 500 mℓ를 몸무게가 70 kg인 남자에게 5 mcg/kg/min으로 주입하려고 한다. 1시간당 몇 주입량은?

(70 kg × 5 mcg = 350 mcg/min 500 : 800000 = χ : 350

500 × 350/800000 = 0.21875 ㎖/min

0.219 × 60 = 13.14 cc/hr)

(4) 분당 방울 수 : 전체주입량을 주입시간으로 나누어 1 ㎖당 방울 수(20 gtt/㎖)를 곱함

분당 방울 수 = [전체주입량(㎖) × ㎖당 방울 수]/전체 주입시간(분)

예) ① 5% D/W 800 ㎖를 8시간 동안 주입 시 분당 방울 수는? (1 ㎖ = 20 gtt)

(800 ㎖ × 20 gtt/480분 = 33 gtt/min)

② N/S 900 ㎖를 하루 동안 주입하려고 할 때 몇 gtt/min의 속도로 투여해야 하는가? 한 방울 떨어지는데 몇 초가 걸리는가?

수액세트 기본 drop은 1 ㎖ =20 drop

[900 ㎖(총용량) ÷ 24시간(하루) = 37.5 ㎖/hr

20 ㎖(1 ㎖ = 20 drop)/60(시간을 분으로 환산) = 12.5 gtt/min]

③ 체중이 50 kg인 천식환자에게 aminophyline 0.5 mg/kg/hr의 속도로 주입 처방이 내려졌다. 5% D/W 500 cc에 aminophyline 250 mg을 혼합했을 때 알맞은 시간당 주입량은?

[50 kg × 0.5 mg = 25 mg/hr로 주입

500 cc에 250 mg 혼합되어 있으므로 25 mg = 50 cc

(500 cc : 250 mg = (χ)cc : 25 mg = 50 cc)

50 cc/hr로 조절]

5. 임상검사 정상수치

1) 일반혈액검사

검 사	정상치	임상적 의의	
		증 가	감 소
RBC	M : 4.6~6.2×10/dl F : 4.2~5.4×10/dl	심한설사, 탈수, 급성약중독, 폐섬유증, 다혈구혈증, 이차성 다혈구혈증	빈혈, 골수기능부전, 용혈성 빈혈,Addison'disease, 출혈, Rheumatic fever
WBC	4.5~11× {10}^{3}/dl	급성감염, 홍역, 외상, 백일해, 악성종양, 혈청병, 순환장애	세균감염, 약이나 급성 백혈병 등에 의한 골수 기능저하
Hb	M : 13.5~18 g/dl F : 12~16 g/dl	COPD, 다혈구혈증, 울혈성 심부전	빈혈, 임신, 간경화, 심한 출혈, 갑상선기능항진증
Hct	M : 40~54% F : 38~47%	적혈구 증가증, 다혈구혈증, 탈수	빈혈, 백혈병, 갑상선기능항진증, 임신에 의한 용혈성 빈혈, 급성 중증출혈, cirrhosis
Plt	150~400× {10}^{3}/l	암, 외상, 만성백혈병, 다혈구혈증, 류마티스관절염, 심장병, 만성췌장염, 경화증, 결핵	감염, 폐렴, 알러지, 급성백혈병, 재생불량성 빈혈, 암화학요법중, 대형수술후
Neutrophils	전체 WBC의 54~62% 2000~7000/l	세균감염시	독소적 항원, 호르몬 질병, 혈액질병
Band	전체 WBC의 2~4% 100~400/l	감염상태, 화학요법, 세포 생성의 장애, 독소형 감염	
Lymphocyte	전체 WBC의 54~35% 1000~4000/l	세균성 상기도 감염, 호르몬 질환	호지킨 병, 화상, 외상, 쿠싱 질환, 초기급성방사성 증후군
Basophils	전체 WBC의 0~0.75%	과립구성 혹은 호염기성구 백혈병, 골수 전이기(Myeloid metaphasia), 알러지 질환	
Monocytes	전체 WBC의 3~5% 100~600/l	감염시, Collagen disease, Hematologic disorder	
Eosinephils	전체 WBC의 1~4% 0~450/l	과면역알러지, Addison'disease	Adrenal의 증가
ESR	M : 0~10 mm/hr F : 0~20 mm/hr	급성 결핵, 류마티스성열, 심근경색증	채혈시 응혈된 것이 섞일때, 스테로이드 주사를 맞는 경우, 고혈당, 다혈구증, 저 fibrinoben
Reticulocyte	0.5~1.5%	급성출혈, 용혈성 빈혈, 골수 외 조혈이 있는 경우, 비장 적출후	재생불량성 빈혈, 철결핍성 빈혈, 비타민 B_{12}결핍성 빈혈

(계속)

검 사	정상치	임상적 의의	
		증 가	감 소
MCV	80~96 n({ }^{3})	비타민 B_{12}결핍성 빈혈, 화학요법	철결핍성 빈혈 지중해성 빈혈
MCH	27~31 pg(g)		
MCHC	32~36%		

2) 수액

검 사	정상치	임상적 의의	
		증 가	감 소
Color	Amber yellow		
S.G	Random : 1.003~1.030 24 hr : 1.015~1.025	당뇨병, 신증, 체액상실	중증의 신장 손상, 소변량 증가
pH	4.6~8.0	요도감염, 유문부 협착	신장기능저하, 고단백식이
Glucose	(-)	당뇨병, 송과선 장애, 혈압 상승	
Protein	(-)	신장질환, 외상, 중증빈혈, 복부종양, 갑상선기증항진, 심장병, 장협착	
occult blood	(-)	중증화상, 말라리아, 용혈, type이 다른 혈액 수혈, 독성 약물 복용	
Ketone	(-)	수술전, 임신, 당뇨병, 산증	
Bilirubin	(-)	간염, 간기능 저하, 간세포 질환, 담도협착	
Urobilinogen	0.2~1 Enrlichunit/dl	Cirrhosis, 용혈성 질환, 담관 질환	설사, 신장기능장애
RBC	0~3/HPF	신장질환	
WBC	0~5/HPF	신우신염	
Ep.cell	occsional renalep.cell	신증, Amyloidosis, Poisoning	
Bence-Jones protein	(-)	Myeloma가 있을때 골수에서 생성되어 요중에 나타남	

3) 전해질 검사

검 사	정상치	임상적 의의	
		증 가	감 소
Na	Random : 135~145 mEq/L 24 hr : 40~220 mEq/L	혈액농축, 신염, 유문부 협착	Addison's disease, 점액수종
K	Random : 3.5~5.5 mEq/L 24 hr : 25~120 mEq/L	Addison's disease, 핍뇨, 무뇨, 용혈, 조직파괴	당뇨성 산증, 설사, 구토
Cl	Random : 98~110 mEq/L 24 hr : 110~250 mEq/L	신염, 요관협착, 빈혈, 에테르 마취	당뇨병, 설사, 구토, 폐렴, 중금속 중독, 쿠싱병, 화상, 장협착, 열성상태

4) 일반화학 검사

검 사	정상치	임상적 의의	
		증 가	감 소
ALP	39~119 U/L	간질환, 골질환	
AST(SGOT) ALT(SGPT)	13~51 U/L 5~57 U/L	급성 간염, 담도협착성 황달, 근골격계질환, 간질환, 심근 경색증	
Amylase	Random : 30~110 U/dl 24 hr : 1500~6000 U/dl	급성 췌장염, 이하선염, 십이 지장궤양, 췌장두부악성종양, 췌장 위종양(pseucocyst)	급성 췌장염, 췌장섬유증과 비후, 간경화, 급성 알콜중독, 임신중독증
Lipase	<1 U/ml	담도협착, 간염, 소화성궤양	
LDH	70~200 U/L	악성빈혈, 심근경색증, 폐경 색, 간질환	
γ-GT	M : 3~39 U/L F : 1~27 U/L	알콜성 간염, 활동성 지방간 염, 간경변, 지방간, 간암,각 종 간담도 질환	
CPK	M : 50~325 mu/ml F : 5~250 mu/ml	근골격계 질환, 근육주사시, 쿠싱증후군, 갑상선기능저하 증, 망상, 심혈관계질환	갑상선 기능항진, SLE화학요 법, 류마티스 관절염, Alkaline phosphatase혈증, 고빌리루빈 혈증
CK-MB	<5%	심근경색 시작후 3~6시간에 오르기 시작, 12~24시간 후 최고가 되고, 12~48시간에 정상으로 돌아옴	

(계속)

검 사	정상치	임상적 의의	
		증 가	감 소
CK-BB	<1%	악성종양(위암, 폐암, 전립선암), 바이러스성 수막염	
CK-MM	<5%	Duchenne 형 근위축	
Creatine Cx	80~120 ml/min		신장 질환
Creatine	Random : M-0.2~0.5 mg/dl F-0.4~0.9 mg/dl 24hr : M-0~40 mg/dl F-0~100 mg/dl	담도협착, 임신, 신우염, 근육외상	
Uric acid	Random : M-3.5~8.0 mg/dl F-2.5~7.0 mg/dl 24 hr : 250~750 mg/dl	통풍, 협착성요로질환, 수은중독, 신증후군	중증 간부전, 임신
Iron	M : 73~117 μg/dl F : 281~361 μg/dl	악성빈혈, 재생불량성 빈혈, 용혈성 빈혈, 간염	철결핍성 빈혈
TIBC(Total Iron Binding Capacity)	M : 281~354 μg/dl F : 281~361 μg/dl	철결핍성 빈혈	만성 감염성 질환
Copper	Random : M-70~140 μg/dl F-80~155 μg/dl 24 hr : 15~30 μg/dl	간경화, 임신	윌슨 질환
Mg	1.8~3.0 mEq/l	부분 갑상선 절제, Ingestion of Epson salts	만성 알콜중독, 임신중독증, 중증 신질환
Ammonia	30~86 μg/dl	중증 간질환	
Total lipid	400~700 mg/dl	갑상선 기능저하증, 당뇨, 신증, 신우신염	갑상선 기능항진증
Triglyceride	40~190 mg/dl	당뇨병, 신증, 급성 담관염, 갑상선 기능항진증	갑상선 기능 저하증, 간경화
Phospholipid	150~250 mg/dl		
Free fatty acid	0.3~0.8 mEq/L	당뇨, 비만, 쿠싱증후군, 갑상선기능항진증, 갈색세포종, 간염, 간경변과잉승	신증후군, 갑상선기능 저하증, 약물복용(glucose, β−blocker, 인슐린)
HDL	M : 35~50 mg/dl F : 45~65 mg/dl	혈중에 증가하는 것은 좋은 상태, 사춘기 이후 여성,운동, 체중감소, 적당한 음주 후	허혈성 심질환, 뇌동맥 경화, 비만, 흡연

(계속)

검 사	정상치	임상적 의의	
		증 가	감 소
Total cholesterol	120~200 mg/dl	지방혈증, 폐쇄성 황달, 당뇨, 갑상선기능항진증, 관상동맥 질환	악성빈혈, 용혈성빈혈, 중증 감염
ACE	M : 30.2 17.6 U/L F : 26.2 6.0 U/L	간질환, 일차성 담도 경화증, 아밀로이드	

5) 혈액 · 응고검사

검 사	정상치	임상적 의의	
		증 가	감 소
BT (bleeding time)	1~4 mm	자반증, 혈소판 감소	
CT (coagulation time)	6~13 mm	혈액질환, 여러 가지 혈액응고 인자 결핍	
PT (prothrombine time)	10~15 sec (100~80%)	혈액질환, vit K결핍, 간염, 경화증, 급성 독성 간괴사	
APT	20~38 sec	혈우병, vit K결핍, 간질환, DIC	암, DIC 초기, 급성출혈직후
Fibrinogen	200~400 mg/dl	임신, 폐렴, 백혈구 증가되는 감염시	급성 간위축, 경화증, 티푸스열

6) 당부하 · 위액검사

검 사	정상치		임상적 의의	
			증 가	감 소
	B.glucose	U.glucose		
FBS 60min 120min 180min	80~120 mg/dl 20~50 mg/dl 5~15 mg/dl Fasting level below	(−) (−) (−) (−)	당뇨병, 갑상선 기능 항진증 말단비대증, 감염, 암	
Glycosylated HbA1	5~9%			
Urine glucose 24hr	130 mg/dl			
Glucose fasting	70~110 mg/dl			
Glucose 2PPBs	5~15 mg/dl above fasting level			
Gastric juice	BAO : <2 mEq/hr MAO : 5~40 mEq/hr		십이지장 궤양 Zollinger−Ellison syndrome	위궤양

7) 혈액은행 검사

검 사	정상치	검 사	정상치
Whole blood	용량/1 Unit : 400 ml	Direct Coomb's test (SLE, 자가면역성 용혈성 빈혈, 면역성 범혈구 감소증)	(−)
Fresh whole blood	용량/1 Unit : 400 ml	Indirect Coomb's test(수혈로 인한 불규칙 항체 생산, SLE, 혈액형 부적합)	(−)
Packed red cell	용량/1 Unit : 200 ml	Isoagglutinin titer	(−)
WBC poor red cell	용량/1 Unit : 160 ml	Rh Ab. titer	(−)
Washed red cell	용량/1 Unit : 400 ml	Transfusion recation study	(−)
Fresh frozen plasma	용량/1 Unit : 140~180 ml		
Cryoprecipitate	용량/1 Unit : 40 ml		
Platelet concentrate	용량/1 Unit : 40 ml		

6. 간호진단

NANDA-I 간호진단(2018-2020)

13개 영역 / 47개 과 / 244개 간호진단

영역 1. 건강증진	영역 8. 성
영역 2. 영양	영역 9. 대처/스트레스 내성
영역 3. 배설/교환	영역 10. 삶의 원칙
영역 4. 활동/휴식	영역 11. 안전/보호
영역 5. 지각/인지	영역 12. 안위
영역 6. 자아지각	영역 13. 성장/발달
영역 7. 역할관계	

영역 1 건강증진 Health-promotion

■ 과1 : 건강인식 Health awareness

여가활동참여의 감소 Decreased diversional activity engagement

건강문해력 향상을 위한 준비 Readiness for enhance health literacy

비활동적 생활양식 Sedentary lifestyle

■ 과2 : 건강관리 Health Management

허약노인증후군 Frail elderly syndrome

허약노인증후군의 위험 Risk for frail elderly syndrome

지역사회 건강 부족 Deficient community health

위험성 있는 건강행위 Risk−prone health behavior

비효과적 건강유지 Ineffective health maintenance

비효과적 건강관리 Ineffective health management

건강관리 향상을 위한 준비 Readiness for enhanced health management

비효과적 가족 건강관리 Ineffective family health management

비효과적 보호 Ineffective protection

영역 2 영양 Nutrition

■ 과1 : 섭취 Ingestion

영양 불균형: 신체 요구량보다 적음 Imbalanced nutrition: less than body requirements

영양 향상을 위한 준비 Readiness for enhanced nutrition

불충분한 모유 분비 Insufficient breast milk production

비효과적 모유수유 Ineffective breastfeeding

모유수유 중단 Interrupted breastfeeding

모유수유 향상을 위한 준비 Readiness for enhanced breastfeeding

비효과적 청소년 식생활의 역학관계 Ineffective adolescent eating dynamics

비효과적 유아 식생활의 역학관계 Ineffective child eating dynamics

비효과적 영아 식생활의 역학관계 Ineffective infant feeding dynamics

비효과적 영아수유 양상 Ineffective infant feeding pattern

비만 Obesity

과체중 Overweight

과체중의 위험 Risk for overweight

연하장애 Impaired swallowing

■ 과2 : 소화 Digestion

■ 과3 : 흡수 Absorption

■ 과4 : 대사 Metabolism

불안정한 혈당수치의 위험 Risk for unstable blood glucose level

신생아 고빌리루빈혈증 Neonatal hyperbilirubinemia

신생아 고빌리루빈혈증의 위험 Risk for neonatal hyperbilirubinemia

간기능장애의 위험 Risk for impaired liver function

대사불균형증후군의 위험 Risk for metabolic imbalance syndrome

■ 과5 : 수화작용 Hydration

전해질 불균형의 위험 Risk for electrolyte imbalance

체액 불균형의 위험 Risk for imbalanced fluid volume

체액 부족 Deficient fluid volume

체액 부족의 위험 Risk for deficient fluid volume

체액 과다 Excess fluid volume

영역 3 배설/교환 Elimination and exchange

■ 과1 : 비뇨기계 기능 Urinary Function

배뇨장애 Impaired urinary elimination

기능적 요실금 Functional urinary incontinence

익류성 요실금 Overflow urinary incontinence

반사성 요실금 Reflex urinary incontinence

긴장성 요실금 Stress urinary incontinence

긴박성 요실금 Urge urinary incontinence

긴박성 요실금의 위험 Risk for urge urinary incontinence

요정체 Urinary retention

■ 과2 : 위장관계 기능 Gastrointestinal Function

변비 Constipation

변비의 위험 Risk for constipation

지각된 변비 Perceived constipation

만성 기능성 변비 Chronic functional constipation

만성 기능성 변비의 위험 Risk for chronic functional constipation

설사 Diarrhea

위장관운동 기능장애 Dysfunctional gastrointestinal motility

위장관운동 기능장애의 위험 Risk for dysfunctional gastrointestinal motility

변실금 Bowel incontinence

■ 과3 : 피부기능 Integumentary Function

■ 과4 : 호흡기계 기능 Pulmonary Function

가스교환 장애 Impaired gas exchange

영역 4 활동/휴식 Activity/Rest

■ 과1 : 수면/휴식 Sleep/Rest

불면증 Insomnia

수면박탈 Sleep deprivation

수면향상을 위한 준비 Readiness for enhanced sleep

수면양상 장애 Disturbed sleep pattern

■ 과2 : 활동/운동 Activity/Exercise

비사용증후군의 위험 Risk for disuse syndrome

침상 기동성 장애 Impaired bed mobility

신체 기동성 장애 Impaired physical mobility

휠체어 기동성 장애 Impaired wheelchair mobility

좌위수행 장애 Impaired sitting

기립수행 장애 Impaired standing

이동장애 Impaired transfer ability

보행장애 Impaired walking

■ 과3 : 에너지 균형 Energy Balance

에너지장 불균형 Imbalanced energy field

피로 Fatigue

배회 Wandering

■ 과4 : 심혈관/호흡기계 반응 Cardiovascular/Pulmonary Response

활동 지속성 장애 Activity intolerance

활동 지속성 장애의 위험 Risk for activity intolerance

비효과적 호흡 양상 Ineffective breathing pattern

심박출량 감소 Decreased cardiac output

심박출량 감소의 위험 Risk for decreased cardiac output

자발적 환기장애 Impaired spontaneous ventilation

불안정한 혈압의 위험 Risk for unstable blood pressure

심장조직 관류 감소의 위험 Risk for decreased cardiac tissue perfusion

비효과적 뇌조직 관류의 위험 Risk for ineffective cerebral tissue perfusion

비효과적 말초조직 관류 Ineffective peripheral tissue perfusion

비효과적 말초조직 관류의 위험 Risk for ineffective peripheral tissue perfusion

호흡기 제거 반응장애 Dysfunctional ventilatory weaning response

■ 과5 : 자기돌봄 Self-Care

가정 유지 장애 Impaired home maintenance

목욕 자기돌봄 결핍 Bathing self-care deficit

옷 입기 자기돌봄 결핍 Dressing self-care deficit

음식 섭취 자기돌봄 결핍 Feeding self-care deficit

용변 자기돌봄 결핍 Toileting self-care deficit

자기돌봄 향상을 위한 준비 Readiness for enhanced self-care

자기무시 Self-neglect

영역 5 지각/인지 Perception/Cognition

■ 과1 : 집중 Attention

편측성 지각이상 Unilateral neglect

■ 과2 : 지남력 Orientation

■ 과3 : 감각/지각 Sensation/Perception

■ 과4 : 인지 Cognition

급성 혼동 Acute confusion

급성 혼동의 위험성 Risk for acute confusion

만성 혼동 Chronic confusion

불안정한 정서 조절 Labile emotional control

비효과적 충동 조절 Ineffective impulse control

지식 부족 Deficient knowledge

지식 향상을 위한 준비 Readiness for enhanced knowledge

기억장애 Impaired memory

■ 과5 : 의사소통 Communication

의사소통 향상을 위한 준비 Readiness for enhanced communication

언어적 의사소통 장애 Impaired verbal communication

영역 6 자아인식 Self-perception

■ 과1 : 자아개념 Self-Concept

절망감 Hopelessness

희망 향상을 위한 준비 Readiness for enhanced hope

인간 존엄성 혼란의 위험 Risk for compromised human dignity

자아정체감 혼란 Disturbed personal identity

자아정체감 혼란의 위험 Risk for disturbed personal identity

자아개념 향상을 위한 준비 Readiness for enhanced self-concept

■ 과2 : 자존감 Self-esteem

만성적 자존감 저하 Chronic low self-esteem

만성적 자존감 저하의 위험 Risk for chronic low self-esteem

상황적 자존감 저하 Situational low self-esteem

상황적 자존감 저하의 위험 Risk for situational low self-esteem

■ 과3 : 신체상 Body Image

신체상 혼란 Disturbed body image

영역 7 역할관계 Role Relationships

■ 과1 : 돌봄제공자 역할 Caregiving Roles

돌봄제공자 역할긴장 Caregiver role strain

돌봄제공자 역할긴장의 위험 Risk for caregiver role strain

부모 역할장애 Impaired parenting

부모 역할장애의 위험 Risk for impaired parenting

부모 역할 향상을 위한 준비 Readiness for enhanced parenting

■ 과2 : 가족관계 Family Relationships

애착장애의 위험 Risk for impaired attachment

가족과정 기능장애 Dysfunctional family processes

가족과정 손상 Interrupted family processes

가족과정 향상을 위한 준비 Readiness for enhanced family processes

■ 과3 : 역할수행 Role Performance

비효과적 관계 Ineffective relationship

비효과적 관계의 위험 Risk for ineffective relationship

관계 향상을 위한 준비 Readiness for enhanced relationship

부모 역할 갈등 Parental role conflict

비효과적 역할수행 Ineffective role performance

사회적 상호작용 장애 Impaired social interaction

영역 8 성 Sexuality

■ 과1 : 성 정체감 Sexual Identity

■ 과2 : 성 기능 Sexual Function

성기능 장애 Sexual dysfunction

비효과적 성적 양상 Ineffective sexuality pattern

■ 과3 : 생식 Reproduction

비효과적 임신과 출산과정 Ineffective childbearing process

비효과적 임신과 출산과정의 위험 Risk for ineffective childbearing process

임신과 출산과정 향상을 위한 준비 Readiness for enhanced childbearing process

모아관계 장애의 위험 Risk for disturbed maternal–fetal dyad

영역 9 대처/스트레스 내성 Coping/Stress Tolerance

■ 과1 : 외상 후 반응 Post-Trauma Responses

기능이상을 유발하는 이민 전환에 대한 위험 Risk for complicated immigration transition

외상후증후군 Post–trauma syndrome

외상후증후군의 위험 Risk for post–trauma syndrome

강간–상해 증후군 Rape–trauma syndrome

환경변화 스트레스 증후군 Relocation stress syndrome

환경변화 스트레스 증후군의 위험 Risk for relocation stress syndrome

■ 과2 : 대처반응 Coping Responses

비효과적 활동계획 Ineffective activity planning

비효과적 활동계획의 위험 Risk for ineffective activity planning

불안 Anxiety

방어적 대처 Defensive coping

비효과적 대처 Ineffective coping

대처 향상을 위한 준비 Readiness for enhanced coping

비효과적 지역사회 대처 Ineffective community coping

지역사회 대처 향상을 위한 준비 Readiness for enhanced community coping

손상된 가족 대처 Compromised family coping

가족 대처 불능 Disabled family coping

가족 대처 향상을 위한 준비 Readiness for enhanced family coping

죽음 불안 Death anxiety

비효과적 부정 Ineffective denial

두려움 Fear

슬픔 Grieving

기능이상을 유발하는 슬픔 Complicated grieving

기능이상을 유발하는 슬픔의 위험 Risk for complicated grieving

기분 조절장애 Impaired mood regulation

무력감 Powerlessness

무력감의 위험 Risk for powerlessness

파워 향상을 위한 준비 Readiness for enhanced power

극복력 장애 Impaired resilience

극복력 장애의 위험 Risk for impaired resilience

극복력 향상을 위한 준비 Readiness for enhanced resilience

만성 비탄 Chronic sorrow

스트레스 과다 Stress overload

■ 과3 : 신경/행동학적 스트레스 Neurobehavior Stress

급성 약물 금단 증후군 Acute substance withdrawal syndrome

급성 약물 금단 증후군의 위험 Risk for acute substance withdrawal syndrome

자율적 반사장애 Autonomic dysreflexia

자율적 반사장애의 위험 Risk for autonomic dysreflexia

두개 내 적응능력 감소 Decreased intracranial adaptive capacity

신생아 약물중단 증후군 Neonatal abstinence syndrome

비조직적 영아행동 Disorganized infant behavior

비조직적 영아행동의 위험 Risk for disorganized infant behavior

조직적 영아행동 향상을 위한 준비 Readiness for enhanced organized infant behavior

영역 10 삶의 원칙 Life Principles

■ 과1 : 가치 Values

■ 과2 : 신념 Beliefs

영적 안녕 향상을 위한 준비 Readiness for enhanced spiritual well-being

■ 과3 : 가치/신념/행동의 일치성 Value/Belief/Action Congruence

의사결정 향상을 위한 준비 Readiness for enhanced decision-making

의사결정 갈등 Decisional conflict

자주적 의사결정 장애 Impaired emancipated decision-making

자주적 의사결정 장애의 위험 Risk for impaired emancipated decision-making

자주적 의사결정 향상을 위한 준비 Readiness for enhanced emancipated decision-making

도덕적 고뇌 Moral distress

손상된 신앙심 Impaired religiosity

신앙심 손상의 위험 Risk for impaired religiosity

신앙심 향상을 위한 준비 Readiness for enhanced religiosity

영적 고뇌 Spiritual distress

영적 고뇌의 위험 Risk for spiritual distress

영역 11 안전/보호 Safety/Promotion

■ 과1 : 감염 Infection

감염의 위험 Risk for infection

수술부위 감염의 위험 Risk for surgical site infection

■ 과2 : 신체적 손상 Physical Injury

비효과적 기도 청결 Ineffective airway clearance

흡인의 위험 Risk for aspiration

출혈의 위험 Risk for bleeding

치열장애 Impaired dentition

안구건조의 위험 Risk for dry eye

구강건조의 위험 Risk for dry mouth

낙상의 위험 Risk for falls

각막손상의 위험 Risk for corneal injury

상해의 위험 Risk for injury

요로손상의 위험 Risk for urinary tract injury

수술 중 체위와 관련된 상해의 위험 Risk for perioperative positioning injury

열손상의 위험 Risk for thermal injury

구강점막 통합성 손상 Impaired oral mucous membrane integrity

구강점막 통합성 손상의 위험 Risk for impaired oral mucous membrane integrity

말초신경 혈관 기능이상의 위험 Risk for peripheral neurovascular dysfunction

신체적 외상의 위험 Risk for physical trauma

혈관 외상의 위험 Risk for vascular trauma

욕창의 위험 Risk for pressure ulcer

쇼크의 위험 Risk for shock

피부 통합성 장애 Impaired skin integrity

피부 통합성 장애의 위험 Risk for impaired skin integrity

영아급사의 위험 Risk for sudden infant death

질식의 위험 Risk for suffocation

수술 후 회복지연 Delayed surgical recovery

수술 후 회복지연의 위험 Risk for delayed surgical recovery

조직 통합성 장애 Impaired tissue integrity

조직 통합성 장애의 위험 Risk for impaired tissue integrity

정맥 혈전색전증의 위험 Risk for venous thromboembolism

■ 과3 : 폭력 Violence

여성 생식기 손상의 위험 Risk for female genital mutilation

타인에 대한 폭력의 위험 Risk for other-directed violence

자신에 대한 폭력의 위험 Risk for self-directed violence

자해 Self-mutilation

자해의 위험 Risk for self-mutilation

자살의 위험 Risk for suicide

■ 과4 : 환경적 위험 Environmental Hazards

오염 Contamination

오염의 위험 Risk for contamination

직업적 상해의 위험 Risk for occupational injury

중독의 위험 Risk for poisoning

■ 과5 : 방어과정 Defensive processes

요오드성 조영제 부작용의 위험 Risk for adverse reaction to iodinated contrast media

알레르기 반응의 위험 Risk for allergy reaction

라텍스 알레르기 반응 Latex allergy reaction

라텍스 알레르기 반응의 위험 Risk for latex allergy reaction

■ 과6 : 체온조절 Thermoregulation

고체온 Hyperthermia

저체온 Hypothermia

저체온의 위험 Risk for hypothermia

수술 중 저체온의 위험 Risk for perioperative hypothermia

비효과적 체온조절 Ineffective thermoregulation

비효과적 체온조절의 위험 Risk for ineffective thermoregulation

영역 12 안위 Comfort

■ 과1 : 신체적 안위 physical comfort

안위 손상 Impaired comfort

안위 향상을 위한 준비 Readiness for enhanced comfort

오심 Nausea

급성 통증 Acute pain

만성 통증 Chronic pain

만성 통증 증후군 Chronic pain syndrome

분만 통증 Labor pain

■ 과2 : 환경적 안위 Environment Comfort

안위 손상 Impaired comfort

안위 향상을 위한 준비 Readiness for enhanced comfort

■ 과3 : 사회적 안위 Social Comfort

안위 손상 Impaired comfort

안위 향상을 위한 준비 Readiness for enhanced comfort

외로움의 위험 Risk for loneliness

사회적 고립 Social isolation

영역 13 성장/발달 Growth/Development

■ 과1 : 성장 Growth

■ 과2 : 발달 Development

발달지연의 위험 Risk for delayed development

7. 주요 병원별 미션 · 비전

■ 삼성서울병원

미션	우리는 생명존중의 정신으로 최상의 진료, 연구, 교육을 실현하여 인류의 건강하고 행복한 삶에 기여한다.
비전	최고의 의료기술로 중증 고난도 환자를 맞춤 치료하여 최고의 치료 성과를 구현하는 병원

■ 강북삼성병원

미션	최상의 진료와 끊임없는 연구로 환자의 건강과 행복을 실현하여 신뢰받는 의료기관
비전	환자중심의 헬스케어를 선도하는 100년 병원

■ 서울아산병원

미션	끊임없는 도전과 열정으로 높은 수준의 진료, 교육, 연구를 성취함으로써 인류의 건강한 삶에 기여한다.
비전	● 누구에게나 가장 신뢰 받는 병원 ● 직원 모두가 행복하고 긍지를 느끼는 병원 ● 창의적 연구와 충실한 교육이 이루어지는 병원 ● 건실한 경영으로 성장, 발전하는 병원 ● 최적의 의료를 제공하는 병원

■ 서울대학교병원

미션	세계 최고수준의 교육, 연구, 진료를 통하여 인류가 건강하고 행복한 삶을 누릴 수 있도록 한다.
비전	● 최상의 진료로 가장 신뢰받는 병원 – 세계적 첨단진료영역을 지속적으로 확보함으로써 국민과 의료전문가들이 믿고 선택하는 병원이 된다. ● 생명의 미래를 여는 병원 – 건강한 생명의 연장에 필요한 연구를 통하여 세계적 성과를 창출함으로써 의학연구의 지평을 넓힌다 ● 세계 의료의 리더를 양성하는 병원 – 다양한 경험과 창조적 교육을 바탕으로 의료발전을 주도할 세계적인 리더를 배출한다. ● 의료선진화를 추구하는 정책협력병원 – 대한민국 의료시스템의 발전방향을 제시하고 정책협력을 통하여 의료선진화를 견인한다.

■ 분당서울대학교병원

미션	세계 최고의 교육 · 연구 · 진료를 통하여 인류가 건강하고 행복한 삶을 누릴 수 있도록 한다.
비전	세계 의료의 표준을 선도하는 국민의 병원 ● Path Finder: 미래의료를 앞당기는 병원 ● Optimal Care: 환자중심의 최적의료를 구현하는 병원 ● Value Creator: 삶의 가치를 높이는 병원 ● Ultimate Choice: 국민에게 가장 신뢰받는 병원

■ 세브란스병원

미션	하나님의 사랑으로 인류를 질병으로부터 자유롭게 한다. With the Love of God, Free Humankind from Disease and Suffering.
비전	● 연세의료원은 첨단진료, 전문화, 의료기관간 유기적 관계구축을 통하여 양질의 진료를 제공하고 고객을 섬김으로써 가장 신뢰받는 의료기관이 된다. ● 개척정신과 협동정신으로 새로운 연구영역을 창출하여 의학기술을 선도하는 연구기관이 되며, 다양하고 인간적인 교육으로 가장 배우고 싶어하는 교육기관이 된다. ● 알렌, 에비슨, 세브란스의 정신을 이어받아 의료소외지역에 의료와 복음을 전파하여 사랑을 실천하는 의료선교기관이 된다.

■ 강남세브란스병원

미션	하나님의 사랑으로 인류를 질병으로부터 자유롭게 한다. With the Love of God, Free Humankind from Disease and Suffering.
비전	● 새로운 의료문화의 혁신적 리더 ● 글로벌 의료서비스 표준의 개척자 ● 사랑과 나눔을 실천하는 의료선교기관

■ 고려대학교의료원

미션	생명존중의 첨단의학으로 인류를 건강하고 행복하게 한다.
비전	미래의학, 우리가 만들고 세계가 누린다.

■ 경희대학교병원

미션	창의적 도전으로 의생명과학의 미래를 선도하고, 인류 건강증진에 기여한다.
비전	소통과 융합으로 의료의 미래를 창조하는 병원
5대 목표	1. 현대 의학의 진취적 미래를 선도하는 신뢰받는 의료기관 2. 융합연구로 신의학을 창조하는 세계적인 연구기관 3. 배려와 존중, 탁월함을 갖춘 의료인을 양성하는 교육기관 4. 소외된 세계시민을 섬기며 인류애를 실천하는 봉사기관 5. 구성원의 성취와 긍지를 고양하는 창조적인 대학병원

■ 한양대학교병원

미션	사랑의 실천자로서 인류가 질병의 고통에서 벗어나 기쁨과 행복이 충만한 삶을 누리도록 한다.
비전	● 아시아 의료허브를 지향하는 최첨단 대학병원 ● 미래의학을 선도하는 연구중심병원 ● 고객과 가족애로 하나되는 환자중심병원

■ 건국대학교병원

미션	구료제민의 창립정신을 발전적으로 계승하고 수준 높은 진료, 교육, 연구를 통하여 인류공동체의 건강한 삶에 기여한다.
비전	● BETTER TOMORROW 더 나은 미래 – 고객 : 현재에 머물지 않고 미래의 의료서비스를 지향한다. – 구성원 : 병원과 함께 희망찬 내일을 만든다. ● EXPERTISE 전문성 – 고객 : 최고의 기술, 최적의 전문성을 갖고 의료에 임한다. – 구성원 : 최선의 진료를 제공하기 위한 전문성을 가진다. ● SPEED 신속 – 고객 : 고객중심의 유기적이고 빠른 최적의 의료서비스 시스템을 구축한다. – 구성원 : 원활한 소통과 최적의 의사결정 구조를 만든다. ● TRUST 신뢰 – 고객 : 고객이 믿고 찾는 신뢰할 수 있는 병원을 만든다. – 구성원 : 구성원들 사이의 믿음, 조직에 대한 믿음을 키운다.

■ 아주대학교병원

미션	우리는 항상 당신 곁에 있으며, 당신의 아픔을 치유하기 위하여 끊임없이 헌신합니다.
비전	● 가장 안전하고 친절한 환자중심 병원 ● 대한민국 의료교육을 선도하는 기관 ● 중점 연구분야에서 국제적 수준의 연구 역량 ● 중점 진료분야에서 최고의 의료브랜드

저자

- **이상복** 경동대학교 간호대학 학장
- **송명경** 경동대학교 간호대학 교수

예비간호사를 위한

성공취업전략

2022년 2월 15일 초판 인쇄
2022년 2월 20일 초판 발행

저　　자 이상복 · 송명경
발 행 인 최경희 · 배영환
발 행 처 도서출판 의학교육
등록번호 제2013-114호
주　　소 서울시 영등포구 영중로 138-1(영등포동 8가 80-2) 드림프라자 B 901호
Tel 02) 2637-4806, 4863 Fax 02) 2637-4807
홈페이지 www.medipub.co.kr
E - mail okpress1208@naver.com
정　　가 28,000 원
I S B N 979-11-6127-096-8 93510